David Servan-Schreiber

DAS ANTI KREBS BUCH

Was uns schützt: Vorbeugen und Nachsorgen mit natürlichen Mitteln

Weltbild

Genehmigte Lizenzausgabe der Verlagsgruppe Weltbild GmbH,
Steinerne Furt, 86167 Augsburg

Titel der Originalausgabe: *Anticancer. Prévenir et lutter grâce à nos défenses naturelles*
Umschlaggestaltung: Studio Höpfner-Thoma, Planegg,
unter Vorlage von Michel Keller, München
Umschlagmotiv: gettyimages
Gesamtherstellung: Bagel Roto-Offset GmbH & Co. KG, Schleinitz
Printed in the EU

978-3-8289-5295-9

2010 2009
Die letzte Jahreszahl gibt die aktuelle Lizenzausgabe an.

Einkaufen im Internet:
www.weltbild.de

Dieses Buch ist meinen Kollegen gewidmet, die unermüdlich Leid und Angst behandeln, manchmal mit einem Mut, der dem ihrer Patienten gleichkommt. Ich hoffe, sie finden mein Buch nützlich und möchten wie ich diese Ansätze in ihre Praxis integrieren.

Und meinem Sohn Sascha, der in dieser Zeit des Umbruchs geboren wurde und dessen Lebensfreude mich jeden Tag aufs Neue inspiriert.

»Ich hatte schon immer das Gefühl, das einzige Problem der Naturwissenschaften bestehe darin, dass sie nicht ausreichend naturwissenschaftlich sind. Die moderne Medizin wird erst dann richtig wissenschaftlich sein, wenn Ärzte und Patienten gelernt haben, die Kräfte ihres Körpers und Geistes in Übereinstimmung mit der vis medicatrix naturae *[der Heilkraft der Natur] zu nutzen.«*

René Dubos, Rockefeller University, New York; Entwickler des ersten Antibiotikums, das 1939 zur Krankheitsbehandlung beim Menschen eingesetzt wurde, und Initiator des ersten Erdgipfels der Vereinten Nationen, 1972

INHALT

HINWEIS

Dieses Buch beschreibt natürliche Methoden, die dazu beitragen, die Entwicklung von Krebs zu verhindern oder eine Krebsbehandlung in Ergänzung zur konventionellen Therapie (Operation, Bestrahlung, Chemotherapie) zu unterstützen. Der Inhalt kann die Meinung eines Arztes nicht ersetzen, das Buch kann nicht zur Erstellung einer Diagnose verwendet werden und stellt keine Behandlungsempfehlung dar.

Die klinischen Fälle, auf die ich mich auf den folgenden Seiten beziehe, stammen aus meiner eigenen ärztlichen Praxis (mit Ausnahme einiger Fälle, die von Kollegen in der medizinischen Fachliteratur beschrieben werden und entsprechend gekennzeichnet sind). Aus naheliegenden Gründen wurden die Namen von Patienten und typische Merkmale verändert. In einigen Fällen habe ich aus Gründen der Klarheit klinische Details aus verschiedenen Fällen zu einer Geschichte zusammengefasst.

Ich möchte mit einfachen Worten den aktuellen Forschungsstand zu Krebs und natürlichen Abwehrmöglichkeiten darlegen. In einigen Fällen konnte ich deswegen bestimmte biologische Vorgänge oder Kontroversen um bestehende klinische Studien nicht in ihrer ganzen Komplexität beschreiben. Obwohl ich mich bemühte, dem Geist ihrer Arbeiten treu zu bleiben, möchte ich mich bei Biochemikern und Onkologen entschuldigen, wenn ich Inhalte, die für viele ein Lebenswerk darstellen, vereinfacht wiedergegeben habe.

EINLEITUNG

IN UNS ALLEN SCHLUMMERT KREBS. Wie alle lebenden Organismen produziert unser Körper ständig defekte Zellen, aus denen Tumoren entstehen können. Aber unser Körper ist auch mit zahlreichen Mechanismen ausgestattet, die solche Zellen aufspüren und in Schach halten. In westlichen Ländern stirbt jeder vierte Mensch an Krebs, das heißt aber auch, dass drei von vier Menschen nicht an Krebs sterben. Ihre Schutzmechanismen funktionieren, sie sterben an anderen Ursachen.[1,2]

Ich hatte Krebs. Vor 15 Jahren wurde die Krankheit zum ersten Mal bei mir diagnostiziert. Nach einer konventionellen schulmedizinischen Behandlung trat eine Remission ein, aber dann kehrte der Krebs zurück. Erst jetzt beschloss ich, mir so viele Informationen wie möglich über Krebs zu beschaffen, alles, was meinem Körper helfen konnte, sich gegen die Krankheit zu wehren. Als Arzt, als Forscher und als Leiter des Center for Complementary Medicine an der Universität Pittsburgh hatte ich Zugang zu wertvollen Informationen über natürliche Ansätze zur Verhinderung oder begleitenden Behandlung von Krebs. Ich lebe nun seit sieben Jahren krebsfrei. In diesem Buch möchte ich Ihnen die wissenschaftlichen und persönlichen Geschichten erzählen, die hinter dem stehen, was ich in Erfahrung gebracht habe.

Nach Operation und Chemotherapie fragte ich meinen Onkologen, der mir so viel geholfen hatte, um Rat. Was sollte ich tun, um ein gesundes Leben zu führen? Welche Vorsichtsmaßnahmen konnte ich treffen, um einen Rückfall zu vermeiden? »Es gibt nichts Spezielles, was Sie tun könnten. Leben Sie ganz normal. Wir führen in regelmäßigen Abständen Kontrolluntersuchungen durch, und wenn Ihr

Tumor wiederkehrt, können wir das frühzeitig feststellen«, antwortete der Arzt, einer der führenden amerikanischen Onkologen.

»Aber gibt es keine Übungen, die ich machen könnte, oder eine Diät; Sachen, die ich verstärkt tun oder meiden sollte? Und wie sieht es mit meiner mentalen Verfassung aus, sollte ich da nicht etwas tun?«, fragte ich. Die Antwort meines Kollegen machte mich sprachlos: »In dem Bereich können Sie tun und lassen, was Ihnen gefällt. Es kann nichts schaden. Aber es gibt keine greifbaren wissenschaftlichen Belege, dass solche Therapieansätze einen Rückfall verhindern können.«

Im Grunde meinte mein Arzt, dass die Onkologie ein außerordentlich komplexes Forschungsgebiet ist, in dem sich die Dinge mit halsbrecherischer Geschwindigkeit ändern. Er hatte bereits Mühe, sich über die neuesten Diagnose- und Therapiemöglichkeiten auf dem Laufenden zu halten. In meinem Fall hatten wir alle Medikamente und anerkannten medizinischen Verfahren ausgeschöpft. Nach dem derzeitigen Wissensstand gab es nichts darüber hinaus. Was den Rest anbetraf, ganzheitliche Verfahren und Ernährung, so fehlte ihm eindeutig die Zeit oder das Interesse, neue Wege zu beschreiten.

Ich kenne dieses Problem von mir selbst als Arzt und Wissenschaftler. Wir bewegen uns alle in unserem Spezialgebiet und bekommen selten andere grundlegende Entdeckungen mit, die in angesehenen Fachzeitschriften wie *Science* oder *Nature* veröffentlicht werden. Erst wenn sie Gegenstand groß angelegter Studien am Menschen werden, nehmen wir Notiz davon. Dennoch bieten uns diese bahnbrechenden Erkenntnisse manchmal die Möglichkeit, uns zu schützen, lange bevor sie zur Entwicklung neuer Medikamente oder Behandlungsmethoden geführt haben, die die Therapie der Zukunft sein werden.

Ich brauchte monatelange Recherchen, bis ich langsam verstand, wie ich meinem Körper helfen konnte, sich gegen den Krebs zu wappnen. Ich nahm an Tagungen in den USA und Europa teil, bei denen Ärzte zusammenkamen, die sich medizinisch mit dem »Nährboden« für Krebs auseinandersetzen. Ich durchkämmte medizinische Datenbanken und studierte wissenschaftliche Veröffentlichungen. Schon bald war mir klar, dass die verfügbaren Informationen oft unvollständig und weit verstreut waren. Sie erhielten erst ihre volle Bedeutung, wenn man sie zusammenfügte.

Die Summe der wissenschaftlichen Erkenntnisse zeigt, dass unsere natürlichen Abwehrkräfte eine entscheidende Rolle beim Kampf gegen Krebs spielen. Dank aufschlussreicher Begegnungen mit anderen Forschern und klinisch tätigen Ärzten, die bereits in diesem Bereich tätig waren, schaffte ich es, all diese Informationen begleitend zu meiner schulmedizinischen Behandlung in die Praxis umzusetzen.

Was ich dabei lernte, war Folgendes: Zwar schlummern in uns allen Krebszellen, aber unser Körper ist auch dafür gerüstet, den Prozess der Tumorbildung zu bekämpfen. Es liegt an jedem Einzelnen von uns, die natürlichen Abwehrmechanismen seines Körpers zu nutzen. Andere Kulturen sind da schon sehr viel weiter.

Typisch »westliche« Krebsarten – zum Beispiel Brust-, Darm- und Prostatakrebs – treten in unseren Gefilden sieben- bis 60-mal häufiger auf als in Asien.[3] Allerdings zeigen Statistiken, dass in der Prostata asiatischer Männer, die vor dem 50. Lebensjahr an anderen Ursachen als Krebs starben, genauso viele Mikrotumoren im Vorstadium von Krebs gefunden wurden wie bei westlichen Männern.[3,4] Es muss also an der asiatischen Lebensweise liegen, wenn die Entwicklung dieser Mikrotumoren verhindert wird. Denn bei Japanern, die im Westen leben, steigt die Krebsrate und hat unsere nach einer oder zwei Generationen eingeholt.[3] Etwas an *unserer* Lebensweise schwächt unsere Abwehr gegen Krebs.

Wir alle leben mit Mythen, die unsere Fähigkeit zur Bekämpfung von Krebs schwächen. So sind zum Beispiel viele überzeugt, dass Krebs in erster Linie mit der genetischen Veranlagung zusammenhängt und nicht mit der Lebensweise. Die Wissenschaft hat bewiesen, dass es sich genau umgekehrt verhält.

Würde Krebs über die Gene weitergegeben, müssten adoptierte Kinder die gleiche Krebsrate aufweisen wie ihre biologischen Eltern, nicht aber wie ihre Adoptiveltern. In Dänemark, wo sich mit einer detaillierten Gendatenbank die Herkunft jedes Menschen zurückverfolgen lässt, haben Forscher die biologischen Eltern von über 1000 Kindern ausfindig gemacht, die nach der Geburt adoptiert wurden. Ihre Schlussfolgerung, die im angesehenen *New England Journal of Medicine* veröffentlicht wurde, zwingt uns, unsere bisherigen Annahmen über Krebs zu revidieren. Die Wissenschaftler stellten nämlich fest, dass es *keinen Einfluss* auf das Risiko, an Krebs zu erkranken, hat, wenn die biologischen Eltern eines Kindes (von denen seine Gene stammen) vor dem 50. Lebensjahr an Krebs starben. Dagegen erhöhte der Krebstod eines Adoptivelternteils (das Lebensgewohnheiten, aber nicht Gene weitergibt) vor dem 50. Lebensjahr das Risiko, dass das Adoptivkind ebenfalls an einer Krebserkrankung starb, um das Fünffache.[5] Diese Studie zeigt, dass in erster Linie die Lebensweise und nicht die genetische Ausstattung darüber entscheidet, ob wir anfällig für Krebs sind. In der Krebsforschung ist man sich einig: Genetische Faktoren sind höchstens für 15 Prozent der tödlichen Krebserkrankungen verantwortlich. Kurz gesagt, Krebs ist kein unabwendbares Schicksal. Wir alle können lernen, uns selbst zu schützen.*

Dennoch muss man ganz klar sagen: Derzeit gibt es keinen alternativen Ansatz zur Heilung von Krebs. Es wäre völlig unvernünftig zu versuchen, Krebs ohne Rückgriff auf die Mittel der konventionellen westlichen Schulmedizin zu heilen: Operation, Chemotherapie, Bestrahlung, Immuntherapie und schon bald Gentherapie.

* Eine Studie des Karolinska Instituts in Schweden, wo auch die Nobelpreisträger ausgewählt werden, zeigt, dass genetisch identische Zwillinge, die jedes einzelne Gen gemeinsam haben, im Allgemeinen nicht das Risiko teilen, an Krebs zu erkranken. Die Forscher kamen daher (wieder in einem Artikel im *New England Journal of Medicine*) zu dem Schluss: »Erbliche genetische Faktoren leisten nur einen geringen Beitrag zur Empfänglichkeit für die meisten Formen von Neubildungen«. (Neubildungen = Krebs) Diese Erkenntnis deutet darauf hin, dass die Hauptursache für die häufigsten Krebsarten in der Umwelt zu suchen ist.[6]

Gleichzeitig wäre es aber auch völlig unvernünftig, ausschließlich auf diesen rein technischen Ansatz zu vertrauen und die natürliche Fähigkeit unseres Körpers, sich vor Tumoren zu schützen, außer Acht zu lassen. Wir können die natürliche Abwehr nutzen, um entweder die Krankheit zu verhindern oder die Wirkung der konventionellen Behandlung zu unterstützen.

Auf den folgenden Seiten möchte ich Ihnen die Geschichte erzählen, wie sich meine Sicht, die eines Mediziners und Forschers, der nichts über die natürlichen Abwehrmechanismen des Körpers wusste, veränderte. Mittlerweile setze ich vor allem auf diese natürlichen Abwehrmechanismen; mein Krebs half mir bei diesem Prozess. 15 Jahre lang achtete ich peinlich darauf, meine Krankheit geheim zu halten. Ich liebe meine Arbeit als Psychiater und wollte nicht, dass meine Patienten das Gefühl hatten, sie müssten sich um mich kümmern, anstatt ich mich um sie. Außerdem wollte ich als Forscher und Lehrender nicht, dass man meine Ideen und Ansichten als Folge meiner persönlichen Erfahrung abtat, obwohl ich mich doch stets meinem naturwissenschaftlichen Ansatz verpflichtet fühlte. Und ganz persönlich wollte ich, wie jeder verstehen wird, der Krebs gehabt hat, mein Leben ganz normal weiterführen, am Leben teilhaben wie die anderen auch. Ich habe auch jetzt noch Bedenken, mich aber trotzdem entschlossen, darüber zu sprechen. Ich bin überzeugt, dass es wichtig ist, die Informationen, von denen ich profitiert habe, auch anderen zur Verfügung zu stellen, damit sie ebenfalls Gebrauch davon machen können.

Der erste Teil des Buchs stellt neue Erkenntnisse über die Mechanismen der Krebsentstehung vor. Diese neue Sichtweise basiert auf der grundlegenden, aber immer noch wenig bekannten Rolle des Immunsystems, auf der Entdeckung, dass dem Tumorwachstum Entzündungsmechanismen zugrunde liegen, und auf der Möglichkeit, die Streuung eines Tumors dadurch zu blockieren, dass man neue Blutgefäße daran hindert, ihn zu versorgen.

Durch die neue Perspektive ergeben sich vier neue Ansätze. Jeder kann sie anwenden und Körper und Seele dazu einsetzen, Bedingungen zu schaffen, die dem Krebs entgegenwirken. Diese vier Ansätze sind: 1. Wie schützen wir uns vor den Ungleichgewichten in unserer Umwelt, die sich seit 1940 entwickelt haben und den derzeitigen starken Anstieg der Krebserkrankungen, die Krebsepidemie, fördern? 2. Wie können wir unsere Ernährung so umstellen, dass wir krebsfördernde Lebensmittel reduzieren und möglichst viele Pflanzenstoffe aufnehmen, die aktiv Tumoren bekämpfen? 3. Wie verstehen und heilen wir die seelischen Wunden, die bei einer Krebserkrankung die biologischen Mechanismen verstärken? Und 4. Wie schaffen wir eine Beziehung zu unserem Körper, die das Immunsystem anregt und krebsfördernde Entzündungsprozesse verringert?

Dies ist jedoch kein Lehrbuch der Biologie. Die Konfrontation mit einer Krankheit ist eine quälende Erfahrung. Ich hätte dieses Buch nicht schreiben können, ohne die Freude und den Kummer, die Entdeckungen und Misserfolge noch einmal zu durchleben, dank derer ich mich heute viel lebendiger fühle als vor 15 Jahren. Indem ich all das mit Ihnen teile, kann ich Ihnen vielleicht Wege aufzeigen, wie Sie Ihr eigenes Abenteuer bestehen. Und das wird hoffentlich ein schönes Abenteuer sein.

KAPITEL 1
MEINE GESCHICHTE

DAMALS LEBTE ICH SEIT SIEBEN JAHREN in Pittsburgh, vor zehn Jahren war ich aus Frankreich weggegangen. Ich machte meine Facharztausbildung in Psychiatrie und setzte gleichzeitig Forschungen fort, die ich für meine Promotion in den neurokognitiven Wissenschaften begonnen hatte. Zusammen mit meinem Freund Jonathan Cohen leitete ich ein Labor für Abbildungen der Gehirnfunktion (Funktionelle Bildgebung), das vom amerikanischen National Institute of Health finanziert wurde. Wir wollten die Mechanismen des Denkens besser verstehen, indem wir dem Gehirn beim Denken zusahen. Nie hätte ich mir vorgestellt, dass diese Forschungen meine eigene Krankheit an den Tag bringen würden.

Jonathan und ich waren eng befreundet. Wir waren beide Ärzte mit der Fachrichtung Psychiatrie und hatten uns gemeinsam für das neurowissenschaftliche Promotionsprogramm in Pittsburgh eingeschrieben. Jonathan kam aus dem kosmopolitischen San Francisco, ich via Montreal aus Paris. Und nun waren wir in Pittsburgh gelandet, mitten in der amerikanischen Provinz – unbekanntes Terrain für uns beide. Vor Kurzem hatten wir in der renommierten Zeitschrift *Psychological Review* einen Aufsatz über die Rolle des präfrontalen Kortex veröffentlicht, einen bis dahin kaum erforschten Bereich des Gehirns, der eine Brücke zwischen Vergangenheit und Zukunft herstellt. Mithilfe unserer Computersimulationen der Gehirnfunktionen entwickelten wir eine neue Theorie in der Psychologie. Der Artikel sorgte in Fachkreisen für einigen Wirbel und brachte uns, obwohl wir damals noch Studenten waren, in den Genuss staatlicher Fördergelder, mit denen wir ein eigenes Forschungslabor einrichten konnten.

Jonathan meinte, dass Computersimulationen nicht mehr genügten, wenn wir mit unseren Untersuchungen weiterkommen wollten. Wir mussten unsere Theorie in der Praxis überprüfen und die Gehirnfunktionen direkt beobachten, und zwar unter Einsatz der neuesten Technologie: der funktionellen Magnetresonanztomografie (MRT). Damals steckte die Technik noch in den Kinderschuhen. Nur besonders innovative Forschungszentren besaßen die neuen Hochleistungsscanner; in den Krankenhäusern standen meist nur die normalen, längst nicht so leistungsfähigen Geräte. Vor allem hatte man noch nie mit einem Krankenhausgerät die Aktivität im präfrontalen Kortex – die Gegenstand unserer Forschung war – messen können. Im Gegensatz zum visuellen Kortex (der Sehrinde), dessen Aktivitäten man leicht messen kann, lässt sich der präfrontale Kortex nur sehr schwer in Aktion beobachten. Damit wir auf den MRT-Bildern etwas sehen konnten, mussten wir den präfrontalen Kortex mit komplizierten Aufgaben »reizen«. Doug, ein Physiker in unserem Alter, dessen Spezialgebiet die MRT-Technik war, hatte ein neues Verfahren entwickelt, das uns vielleicht helfen konnte, diese Schwierigkeiten zu überwinden und Bilder aufzuzeichnen. Unser Krankenhaus stellte uns den Scanner nach den Sprechstunden für die Zeit zwischen 20 und 23 Uhr zur Verfügung, damit wir unsere neue Methode ausprobieren konnten.

Doug nahm ständig technische Verbesserungen vor, während Jonathan und ich uns Aufgaben überlegten, die diesen Bereich des Gehirns maximal stimulierten. Nach mehreren Misserfolgen konnten wir schließlich auf unseren Bildschirmen den berühmten präfrontalen Kortex bei der Arbeit beobachten. Es war ein ganz besonderer Augenblick, der Höhepunkt einer Zeit intensiver Forschung, und umso aufregender, weil wir ihn als Freunde erlebten.

Ich muss zugeben, wir waren ein bisschen arrogant. Wir waren alle drei Anfang dreißig, hatten gerade unseren Doktortitel erworben und besaßen schon ein eigenes Labor. Mit unserer neuen Theorie, die überall auf großes Interesse stieß, standen Jonathan und ich am Beginn einer vielversprechenden Karriere in der amerikanischen Psychiatrie. Wir beherrschten die neueste Technologie, mit der bis jetzt noch kaum jemand arbeitete. Unter den Psychiatern an den Universitäten waren Computersimulationen neuronaler Netze und die funktionelle Bildgebung mithilfe der Magnetresonanztomografie noch kaum bekannt. In jenem Jahr erhielten Jonathan und ich sogar eine Einladung von Professor Widlöcher, damals die große Kapazität in der französischen Psychiatrie. Wir sollten nach Paris kommen und dort ein Seminar am Hôpital de la Pitié-Salpêtrière leiten, der Klinik, wo Freud als Assistent von Charcot gearbeitet hatte. Zwei Tage lang erläuterten wir vor französischen Psychiatern und Neurowissenschaftlern, wie unsere Computersimulationen neuronaler Netze zu einem besseren Verständnis psychologischer und pathologischer Mechanismen beitrugen. Mit dreißig konnte man darauf durchaus stolz sein.

Ich genoss mein Leben in vollen Zügen – ein Leben, das mir heute ein bisschen seltsam vorkommt. Ich war mir meines Erfolges sicher, setzte großes Vertrauen in die Naturwissenschaften und hatte am Kontakt zu Patienten nicht viel Interesse. Da mich meine Facharztausbildung in der Psychiatrie und mein Forschungslabor voll beanspruchten, versuchte ich, möglichst wenig klinisch zu arbeiten. Deshalb war ich, wie die meisten Ärzte, nicht begeistert, als ich im Zuge des Ausbildungsprogramms auf eine andere Stelle wechseln sollte, denn das bedeutete eine höhere Arbeitsbelastung, und außerdem ging es dabei nicht um Psychiatrie im eigentlichen Sinne. Ich sollte sechs Monate lang auf der allgemeinmedizinischen Station arbeiten und mich um die psychischen Probleme von Patienten kümmern, die eine Bypassoperation oder eine Lebertransplantation hinter sich hatten oder an Krebs, Lupus, Multipler Sklerose und Ähnlichem litten. Meiner Meinung nach hielt mich diese Arbeit nur von meiner Forschung ab. Außerdem interessierten mich die Patienten mit ihren medizinischen Problemen nicht sonderlich. Ich wollte am Gehirn forschen, Aufsätze schreiben, auf Kongressen Vorträge halten und zum Fortschritt der Wissenschaft beitragen.

Ein Jahr zuvor war ich als Freiwilliger mit »Ärzte ohne Grenzen« im Irak gewesen. Ich hatte das Elend dort miterlebt und meine ganze Energie darauf verwandt, Tag für Tag das Leid vieler Menschen zu lindern. Doch das hatte in mir nicht die Lust geweckt, diese Art von Arbeit in Pittsburgh fortzusetzen. Für mich waren das zwei völlig verschiedene Welten. Ich war in erster Linie jung und ehrgeizig.

Die große Bedeutung, die ich meiner Arbeit in meinem Leben einräumte, trug sicher auch zu der schmerzhaften Trennung bei, die ich gerade hinter mir hatte. Neben anderen Unstimmigkeiten konnte meine Frau es nicht ertragen, dass ich meiner Karriere zuliebe weiter in Pittsburgh leben wollte. Sie wäre gern nach Frankreich zurückgekehrt oder zumindest in eine Stadt wie New York gezogen, die mehr Abwechslung versprach. Für mich jedoch bedeutete Pittsburgh eine Möglichkeit, schneller ans Ziel zu kommen, außerdem wollte ich nicht auf mein Labor und meine Kollegen verzichten. Schließlich landeten wir vor dem Scheidungsrichter, und ich lebte ein Jahr allein in meinem kleinen Haus, von dem ich ohnehin nur das Schlaf- und das Arbeitszimmer sah.

Und dann fiel eines Tages, als das Krankenhaus praktisch verwaist war – es war die Zeit zwischen Weihnachten und Neujahr, die ruhigste Woche des Jahres –, mein Blick auf eine junge Frau, die in der Cafeteria saß und Baudelaire las. In den USA ist es ein seltener Anblick, dass jemand beim Mittagessen einen französischen Dichter des 19. Jahrhunderts liest. Ich setzte mich an ihren Tisch. Anna war Russin, hatte hohe Wangenknochen und große dunkle Augen. Sie wirkte zurückhaltend, aber gleichzeitig sehr intelligent. Gelegentlich hörte sie mitten im Satz auf zu reden. Als ich sie verwirrt fragte, was sie tue, antwortete sie: »Ich prüfe das, was du gerade gesagt hast, auf seine Aufrichtigkeit.« Das brachte mich zum Lachen, denn es gefiel mir, wie sie mich in Schach hielt. So begann unsere Beziehung. Sie brauchte Zeit, sich zu entwickeln. Ich hatte es nicht eilig, und Anna auch nicht.

Sechs Monate später ging ich an die University of California in San Francisco und arbeitete dort den Sommer über in einem Labor für

Psychopharmakologie. Der Leiter des Labors wollte in den Ruhestand gehen und hätte mich gerne als seinen Nachfolger gesehen. Ich sagte Anna, dass ich mich nicht binden wolle, möglicherweise würde ich in San Francisco eine andere Frau kennenlernen. Natürlich würde ich es auch verstehen, wenn sie sich in einen anderen Mann verlieben sollte. Ich glaube, das verletzte sie, aber ich wollte ganz offen sein. Zum Abschied schenkte ich ihr einen Hund.

Als ich im September nach Pittsburgh zurückkehrte, zog Anna zu mir in mein Puppenhaus. Ich spürte, dass sich zwischen uns etwas entwickelte, und war glücklich. Noch wusste ich nicht, wohin diese Beziehung führen würde, daher blieb ich auf der Hut – ich hatte meine Scheidung noch nicht verwunden. Aber in meinem Leben ging es bergauf. Im Oktober verbrachten wir zwei traumhafte Wochen. Es war Indian Summer. Ich war gebeten worden, ein Drehbuch über meine Erfahrung bei »Ärzte ohne Grenzen« zu verfassen, und Anna schrieb Gedichte. Ich war verliebt.

Und dann geriet ohne Vorwarnung alles ins Wanken.

Ich erinnere mich noch gut an jenen strahlenden Oktoberabend in Pittsburgh, als ich auf dem Weg zum MRT-Zentrum mit dem Motorrad durch Straßen fuhr, die von Bäumen in leuchtendem Herbstlaub gesäumt waren. Jonathan, Doug und ich wollten wieder einmal Experimente an studentischen »Versuchskaninchen« durchführen. Gegen eine geringe Aufwandsentschädigung legten sich die Studenten in den Scanner und lösten für uns mentale Aufgaben. Sie fanden unsere Forschungen ebenso aufregend wie die Aussicht, dass sie im Anschluss eine digitale Aufnahme ihres Gehirns erhielten, die sie sich daheim auf dem Computer ansehen konnten. Der erste Student kam wie verabredet um 20 Uhr. Mit dem zweiten hatten wir 21 Uhr vereinbart, doch er erschien nicht. Daraufhin fragten Jonathan und Doug, ob ich einspringen könnte, denn von uns dreien war ich derjenige mit der geringsten technischen Begabung. Bereitwillig legte ich mich in die enge Röhre, die Arme dicht an den Körper gepresst; es fühlte sich ein bisschen an wie in einem Sarg. Viele Menschen ertragen die Enge in der Röhre nicht: 10 bis 15 Prozent der Patienten sind so klaustrophobisch, dass eine Magnetresonanztomografie für sie nicht infrage kommt.

Da liege ich nun, und wie üblich zeichnen wir zuerst die Gehirnstruktur des Versuchskandidaten auf. Gehirne sind wie Gesichter, keines gleicht dem anderen. Bevor wir Messungen durchführen, muss das Gehirn im Ruhezustand aufgenommen werden. Dieses sogenannte anatomische Bild wird dann mit den Aufnahmen des aktiven Gehirns verglichen, den funktionellen Bildern. Während des Vorgangs ist ein lautes Klopfen zu hören, wie wenn man mit einem Metallstab wiederholt auf den Boden schlagen würde. Das Geräusch kommt von den Bewegungen des Elektromagneten, der durch schnelles Ein- und Ausschalten Variationen im Magnetfeld des Gehirns erzeugt. Die Geschwindigkeit des Klopfens hängt davon ab, ob es sich um eine anatomische oder funktionelle Aufnahme handelt. Nach dem zu schließen, was ich höre, machen Jonathan und Doug anatomische Aufnahmen von meinem Gehirn.

Nach zehn Minuten ist die anatomische Phase abgeschlossen. Ich warte darauf, dass auf den kleinen Monitoren über meinen Augen die von uns programmierte »mentale Aufgabe« erscheint, mit der die Aktivität im präfrontalen Kortex angeregt werden soll, denn Ziel unseres Experiments soll ja die Abbildung dieser Aktivität sein. Bei der Aufgabe leuchten in rascher Abfolge Buchstaben auf. Jedes Mal, wenn zwei aufeinanderfolgende Buchstaben identisch sind, soll ich einen Knopf drücken (der präfrontale Kortex wird aktiviert, weil ich mich ein paar Sekunden lang an die Buchstaben erinnern muss, die nicht mehr auf dem Bildschirm zu sehen sind, um sie mit den nachfolgenden zu vergleichen). Ich warte auf die Aufgabe, die Jonathan mir schicken soll, und das typische schnelle Klopfen des Scanners bei der Aufnahme der funktionellen Hirntätigkeit. Aber nichts passiert. Ich verstehe nicht, was los ist. Jonathan und Doug sitzen hinter einer Scheibe im Kontrollraum, wir können nur über eine Sprechanlage miteinander kommunizieren. Endlich höre ich über den Kopfhörer:

»David, wir haben ein Problem. Mit den Bildern stimmt etwas nicht. Wir müssen sie noch mal machen.« Gut. Ich warte.

Wir fangen noch einmal von vorn an. Wieder machen wir zehn Minuten lang anatomische Bilder, dann ist es Zeit für die mentale Aufgabe. Doch ich warte vergeblich. Schließlich meldet sich Jonathan: »Hör zu, da stimmt etwas nicht. Wir kommen zu dir.« Die beiden betreten den Scanner-Raum, und als sie mich aus der Röhre ziehen, registriere ich ihren merkwürdigen Gesichtsausdruck. Jonathan legt mir die Hand auf den Arm und sagt: »Wir können das Experiment nicht machen. Da ist etwas mit deinem Gehirn.« Dann zeigen sie mir auf dem Monitor die Bilder, die sie gerade zweimal mit dem Computer aufgenommen haben.

Ich war weder Radiologe noch Neurologe, hatte aber viele Aufnahmen von Gehirnen gesehen; das gehörte zu unserer täglichen Arbeit. In der rechten Region meines präfrontalen Kortex war eindeutig ein rundes, walnussgroßes Gebilde zu erkennen. An dieser Stelle war das kein gutartiger Hirntumor, wie beispielsweise ein Meningeom oder ein Adenom (Geschwulst) an der Hirnanhangdrüse, die man operieren kann und die nicht zu den aggressiven Tumoren gehören. Es konnte eine Zyste sein oder ein infektiöser Abszess, ausgelöst durch bestimmte Krankheiten wie Aids. Aber mein Gesundheitszustand war ausgezeichnet, ich trieb viel Sport und war sogar Kapitän meiner Squashmannschaft. Damit war eine gutartige Geschwulst ausgeschlossen.

Es ließ sich nicht leugnen, dass es sich um eine schwerwiegende Entdeckung handelte. In fortgeschrittenem Stadium kann ein Hirntumor ohne Behandlung innerhalb von sechs Wochen zum Tod führen, mit Behandlung innerhalb von sechs Monaten. Ich wusste nicht, in welchem Stadium ich mich befand, aber ich kannte die Statistik. Wir schwiegen, wir wussten alle drei nicht, was wir sagen sollten. Jonathan schickte die Aufnahmen an die Radiologieabteilung, damit ein Spezialist sie am nächsten Tag auswerten konnte. Dann verabschiedeten wir uns.

Ich lenkte mein Motorrad zu unserem Häuschen am anderen Ende der Stadt. Es war elf Uhr nachts; am klaren Himmel leuchtete ein prächtiger Mond. Als ich ins Schlafzimmer trat, schlief Anna schon. Ich legte mich neben sie und starrte an die Decke. Wie seltsam, dass mein Leben so enden sollte. Es war unvorstellbar. Zwischen dem, was ich gerade erfahren hatte, und dem, was ich über so viele Jahre aufgebaut hatte, tat sich eine tiefe Kluft auf. Ich hatte einen langen Anlauf genommen und wollte jetzt gerade zum Sprung ansetzen, wollte etwas erreichen. Ich hatte das Gefühl, dass ich noch ganz am Anfang stand und gerade erst begonnen hatte, einen nützlichen Beitrag zu leisten. Für meine Ausbildung und meine Karriere hatte ich viele Opfer gebracht, viel in die Zukunft investiert. Und plötzlich sah es so aus, als ob es womöglich gar keine Zukunft für mich geben würde.

Mir wurde bewusst, dass ich ganz allein war. Meine Brüder hatten eine Zeit lang in Pittsburgh studiert, waren aber nach ihren Examen weggezogen. Ich hatte keine Frau mehr und meine Beziehung mit Anna war noch ganz frisch; sie würde mich sicher verlassen, denn wer wollte schon einen Partner, der mit 31 Jahren zum Sterben verurteilt ist? Ich sah mich selbst als ein Stück Holz, das den Fluss hinuntertrieb und plötzlich ans Ufer geschwemmt wurde, in einer Pfütze stehenden Wassers liegen blieb. Ich würde es nie bis zum Ozean schaffen. Durch einen Schicksalsschlag saß ich an einem Ort fest, mit dem mich nichts verband. Ich würde mutterseelenallein in Pittsburgh sterben.

Während ich dalag und grübelnd dem Rauch meiner kleinen indischen Zigarette nachsah, geschah etwas Merkwürdiges. Ich wollte nicht schlafen. Ich hing meinen Gedanken nach und hörte, wie sich in meinem Hinterkopf plötzlich eine leise Stimme zu Wort meldete – ruhig und bestimmt, voller Überzeugung und Klarheit, mit einer Gewissheit, die ich nicht von mir kannte. Das war nicht ich, aber es war definitiv meine Stimme. Gerade, als ich mir immer wieder sagte: »Das kann nicht sein, das kann mir unmöglich passieren«, erklärte die Stimme: »Weißt du was, David? Natürlich ist es möglich, und es ist nicht so schlimm.« Etwas geschah mit mir, etwas Erstaunliches und

Unbegreifliches. Von diesem Augenblick an war ich nicht mehr wie gelähmt. Es lag doch auf der Hand: Ja, es war möglich. Wir alle müssen sterben. Viele andere hatten diese Erfahrung vor mir gemacht, es war nichts Besonderes. Es war nichts falsch daran, menschlich und damit sterblich zu sein. Mein Gehirn hatte ganz allein einen Weg gefunden, mich zu beruhigen und zu trösten. Später, als mich wieder Angst überkam, musste ich lernen, meine Gefühle im Zaum zu halten. Aber in jener Nacht konnte ich einschlafen, und am nächsten Tag war ich in der Lage, zur Arbeit zu gehen und die notwendigen Schritte einzuleiten, um mich meiner Krankheit und meinem Leben zu stellen.

KAPITEL 2
WIE ENTKOMMT MAN DER STATISTIK?

Stephen Jay Gould war Professor für Zoologie, ein Spezialist für Evolutionstheorie an der Harvard University. Er war außerdem einer der einflussreichsten Wissenschaftler seiner Generation und galt bei vielen wegen seiner umfassenden Theorien zur Entwicklung der Arten als »zweiter Darwin«.

Im Juli 1982 erfuhr er im Alter von 40 Jahren, dass er ein Mesotheliom in der Bauchhöhle hatte, eine seltene und bösartige Krebsform, deren Entstehung man vor allem dem Kontakt mit Asbest zuschreibt. Nach der Operation bat er seine Ärztin, ihm die besten Fachartikel über Mesotheliome zu nennen. Bis dahin war die Onkologin immer sehr offen zu ihm gewesen, doch jetzt antwortete sie ausweichend, die medizinische Literatur biete nichts wirklich Stichhaltiges zum Thema. Aber einen Wissenschaftler von Goulds Format daran hindern zu wollen, die Veröffentlichungen zu einem Thema zu studieren, das ihn selbst betrifft, ist ein wenig so, wie Gould später schrieb, als würde man »dem Homo sapiens, dem Primaten mit dem stärksten Geschlechtstrieb, empfehlen, keusch zu leben«.

Gould ging schnurstracks vom Krankenhaus zur Universitätsbibliothek und setzte sich mit einem Stapel aktueller medizinischer Fachzeitschriften an einen Tisch. Eine Stunde später verstand er, warum die Ärztin ihm ausgewichen war. Die wissenschaftlichen Studien ließen keinen Zweifel: Ein Mesotheliom war »unheilbar«, die mediane Überlebenszeit lag bei acht Monaten ab Diagnose, das heißt, dass die Patienten durchschnittlich noch acht Monate lebten. Wie ein Tier, das plötzlich in die Klauen eines Raubtiers geraten ist, spürte Gould Panik in sich aufsteigen. Eine gute Viertelstunde lang waren Körper und Geist wie betäubt.

Schließlich gewann seine naturwissenschaftliche Ausbildung die Oberhand und rettete ihn vor der Verzweiflung. Immerhin hatte er fast sein ganzes Leben damit verbracht, Naturphänomene zu studieren und in Zahlen auszudrücken. Und eins hatte er dabei gelernt: In der Natur gibt es kein Gesetz, das universell gültig ist; Abweichung ist die Grundlage allen Lebens. In der Natur ist ein Median (oder Zentralwert) eine Abstraktion, ein »Gesetz«, das der Mensch auf eine Vielzahl von Einzelfällen anwendet. Aber für Gould als Individuum stellte sich die Frage, wo er selbst in der Variationsbreite der Zahlen lag.

Die Tatsache, dass der Median der Überlebensdauer acht Monate betrug, bedeutete, so überlegte Gould, dass die Hälfte der Personen mit Mesotheliom schon vor Ablauf der acht Monate starb. Damit lebte die andere Hälfte länger als acht Monate. Aber zu welcher Hälfte gehörte er? Er war jung, rauchte nicht, war (abgesehen vom Krebs) bei guter Gesundheit, sein Tumor war in einem frühen Stadium diagnostiziert worden und er konnte auf die beste medizinische Versorgung zählen. Erleichtert kam Gould zu dem Schluss, dass er aller Wahrscheinlichkeit nach zur vielversprechenden Hälfte gehörte. So weit, so gut.

Dann fiel ihm noch etwas viel Wichtigeres auf. Alle Kurven, mit denen man die Lebenserwartung eines Patienten darstellt (die sogenannten »Überlebenskurven«), haben die gleiche asymmetrische Form: Laut Definition konzentriert sich die Hälfte der Fälle auf die linke Kurvenseite mit einer Überlebenszeit von null bis acht Monaten, während die andere Hälfte auf der rechten Seite natürlich über die acht Monate hinausreicht. Die Kurve, die »Verteilung«, wie es in der Statistik heißt, hat einen langen Schwanz, der sich über eine erhebliche Zeitspanne erstrecken kann.

Fieberhaft suchte Gould in den Zeitschriften nach einer vollständigen Überlebenskurve für Patienten mit Mesotheliom. Als er schließlich fündig wurde, stellte er fest, dass sich die Verteilung über mehrere Jahre hinzog. Das hieß, selbst wenn der Median der Sterblichkeit bei acht Monaten lag, gab es am Ende der Verteilung eine kleine Zahl Patienten, die *jahrelang* mit der Krankheit gelebt hatten. Gould sah keinen Grund, warum er nicht in den hinteren Bereich der Verteilung fallen sollte, und stieß einen Seufzer der Erleichterung aus.

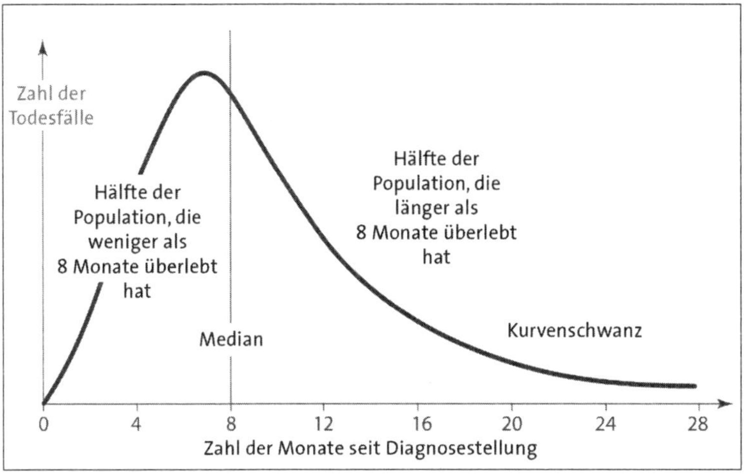

Abbildung 1: Überlebenskurve bei einem Mesotheliom, wie sie Stephen Jay Gould vor sich sah.

Diese Entdeckung verlieh Gould neuen Mut, und der Biologe in ihm kam zu einer dritten Schlussfolgerung, die genauso wichtig wie die beiden vorherigen war: Die vorliegende Überlebenskurve berücksichtigte Personen, die 10 oder 20 Jahre zuvor behandelt worden waren. Sie hatten die damals zur Verfügung stehende Therapie erhalten, unter den damaligen Bedingungen. Doch auf einem Gebiet wie der Krebsforschung sind zwei Faktoren einem ständigen Wandel unterworfen: die üblichen Behandlungsformen und unser Wissen darüber, was der Patient zur Unterstützung der Therapie tun kann. Wenn sich die Bedingungen ändern, ändert sich auch die Überlebenskurve. Mit einer neuen Behandlungsmethode und ein bisschen Glück würde

Gould vielleicht zu einer neuen Kurve mit einem höheren Median gehören, die viel weiter nach rechts gehen würde, vielleicht bis zu einem natürlichen Tod im hohen Alter.*

Stephen Jay Gould starb 20 Jahre später an einer anderen Krankheit. Er hatte Zeit gehabt, eine bewundernswerte wissenschaftliche Karriere zu verfolgen, und erlebte zwei Jahre vor seinem Tod noch die Veröffentlichung seines Opus magnum, *The Structure of Evolutionary Theory*. Er hatte 30-mal länger gelebt, als die Onkologen vorhergesagt hatten.

Aus der Geschichte dieses großartigen Naturwissenschaftlers lässt sich eine ganz einfache Schlussfolgerung ziehen: Statistiken sind Informationen, kein Todesurteil. Wenn man Krebs hat und gegen sein Schicksal kämpfen will, sollte man den Blick auf den hinteren, vielversprechenderen Teil der Kurve richten.

Niemand kann den Verlauf einer Krebserkrankung vorhersagen. Professor David Spiegel von der Stanford University organisiert seit 30 Jahren Selbsthilfegruppen mit psychologischer Betreuung für Frauen mit metastasierendem Brustkrebs. Bei einem Vortrag vor Onkologen in Harvard (der im *Journal of the American Association of Medicine* erschien) schilderte er seine Ratlosigkeit: »Krebs ist eine rätselhafte Krankheit. Wir hatten Patientinnen, bei denen sich vor acht Jahren Metastasen im Gehirn bildeten [Anmerkung des Autors: eine besonders bedrohliche Entwicklung bei Brustkrebs] und denen es heute gut geht. Wie kommt das? Niemand weiß es. Es ist eines der großen Geheimnisse der Chemotherapie, dass die Tumoren manchmal verschwinden und sich die Überlebenszeit trotzdem kaum verlängert. Die Verbindung zwischen somatischer Resistenz und einem

* Stephen Jay Gould schildert seine Reaktion auf die Krebsstatistik in einem ausgezeichneten Aufsatz mit dem Titel »The Median isn't the Message« (»Der Median ist nicht die Botschaft«). Er ist im Internet auf der Website www.cancer guide.org zu finden (auf Englisch). Dank an Steve Dunn und seine Website www.cancerguide.org, die diese Information einer breiten Öffentlichkeit zugänglich machen.

Fortschreiten der Krankheit ist selbst aus rein onkologischer Sicht immer noch schwer zu erklären.«[1]

Wir alle haben schon von Wunderheilungen gehört, von Menschen, denen die Ärzte nur noch wenige Monate gaben und die trotzdem noch jahre-, sogar jahrzehntelang lebten. »Aber das sind Einzelfälle«, werden wir gewarnt. Oder man sagt uns, dass es sich bei diesen Fällen vermutlich gar nicht um Krebs gehandelt habe, sondern um eine Fehldiagnose. In den Achtzigerjahren gingen zwei Wissenschaftler von der Erasmus-Universität in Rotterdam der Sache nach und untersuchten systematisch Fälle von Spontanheilungen bei Krebs, bei denen die Diagnose nicht infrage gestellt werden konnte. Nachdem sie 18 Monate lang recherchiert hatten, zählten sie zu ihrer großen Überraschung allein in ihrer kleinen Region in den Niederlanden sieben Fälle, die so eindeutig wie unerklärlich waren.[2] Es gibt daher guten Grund zu der Annahme, dass solche Fälle viel häufiger sind, als allgemein eingeräumt wird.

Organisationen und Einrichtungen wie das Commonweal Center in Kalifornien bieten Kurse an, bei denen die Patienten versuchen, ihr Leben und ihre Krankheit in die Hand zu nehmen. Sie lernen, in größerer Harmonie mit ihrem Körper und ihrer Vergangenheit zu leben und durch Yoga und Meditation ihr inneres Gleichgewicht zu finden. Sie ernähren sich mit Lebensmitteln, die helfen, den Krebs zu bekämpfen, und meiden solche Lebensmittel, die sein Wachstum fördern. Ihre Krankheitsgeschichten zeigen, dass sie zwei- bis dreimal so lange leben wie ein durchschnittlicher Patient mit der gleichen Krebsart im gleichen Stadium.*

Ein befreundeter Onkologe von der University of Pittsburgh, mit dem ich über diese Zahlen sprach, wandte ein: »Das sind keine gewöhnlichen Patienten. Sie sind besser ausgebildet, motivierter und in besserer gesundheitlicher Verfassung. Die Tatsache, dass sie länger leben, beweist gar nichts.« Das kann man so nicht sagen. Die Ergebnisse

* Das ist allerdings keine wissenschaftliche Studie; die Zahlen stammen aus der Nachbeobachtung der Patienten, die an dem Programm teilgenommen haben.

entsprechen zwar nicht den Anforderungen einer Doppelblindstudie, zeigen aber, dass es *manche* Patienten entgegen aller Wahrscheinlichkeit schaffen. Wer besser über seine Krankheit informiert ist, auf Körper und Seele achtet und sie mit dem versorgt, was die Gesundheit verbessert, kann die Schutzmechanismen seines Körpers gegen Krebs mobilisieren.

Inzwischen hat Dr. Dean Ornish, Professor für Medizin an der University of California in San Francisco und Vorkämpfer der ganzheitlichen Medizin, weitere Nachweise erbracht. 2005 veröffentlichte er die Ergebnisse einer bis dahin einmaligen onkologischen Studie.[3] Sie begleitete 93 Männer mit Prostatakrebs im Frühstadium (bestätigt durch eine Biopsie), die sich gegen eine Operation entschieden hatten. Daraufhin wurde der Verlauf der Krankheit von ihrem Onkologen beobachtet und in regelmäßigen Abständen der PSA-Wert im Blut gemessen. Das Prostataspezifische Antigen (PSA) ist ein Eiweiß, das in den Zellen der Prostata gebildet wird und im Blut nachweisbar ist. Ein Anstieg des PSA-Werts deutet darauf hin, dass sich die Krebszellen vermehrt haben und der Tumor wächst.

Da die Männer für den Beobachtungszeitraum eine schulmedizinische Behandlung abgelehnt hatten, konnte man die Wirkung eines natürlichen Therapieansatzes untersuchen. Per Losverfahren wurden sie in zwei Gruppen eingeteilt, um von Anfang an vergleichbare Bedingungen zu schaffen. Bei der Kontrollgruppe wurde nur der PSA-Wert ermittelt und der Krankheitsverlauf kontrolliert. Für die andere Gruppe entwickelte Dr. Ornish ein umfassendes Programm für Körper und Seele. Ein Jahr lang ernährten sich die Patienten vegetarisch und nahmen Nahrungsergänzungsmittel zu sich (die Antioxidantien Vitamin E und C und Selen, dazu noch ein Gramm Omega-3-Fettsäuren pro Tag), sie bewegten sich regelmäßig (ein 30-minütiger Spaziergang an sechs Tagen die Woche), lernten Entspannungstechniken (Yoga, Atemübungen, autogenes Training oder progressive Muskelentspannung) und trafen sich einmal in der Woche in einer Selbsthilfegruppe mit anderen Patienten aus dem Programm.

Das Programm bedeutete eine radikale Veränderung des Lebensstils, vor allem für gestresste Führungskräfte und Familienväter mit vielen Verpflichtungen. Ornishs Methoden hatten lange als sonderbar und irrational gegolten, Erfolge waren als Einbildung abgetan worden. Doch schon nach 12 Monaten beseitigten die Ergebnisse der Studie alle Zweifel.

Bei den 49 Patienten, die ihren Lebensstil nicht geändert und auf eine regelmäßige Überwachung der Krankheit vertraut hatten, verschlechterte sich der Krebs in sechs Fällen; diese Männer mussten sich einer Operation unterziehen, gefolgt von einer Chemotherapie und Bestrahlung. Von den 41 Patienten, die an Ornishs Pogramm teilgenommen hatten, benötigte dagegen *kein Einziger* eine derartige Behandlung. In der ersten Gruppe war der PSA-Wert (der Auskunft über das Wachstum des Tumors gibt) im Schnitt um 6 Prozent gestiegen, und dabei wurden die Männer, die aus der Studie ausscheiden mussten, weil ihre Krankheit zu weit fortgeschritten war (ihr PSA-Wert war beunruhigend gestiegen), gar nicht berücksichtigt, sonst wäre der durchschnittliche PSA-Wert noch höher ausgefallen. Die Entwicklung in der ersten Gruppe wies darauf hin, dass die Tumoren zwar langsam, aber stetig wuchsen. Bei der zweiten Gruppe dagegen war der PSA-Wert im Durchschnitt um 4 Prozent *gesunken*, was auf eine Rückbildung der Tumoren bei den meisten Patienten hindeutet.

Aber noch beeindruckender waren die allgemeinen Vorgänge im Körper der Männer, die ihren Lebensstil geändert hatten. Als man ihr Blut typischen Krebszellen der Prostata aussetzte (Zellen der LNCaP-Zelllinie, an denen die bei einer Chemotherapie verwendeten Medikamente getestet werden), war dessen Fähigkeit, das Wachstum der Krebszellen zu hemmen, *siebenmal höher* als beim Blut der Männer, die ihren Lebensstil nicht geändert hatten.

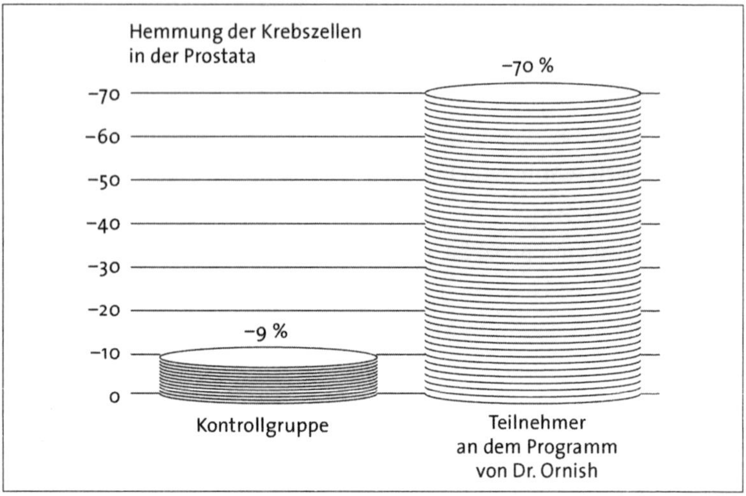

Abbildung 2: Die Fähigkeit, die Entwicklung von Prostatakrebszellen zu hemmen, ist im Blut der Männer, die an Dr. Ornishs Programm teilnahmen, siebenmal höher als im Blut der Männer, die ihren Lebensstil nicht änderten.

Die Immunzellen im Blut gingen *umso aktiver* gegen die Krebszellen vor, je eifriger die Männer Dr. Ornishs Ratschläge befolgten und in ihrem Alltag anwandten. Damit war der Beweis für einen Zusammenhang zwischen einem veränderten Lebensstil und der gehemmten Entwicklung von Krebszellen eindeutig erbracht.

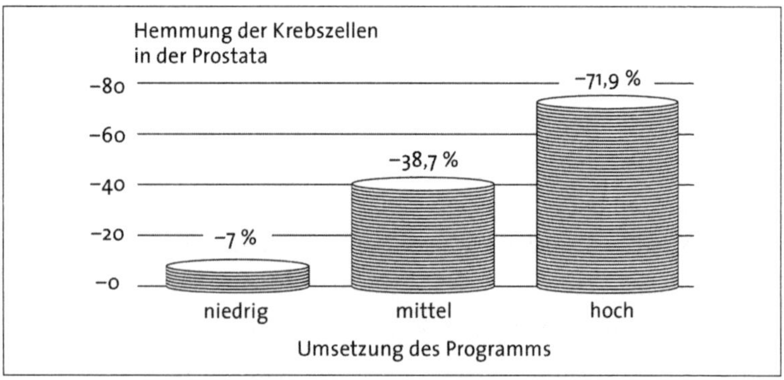

Abbildung 3: Je rigoroser das Programm umgesetzt wird, desto besser kann das Blut der Patienten das Wachstum der Prostatakrebszellen hemmen.

Kurzum, die Statistiken zur Überlebensrate bei Krebs unterscheiden nicht zwischen Patienten, die das Urteil der Ärzte passiv hinnehmen, und Patienten, die ihre eigene natürliche Abwehr mobilisieren. Die Patienten, die weiter rauchen, sich krebserregenden Substanzen aussetzen, sich typisch westlich ernähren (was, wie wir noch sehen werden, Krebs begünstigt), ihre Immunabwehr mit zu viel Stress und unbewältigten Gefühlen belasten oder ihren Körper im Stich lassen, indem sie sich zu wenig bewegen, werden ebenso vom »Median« erfasst wie die Patienten, die wesentlich länger leben. Deren erhöhte Lebensdauer ist aller Wahrscheinlichkeit nach darauf zurückzuführen, dass sie zusätzlich zur konventionellen Behandlung ihre natürliche Abwehr mobilisiert haben. Sie haben für sich den harmonischen Umgang mit vier grundlegenden Regeln gefunden: Entgiftung von krebserregenden Substanzen, eine Antikrebs-Diät, Bewegung und die Suche nach dem inneren Gleichgewicht.

Kein natürlicher Ansatz allein kann Krebs heilen. Aber Krebs bedeutet auch nicht, dass man sein Schicksal kampflos akzeptiert. Wie Stephen Jay Gould können wir die Statistik ganz nüchtern betrachten und uns die rechte Seite der Kurve mit ihrem langen Verlauf zum Ziel setzen. Und zu diesem Ziel führt kein besserer Weg, als zu lernen, wie wir die Ressourcen unseres Körpers so nutzen, dass wir ein erfülltes, langes Leben führen.

Nicht jeder geht diesen Weg aufgrund einer bewussten Entscheidung; manchmal zwingt uns eine Krankheit zum Umdenken. Im Chinesischen wird der Begriff »Krise« als Kombination der beiden Zeichen für »Gefahr« und »Chance« geschrieben. Krebs ist so bedrohlich, dass er uns blind für alles andere machen kann; wir begreifen nur mühsam die Chance. Meine Krankheit hat mein Leben in vielerlei Hinsicht zum Guten verändert, und das auf eine Art, die ich mir nicht vorstellen konnte, als ich dachte, mein Todesurteil sei gesprochen. Es begann kurz nach der Diagnose …

KAPITEL 3
GEFAHR UND CHANCE

Ich werde »Patient«

ALS ICH ERFUHR, dass ich einen Hirntumor hatte, geriet ich über Nacht in eine Welt, die mir zwar bekannt vorkam, von der ich tatsächlich aber kaum etwas wusste: die Welt des Patienten.

Den Neurochirurgen, an den ich sofort überwiesen wurde, kannte ich flüchtig. Wir hatten gemeinsame Patienten und er interessierte sich für meine Forschungen am Gehirn. Doch nach der Entdeckung meines Tumors veränderten sich unsere Gespräche völlig. Von meinen wissenschaftlichen Experimenten war nicht mehr die Rede. Ich musste mich buchstäblich entblößen, die intimsten Details meines Lebens offenbaren, meine Symptome ausführlich schildern: Wir sprachen über meine Kopfschmerzen, meine Übelkeit, die Möglichkeit epileptischer Anfälle. Meiner beruflichen Attribute beraubt, wurde ich zum gewöhnlichen Patienten. Ich hatte das Gefühl, mir würde der Boden unter den Füßen weggezogen.

Und ich klammerte mich an meinen Status als Mediziner. Zu meinen Arztterminen trug ich meinen weißen Kittel mit dem Schild, das meinen Namen und Titel angab – was ziemlich kläglich gewirkt haben muss. In meinem Krankenhaus legte man Wert auf Hierarchien und die Schwestern und Pfleger nannten die Ärzte respektvoll »Doktor«. Doch auf der Untersuchungsliege und ohne meinen weißen Kittel wurde ich zu »Mr. Soundso«, oder wurde sogar mit »Honey« angesprochen. Wie alle anderen saß ich im Wartezimmer, das ich als Arzt im Eilschritt durchmessen hatte, mit erhobenem Kopf, jeden Blickkontakt mit Patienten meidend, um nur nicht aufgehalten zu werden. Wie alle anderen wurde ich nun im Rollstuhl ins Untersuchungszimmer geschoben. Was zählte es jetzt, dass ich in der übrigen Zeit durch die Flure eilte? »Das ist nun einmal so üblich«, sagten die Pfleger. Ich fügte mich und ließ mich behandeln wie jemand, dem man nicht einmal mehr zutraute, selbst zu laufen.

Ich geriet in eine graue Welt, in der die Patienten keinen Titel, keine Qualifikation, keinen Beruf hatten. Hier interessierte sich niemand dafür, was man im Leben machte oder was einem durch den Kopf ging. Das einzig Interessante an mir war oft nur die neueste Aufnahme meines Gehirns. Ich musste feststellen, dass die meisten Ärzte nicht wussten, wie sie mich als Patienten und Kollegen in einer Person behandeln sollten. Bei einer Einladung zum Abendessen traf ich zufällig meinen damaligen Onkologen, einen brillanten Spezialisten, den ich sehr schätzte. Er war der Situation offensichtlich nicht gewachsen, stand auf, wurde blass und ging unter einem fadenscheinigen Vorwand. Plötzlich hatte ich das Gefühl, dass es einen Club der Lebenden gab und man mir signalisierte, dass ich nicht mehr Mitglied war. Ich bekam es mit der Angst zu tun; Angst, dass man mich einer anderen Kategorie zuordnete, der Kategorie von Menschen, die sich durch ihre Krankheit definieren. Ich hatte Angst, allmählich unsichtbar zu werden. Angst, nicht mehr richtig zu existieren, obwohl ich noch gar nicht tot war. Vielleicht würde ich bald sterben, aber bis dahin wollte ich mein Leben wie ein ganz normaler Mensch leben.

Einige Tage nach den Scanner-Aufnahmen mit Jonathan und Doug kam mein Bruder Édouard geschäftlich nach Pittsburgh. Ich hatte noch niemandem außer Anna von meiner Krankheit erzählt. Mit einem Kloß im Hals weihte ich Édouard ein, so gut ich konnte. Ich hatte Angst, ihm wehzutun, und fürchtete seltsamerweise, damit das Verhängnis erst recht heraufzubeschwören. Édouards schöne blaue Augen füllten sich mit Tränen, aber er wurde nicht panisch. Er nahm mich einfach in den Arm. Wir weinten zusammen und sprachen dann über Behandlungsmöglichkeiten, Statistiken und das, was mir nun bevorstand. Und dann brachte er mich zum Lachen, wie er es so gut konnte, indem er mich daran erinnerte, dass ich mit kahl rasiertem Kopf doch noch wie ein Punk aussehen würde – damals, mit achtzehn, hatte ich es nicht gewagt … Zumindest für ihn zählte ich noch zu den Lebenden.

Am nächsten Tag gingen Anna, Édouard und ich in der Nähe des Krankenhauses zusammen Mittag essen. Wir verließen das Restaurant in bester Laune, ich lachte so sehr über die alten Geschichten von früher, dass ich mich an einem Laternenpfahl festhalten musste. In dem Augenblick kam Doug über die Straße auf uns zu. Er wirkte düster und verblüfft, und sogar eine Spur Missbilligung lag in seinem Blick. Als ob er mich fragen wollte: Wie kannst du nur lachen, wo du gerade eine so schlechte Nachricht bekommen hast?

Bestürzt begriff ich, dass die meisten Leute es offenbar für falsch hielten, fröhlich zu lachen, wenn man eine schwere Krankheit hat, und mir wurde klar, dass ich für den Rest meines Lebens als ein Mensch gelten würde, der nicht mehr lange zu leben hatte.

Sterben? Unmöglich …

Und dann war da die quälende Frage nach dem Tod. Auf die Diagnose Krebs regiert man zunächst oft ungläubig. Wenn wir uns den eigenen Tod vorzustellen versuchen, begehrt unser Verstand auf: als ob der Tod nur andere treffen würde. Tolstoi beschreibt diese Reaktion großartig in *Der Tod des Iwan Iljitsch.* Wie viele andere erkannte ich mich darin wieder. Iwan Iljitsch ist Richter in Sankt Petersburg und führt ein geregeltes Leben, bis er eines Tages krank wird. Man verheimlicht ihm seinen Zustand, doch schließlich wird ihm klar, dass er dabei ist zu sterben, und alles in ihm sträubt sich gegen diese Erkenntnis. Unmöglich!

> In seinem tiefsten Innern wusste Iwan Iljitsch, dass er sterben müsse, allein er wollte sich nicht nur nicht an diesen Gedanken gewöhnen, sondern konnte ihn einfach nicht begreifen. Jenes be-

> kannte Beispiel für Syllogismen, das er in der Logik von Kieswetter gelernt hatte: Cajus ist ein Mensch, alle Menschen sind sterblich, also ist auch Cajus sterblich, war ihm sein ganzes Leben hindurch rechtmäßigerweise lediglich als auf Cajus anwendbar vorgekommen, keinesfalls aber auf ihn, Iwan Iljitsch selber. Jenes war der Mensch Cajus, der Mensch überhaupt, und für diesen war das Gesetz völlig gerechtfertigt; er indes war nicht Cajus und ebenso wenig der Mensch an sich, sondern er war ein Wesen völlig für sich und völlig von allen anderen verschieden; er war der Wanja mit seiner Mama und seinem Papa, mit Mitja und Wolodja, mit Spielzeug und einem Kutscher, mit seiner Kinderfrau und späterhin mit Katjenka, kurz, mit allen Freuden, Leiden und Entzückungen der Kinderzeit und Jugend. War denn der Geruch des aus Lederstreifen zusammengesetzten Balles, den Wanja so geliebt hatte, etwa für Cajus bestimmt gewesen? Und hatte Cajus etwa, so wie er, die Hand der Mama geküsst? Und hatte vielleicht für jenen die Seide des Faltenkleides der Mama gerauscht? War es Cajus gewesen, der in der Rechtsschule wegen der Kuchen revoltiert hatte? Cajus, der so verliebt gewesen war wie er? Und verstand etwa Cajus so wie er eine Verhandlung zu leiten? Cajus war in der Tat sterblich, und wenn er starb, so war es ganz in Ordnung; ich dagegen, ich, Wanja, ich, Iwan Iljitsch, mit all meinen Gefühlen und Gedanken – bei mir ist es nun einmal eine ganz andere Sache. Und es kann ja gar nicht sein, dass auch ich sterben muss. Das wäre zu entsetzlich.[1]

Solange wir nicht ernsthaft krank sind, scheint das Leben unendlich, und wir schieben den Tod gern von uns weg. Wir denken wohl, dass immer noch Zeit ist, das Glück zu suchen. Zuerst muss ich meinen Abschluss machen, meine Schulden abbezahlen, die Kinder großziehen, in Ruhestand gehen … Über Glück mache ich mir später Gedanken. Wenn wir die Suche nach dem Wesentlichen immer auf morgen verschieben, riskieren wir, dass uns das Leben durch die Finger rinnt, ohne dass wir es jemals richtig genossen haben.

Mit geöffneten Augen

Manchmal kuriert uns Krebs von dieser seltsamen Kurzsichtigkeit, dem Zaudern und Zögern. Eine Krebsdiagnose öffnet uns die Augen dafür, wie vergänglich das Leben ist, und kann dem Leben so seinen wahren Reiz zurückgeben. Einige Wochen nach der Diagnose meines Gehirntumors hatte ich das seltsame Gefühl, ein Schleier wäre weggezogen worden, der mir bis dahin die Sicht getrübt hatte. An einem Sonntagnachmittag betrachtete ich Anna in dem kleinen sonnigen Zimmer unseres Häuschens. Sie saß auf dem Boden neben dem Couchtisch, versuchte sich an der Übersetzung französischer Gedichte ins Englische und strahlte Konzentration und Ruhe aus. Zum ersten Mal sah ich sie so, wie sie war, ohne mich zu fragen, ob ich nicht lieber eine andere Frau hätte. Ich sah, wie eine Haarsträhne anmutig nach vorne fiel, wenn Anna den Kopf über das Buch beugte, sah, wie leicht die zarten Finger den Stift hielten. Warum war mir nie aufgefallen, wie anrührend es war, wenn sie bei der Suche nach einem bestimmten Wort unbewusst die Kiefermuskeln anspannte? Mit einem Mal sah ich sie als sie selbst, losgelöst von meinen Fragen und Zweifeln. Ihre Gegenwart war unglaublich bewegend. Allein dass es mir vergönnt war, diesen Moment zu erleben, erschien mir als ein großes Privileg. Warum hatte ich sie nicht früher so sehen können?

Irvin Yalom, der große Psychiater und Professor an der Stanford University, zitiert in seinem Buch über den Wandel, den die Aussicht auf einen baldigen Tod bewirkt, einen Brief, den ihm Anfang der Sechzigerjahre ein Senator schrieb, kurz nachdem er erfahren hatte, dass er schwer krebskrank war.

> Ein Wandel ergriff mich, von dem ich glaube, das er nicht wieder rückgängig zu machen ist. Fragen des Prestiges, des politischen Erfolges, des finanziellen Status wurden auf einmal unbedeutend. In jenen ersten Stunden, als mir bewusst wurde, dass ich Krebs hatte,

dachte ich nicht an meinen Sitz im Senat, an mein Bankkonto oder an das Schicksal der freien Welt … Meine Frau und ich hatten keinen Streit, seit meine Krankheit diagnostiziert wurde. Ich pflegte sie auszuschimpfen, weil sie die Zahnpasta von oben herausdrückte statt von unten her, weil sie nicht genügend für meinen sehr eigenwilligen Appetit gesorgt hatte, weil sie eine Gästeliste anfertigte, ohne mich zu fragen, weil sie zu viel für Kleider ausgab. Jetzt sind mir diese Dinge entweder nicht bewusst oder sie scheinen mir unbedeutend …

Stattdessen kam eine neue Wertschätzung von Dingen, die ich einst für selbstverständlich hielt – mit einem Freund zusammen essen gehen, Muffets Ohren kraulen und seinem Schnurren zuzuhören, die Gesellschaft meiner Frau, ein Buch oder eine Zeitschrift in dem ruhigen Lichtkegel meiner Nachttischlampe zu lesen, aus dem Kühlschrank ein Glas Orangensaft oder ein Stück Kuchen zu räubern. Zum ersten Mal glaube ich, dass ich das Leben genieße. Schließlich werde ich mir bewusst, dass ich nicht unsterblich bin. Es schaudert mich, wenn ich an all die Gelegenheiten denke, die ich mir – selbst als ich bei bester Gesundheit war – durch falschen Stolz, künstliche Werte und eingebildete Kränkungen verdarb.[2]

So kann die Nähe des Todes auch eine Art Befreiung sein. In seinem Schatten erhält das Leben auf einmal eine Intensität, eine Tiefe und einen Reiz, die es bis dahin nicht gehabt hat. Natürlich sind wir, wenn es so weit ist, auch verzweifelt, weil wir Abschied nehmen müssen, ähnlich wie wenn wir uns für immer von einem geliebten Menschen verabschieden müssen. Viele fürchten diese Traurigkeit. Aber wäre es nicht trauriger, wenn wir gehen müssten, ohne zuvor das Leben ausgekostet zu haben? Wäre es nicht viel schlimmer, wenn wir im Moment des Abschieds nicht Grund zur Trauer hätten?

Ich muss gestehen, dass ich lange für diese Erkenntnis brauchte. Als ich Anna bei ihrem Einzug half, ihre Bücher zu verstauen, fiel mir ein Buch mit dem Titel *What the Buddha Taught (Die Lehre Buddhas)* in die Hände. Verblüfft fragte ich: »Warum vergeudest du deine Zeit mit so etwas?« Im Rückblick kann ich es kaum glauben, aber meine Erinnerung trügt mich nicht: Mein Rationalismus grenzte an Beschränktheit. In meiner Kultur waren Buddha und Christus im besten Fall altmodische Moralprediger, im schlimmsten Fall Agenten zur moralischen Unterdrückung im Dienst der Bourgeoisie. Ich war fast schockiert, dass sich die Partnerin, mit der ich zusammenleben wollte, mit solchem Unsinn beschäftigte – mit diesem »Opium fürs Volk«. Anna warf mir nur einen kurzen Blick zu, stellte das Buch ins Regal und sagte: »Ich glaube, eines Tages wirst du es verstehen.«

Die große Wende

Die ganze Zeit konsultierte ich weiter Ärzte und wog das Für und Wider der verschiedenen infrage kommenden Behandlungen gegeneinander ab. Nachdem ich mich für eine Operation entschieden hatte, machte ich mich auf die Suche nach einem Chirurgen, der mir genügend Vertrauen einflößte, dass ich ihm mein Gehirn anvertrauen wollte. Schließlich entschied ich mich für einen Arzt, der vielleicht nicht unbedingt als der Spezialist mit der besten Operationstechnik galt. Aber ich hatte das Gefühl, dass er am besten verstand, wer ich war und was ich erlebt hatte. Ich spürte, dass er mich nicht im Stich lassen würde, wenn es schlecht ausgehen sollte. Er konnte nicht sofort operieren, sein Terminkalender war voll. Zum Glück befand sich der Tumor zu der Zeit nicht in einer Phase raschen Wachstums. Ich musste mehrere Wochen auf einen Operationstermin warten und las in der Zeit etliche Autoren, die sich damit beschäftigt hatten, was man aus der Konfrontation mit dem Tod lernen kann. Ich stürzte mich auf Bücher, die ich einige Wochen zuvor ungeöffnet ins Regal zurückgestellt hätte. Dank Anna, die Schriftsteller aus ihrer Heimat liebte, las ich Tolstoi, und auch dank Yalom, der ihn häufig in seinem Buch zur existentiellen Psychotherapie zitiert. Ich las zunächst *Der Tod des Iwan*

Iljitsch und dann *Herr und Knecht,* das einen tiefen Eindruck bei mir hinterließ.

Tolstoi erzählt darin vom Wandel eines Gutsbesitzers, der nur seine eigenen Interessen kennt. Mit dem Vorsatz, ein überaus lukratives Grundstücksgeschäft abzuschließen, bricht der Herr in der Dämmerung ungeachtet des schlechten Wetters in seinem Schlitten auf und gerät mit seinem Knecht Nikita in einen heftigen Schneesturm. Als er erkennt, dass dies wahrscheinlich seine letzte Nacht sein wird, ändert sich seine Haltung radikal. In einer letzten, lebensspendenden Geste legt er sich auf den erfrierenden Diener, um ihn mit seiner eigenen Körperwärme zu schützen. Er stirbt, rettet aber Nikita das Leben. Tolstoi beschreibt, wie der gerissene Geschäftsmann durch diese gute Tat einen Zustand der Gnade erreicht, den er nie zuvor in seinem Leben verspürt hat. Zum ersten Mal lebt der Gutsbesitzer in der Gegenwart. Während die Kälte in ihm emporkriecht, fühlt er sich eins mit Nikita. Sein eigener Tod spielt keine Rolle, solange Nikita lebt. Jenseits des eigenen Egoismus entdeckt er eine Wahrheit, die an die Essenz des Lebens rührt, und im Augenblick des Todes sieht er das Licht – ein helles weißes Licht am Ende eines dunklen Tunnels.

In dieser Zeit kam es zu einer entscheidenden Wende in meiner Arbeit. Bis dahin hatte sich meine Tätigkeit in erster Linie auf die Wissenschaft konzentriert; im Grunde betrieb ich Forschung um der Forschung willen, doch nun rückte ich immer weiter davon ab. Wie bei einem Großteil der medizinischen Forschung hatte die Arbeit in meinem Labor nur sehr theoretisch etwas damit zu tun, Leid zu lindern. Viele Forscher stürzen sich wie ich zu Beginn ihrer Laufbahn voller Begeisterung und Naivität auf eine Arbeit, von der sie glauben, dass sie Alzheimer, Schizophrenie oder Krebs heilen wird. Aber eines Tages, ohne dass sie wissen, wie es gekommen ist, arbeiten sie mit aller Leidenschaft nur noch daran, bessere Messtechniken für die Reaktion von Zellrezeptoren auf bestimmte Medikamente zu entwickeln. Schließlich haben sie genug Material beisammen, um Artikel in wissenschaftlichen Fachzeitschriften zu veröffentlichen, Fördergelder zu sammeln und ihr Labor am Laufen zu halten. Doch vom menschlichen Leid sind sie meilenweit entfernt.

Die Hypothese, der Jonathan und ich nachgingen – die Rolle des präfrontalen Kortex bei Schizophrenie –, ist heute eine allgemein anerkannte Theorie, auf deren Grundlage weiterhin weltweit in zahlreichen Labors geforscht wird. Es war sicher solide wissenschaftliche Arbeit. Aber sie trug nicht dazu bei, Patienten zu heilen, nicht einmal ihren Zustand zu verbessern. Jetzt, da ich Tag für Tag mit der Angst vor Krankheit, Leid und Tod lebte, wollte ich genau daran arbeiten.

Nach meiner Operation nahm ich meine Forschung und meine Tätigkeit im Krankenhaus wieder auf und entdeckte entgegen meinen Erwartungen, dass mir nun meine Arbeit als Arzt am Krankenbett am meisten am Herzen lag. Als ob ich jedes Mal mein eigenes Leid ein bisschen lindern würde, wenn ich einem Patienten half, der nicht schlafen konnte oder dessen dauernde Schmerzen ihn fast in den Selbstmord trieben. Ich war einer von ihnen geworden. So betrachtet war meine Arbeit als Arzt nicht länger eine Pflicht, sondern sie wurde zu einem wunderbaren Privileg. Ein Gefühl der Gnade war in mein Leben getreten.

Das Wunder der Zerbrechlichkeit

Ich erinnere mich an eine dieser flüchtigen Begegnungen, die uns ganz unvermutet die Zerbrechlichkeit des Lebens und die wunderbare Verbundenheit zu anderen Sterblichen, zu unseren Mitmenschen, spüren lassen. Es war nur ein kurzes Zusammentreffen auf einem Parkplatz, kurz vor meiner ersten Operation, eine Begegnung, die von außen betrachtet belanglos schien, für mich jedoch wie eine Offenbarung wirkte. Anna und ich waren nach New York gefahren und ich parkte auf dem Parkplatz des Krankenhauses. Während ich tief die frische Luft einsog und die letzten Minuten der Freiheit vor der Aufnahme, den Tests und dem Operationssaal genoss, fiel mir eine alte Frau auf, die offenbar nach einem Krankenhausaufenthalt auf dem Weg nach Hause war, ganz allein und ohne Hilfe. Beladen mit einer schweren Tasche bewegte sie sich auf Krücken und schaffte es nicht in ihren Wagen. Ich starrte sie an, überrascht, dass man sie einfach ihrem Schicksal überlassen hatte. Sie bemerkte mich, und ich erkannte an ihrem Blick, dass sie keine Hilfe von mir erwartete. Nichts. Schließlich waren wir in New York, da muss jeder selbst sehen, wo er bleibt. Ich fühlte mich von einer überraschenden Kraft zu ihr hingezogen, die von meiner eigenen Lage als Patient herrührte. Es war kein Mitleid, sondern ein instinktives Gefühl der Brüderlichkeit. Ich fühlte mich der Frau nahe, die Hilfe brauchte, aber nicht darum bat, denn wir saßen im selben Boot. Ich hievte ihre Tasche in den Kofferraum, fuhr den Wagen für sie aus der Parklücke, stützte sie beim Einsteigen und Hinsetzen und schloss mit einem Lächeln die Tür. In diesen wenigen Minuten war sie nicht allein gewesen. Ich war froh, dass ich ihr diesen kleinen Dienst hatte erweisen können. Tatsächlich tat sie mir einen Gefallen, weil sie mich genau in dem Moment brauchte und mich so spüren ließ, dass wir als Menschen eine Schicksalsgemeinschaft bilden. Wir machten uns gegenseitig ein Geschenk. Ich sehe immer noch ihre Augen vor mir, in die das Vertrauen zu ihren Mitmenschen zurückgekehrt war; ein Gefühl, dass man dem Leben vertrauen konnte, wenn es ihr – wie gerade eben – im richtigen Augenblick die Hilfe sandte, die sie brauchte. Wir hatten nur ein paar Worte gewechselt, aber ich bin mir sicher, dass sie wie ich dieses Gefühl der Verbundenheit empfand. Die Begegnung wärmte mir das Herz. Wir, die Verletzlichen, konnten einander helfen und lächeln. Ich ging in Frieden zu meiner Operation.

Sein Leben retten, bis zum Schluss

Wir alle wollen gebraucht werden. Dieses Gefühl ist unverzichtbar, es ist quasi Nahrung für die Seele. Wenn dieses Bedürfnis nicht gestillt wird, entsteht daraus Schmerz, der umso stärker wird, je näher man dem Tod ist. Ein Großteil dessen, was man als Angst vor dem Tod bezeichnet, rührt von der Befürchtung her, dass unser Leben keinen Sinn hat, dass wir umsonst gelebt haben, dass unsere Existenz bei niemandem Spuren hinterlassen hat.

Eines Tages wurde ich zu Joe gerufen, einem jungen Mann mit zahlreichen Tätowierungen und einer langen Vorgeschichte voller Alkohol, Drogen und Gewalt. Nachdem er erfahren hatte, dass er an einem Gehirntumor litt, war er völlig außer Fassung geraten und hatte angefangen, sein Krankenzimmer zu demolieren. Die verschreckten Krankenschwestern wagten sich nicht in seine Nähe. Als ich mich ihm als Psychiater vorstellte, wirkte er wie ein Löwe im Käfig. Dennoch erklärte er sich bereit, mit mir zu reden. Ich setzte mich neben ihn und sagte: »Ich habe Ihre Diagnose gehört. Ich weiß, dass Sie sehr verstört sind. So etwas kann einem große Angst machen.« Er hob zu einer langen Schimpftirade an, doch nach 20 Minuten begann er zu weinen. Sein Vater war Alkoholiker, seine Mutter hatte sich in sich selbst zurückgezogen und war völlig teilnahmslos. Er hatte keine Freunde, und die Kumpels, die mit ihm in den Bars herumhingen, würden sich sicher von ihm abwenden. Er war verloren. Ich sagte: »Ich weiß nicht, was ich für Sie tun kann. Aber ich kann Ihnen versprechen, dass ich mir jede Woche Zeit für Sie nehme, wenn Ihnen das hilft.« Er beruhigte sich und kam jede Woche zu mir, sechs Monate lang, bis er starb.

Bei diesen Sitzungen musste ich nicht viel sagen, ich hörte hauptsächlich zu. Er hatte ein bisschen als Elektriker gearbeitet, jahrelang jedoch keine Arbeit gehabt und von Sozialhilfe gelebt. Mit seinen Eltern redete er nicht mehr. Er verbrachte den ganzen Tag vor dem Fernseher und war entsetzlich einsam. Schon bald wurde klar, dass ihm der Tod unerträglich erschien, weil er mit seinem Leben nichts angefangen hatte. Ich fragte ihn, ob er in der verbleibenden Zeit nicht etwas tun könne, womit er jemand anderem einen Dienst erwies. Darüber hatte er nie nachgedacht. Er überlegte eine Weile, dann antwortete er: »Bei mir in der Nachbarschaft gibt es eine Kirche. Ich glaube, ich könnte etwas für die Leute tun. Sie brauchen eine Klimaanlage. Ich weiß, wie man das macht.« Ich ermunterte ihn, mit dem Pfarrer zu reden, der sich sehr über das Angebot freute.

Joe stand nun jeden Morgen auf und ging zu seiner kleinen Baustelle, um auf dem Dach der Kirche eine Klimaanlage zu installieren. Die Arbeit kam nur langsam voran, weil er aufgrund seines großen Hirntumors Konzentrationsschwierigkeiten hatte. Aber es gab keinen Grund zur Eile. Die Gemeindemitglieder gewöhnten sich an seinen Anblick oben auf dem Dach. Sie grüßten ihn und brachten ihm mittags ein Sandwich und Kaffee. Er war den Tränen nahe, als er mir das erzählte. Zum ersten Mal in seinem Leben tat er etwas, das für andere wirklich wichtig war. Er veränderte sich, bekam nie wieder Wutausbrüche. Tatsächlich verbarg sich unter der rauen Schale ein großherziger Mensch.

Eines Tages konnte Joe nicht mehr zur Arbeit gehen. Sein Onkologe rief an und sagte mir, er sei im Krankenhaus, das Ende sei nahe und er werde in ein Hospiz verlegt. Bei meinem Besuch war sein Zimmer sonnendurchflutet. Joe lag ganz ruhig da, fast schlafend. Sie hatten alle Schläuche und Geräte entfernt. Ich setzte mich an sein Bett, um mich zu verabschieden, und er öffnete die Augen. Er versuchte zu sprechen, hatte aber nicht die Kraft dazu. Mühsam hob er die Hand und winkte mich näher. Ich hielt mein Ohr an seinen Mund und hörte ihn murmeln: »Gott segne Sie, Sie haben mir das Leben gerettet.«

Joe hat mir etwas beigebracht, das ich nie vergessen werde: Noch an der Schwelle zum Tod kann man sein Leben retten. Das gab mir Kraft für die Aufgabe, die ich vor mir hatte; auch ich wollte bereit sein, wenn meine Zeit kam. In gewisser Weise hat mir auch Joe das Leben gerettet.

Seit 14 Jahren feiere ich nun den »Jahrestag« meiner Krebsdiagnose. An das genaue Datum der MRT-Aufnahmen mit Jonathan und Doug kann ich mich nicht erinnern. Ich weiß nur noch, dass es um den 15. Oktober herum war. Die Zeit vom 15. bis zum 20. Oktober ist deshalb etwas Besonderes für mich, ein bisschen wie Yom Kippur oder die Karwoche oder das Fasten im Ramadan. Es ist ein privates Ritual. Ich nehme mir Zeit für mich allein. Manchmal mache ich eine private »Pilgerfahrt« zu einer Kirche, einer Synagoge, einer heiligen Stätte. Ich denke darüber nach, was mir passiert ist, denke an die Schmerzen, die Angst, die Krise. Ich bin dankbar, weil ich mich verändert habe, weil ich seit meiner zweiten Geburt ein viel glücklicherer Mensch bin.

KAPITEL 4
DIE SCHWÄCHEN DES KREBSES

BEI EINER KREBSERKRANKUNG befindet sich der ganze Körper im Kriegszustand. Krebszellen verhalten sich wie bewaffnete Banden, sie kennen weder Recht noch Gesetz. Die Grenzen, die ein gesunder Körper respektiert, können sie nicht aufhalten. Mit ihren anomalen Genen entziehen sie sich den Mechanismen, die das normale, gesunde Gewebe kontrollieren. Anders als andere Zellen sterben sie beispielsweise nicht nach einer bestimmten Anzahl von Teilungen ab, sondern sie werden gewissermaßen »unsterblich«. Wenn das umliegende Gewebe aufgrund der »Überbevölkerung« Alarm schlägt und den Krebszellen mitteilt, sich nicht weiter zu vermehren, ignorieren sie diese Signale. Schlimmer noch, die Krebszellen scheiden bestimmte Substanzen aus und vergiften so das Gewebe. Das Gift verursacht eine lokale Entzündung, die zum Schaden des umliegenden Gewebes die Ausbreitung des Krebses weiter fördert. Schließlich nehmen die Krebszellen wie eine marschierende Armee auf der Suche nach Proviant nahe gelegene Blutgefäße in Beschlag. Sie zwingen sie, sich zu vermehren und den Sauerstoff und die Nährstoffe zu liefern, die für das Wachstums eines Tumors benötigt werden.

Unter bestimmten Bedingungen werden die marodierenden Krebszellen gestört und verlieren ihre Virulenz: 1. wenn das Immunsystem gegen sie mobil macht; 2. wenn der Körper sich weigert, die Entzündung zu produzieren, ohne die sie weder wachsen noch in neue Gebiete vordringen können; oder 3. wenn die Blutgefäße sich nicht vermehren und nicht die Versorgung leisten, die ein Tumor zur Entwicklung braucht. Diese Mechanismen kann man unterstützen und so verhindern, dass sich die Krankheit im Körper einnistet.

Wenn sich ein Tumor erst einmal gebildet hat, kann allerdings keiner dieser natürlichen Abwehrmechanismen eine Chemotherapie oder Bestrahlung ersetzen. In Verbindung mit konventionellen Behandlungsmethoden kann man jedoch mithilfe dieser Mechanismen die Widerstandskraft des Körpers gegen Krebs mobilisieren.

Teil 1
Die Wächter des Körpers: Starke Immunzellen

Die verheerende Kraft der S-180-Zellen

Von allen Krebszellkulturen, die in der Forschung verwendet werden, sind die S-180-Zellen (Sarkom 180) besonders virulent. Sie stammen ursprünglich von einer einzelnen Maus aus einem Schweizer Labor, werden aber heute in großer Zahl gezüchtet und weltweit zur Untersuchung von Krebs unter identischen Bedingungen eingesetzt. Sie sind stark anomal und haben eine ungewöhnliche Chromosomenzahl. Zudem scheiden sie große Mengen an Cytokinen aus, giftige Substanzen, die beim Kontakt mit anderen Zellen deren Hülle zerstören. Wenn einer Maus S-180-Zellen injiziert werden, vermehren sich diese so schnell, dass sich die Tumormasse alle zehn Stunden verdoppelt. Sie dringen in das umliegende Gewebe ein und zerstören alles, was ihnen in die Quere kommt. In der Bauchhöhle blockiert ihr Wachstum schnell die Abflüsse des Lymphsystems. Wie in einer Badewanne mit verstopftem Abfluss sammelt sich Flüssigkeit in der Bauchhöhle, das sogenannte Bauchwasser oder Aszites. Die helle Flüssigkeit bietet für die S-180-Zellen ideale Wachstumsbedingungen und sie vermehren sich in gefährlichem Maß weiter, bis ein lebenswichtiges Organ versagt oder ein Blutgefäß platzt und der Organismus stirbt.

Die Maus, die resistent gegen Krebs ist

Zheng Cui (sprich »Dschang Tsui«), Professor für Biologie an der Wake Forest University in North Carolina, untersuchte in seinem Labor nicht Krebs, sondern den Stoffwechsel von Fettsäuren. Für seine Experimente benötigte er Antikörper, und um diese zu be-

Tierschutz
In diesem Buch und vor allem in diesem Kapitel ist von zahlreichen Versuchen die Rede, die an Labormäusen oder -ratten durchgeführt wurden. Ich liebe Tiere und denke nicht gern daran, dass sie bei diesen Experimenten leiden müssen. Aber bislang haben weder Tierschutzorganisationen noch Wissenschaftler zufriedenstellende Alternativen für diese Experimente gefunden. Und dank der Experimente wird man viele Kinder, Männer und Frauen eines Tages effektiver und schonender behandeln können. Auch Tiere werden davon profitieren, da auch sie Krebs bekommen.

kommen, spritzte er Mäusen die berühmten S-180-Zellen. Die injizierten Zellen bewirkten die Ansammlung von Bauchwasser, dem man leicht Antikörper entnehmen konnte. Von den Mäusen, denen mehrere Tausend S-180-Zellen gespritzt wurden, lebte keine länger als einen Monat, daher erforderte dieses Verfahren eine ständige Erneuerung des Mäusebestands. Bis eines Tages etwas Merkwürdiges geschah.

Eine junge Forschungsassistentin, Dr. Liya Qin (sprich »Tschin«), hatte einer Mäusegruppe die übliche Dosis von 200.000 S-180-Zellen injiziert. Doch eine Maus, Maus Nr. 6, reagierte nicht auf die Injektion, der Bauch des Mäuserichs blieb flach. Liya Qin wiederholte die Injektion, wieder ohne Erfolg. Auf Anraten Zheng Cuis, der ihre Forschung überwachte, verdoppelte sie die Dosis, aber es zeigte sich nach wie vor keine Wirkung. Daraufhin injizierte sie die zehnfache Dosis, also zwei Millionen Zellen. Zu ihrer großen Verwunderung entwickelte die Maus immer noch keinen Krebs und hatte auch keine Flüssigkeitsansammlung in der Bauchhöhle. Zheng Cui begann an der Befähigung seiner Assistentin zu zweifeln und beschloss, der Maus selbst eine Spritze zu verabreichen. Sicherheitshalber injizierte er 20 Millionen Krebszellen und vergewisserte sich, dass die Flüssigkeit auch wirklich in die Bauchhöhle gelangte. Zwei Wochen später war immer noch nichts zu sehen! Er versuchte es mit 200 Millionen Zellen – das Tausendfache der üblichen Dosis –, aber es tat sich weiterhin nichts.

Keine Maus im Labor hatte nach der Injektion von S-180-Zellen länger als zwei Monate gelebt. Maus Nr. 6 lebte nun bereits acht Monate, trotz der astronomisch hohen Dosen, die direkt in die Bauchhöhle gespritzt worden waren, weil sich die Krebszellen dort normalerweise am schnellsten vermehren. In Professor Zheng Cui keimte der Gedanke, ob er vielleicht das Unmögliche vor sich hatte – eine Maus, die resistent war gegen Krebs?

In den vergangenen Jahren und Jahrzehnten wurde in der medizinischen und naturwissenschaftlichen Literatur immer wieder von Patienten berichtet, deren Krebserkrankung sich plötzlich zurückbildete und schließlich ganz verschwand, obwohl sie als unheilbar diagnostiziert worden war.[1–7] Doch solche Fälle sind extrem selten, und sie lassen sich nur schwer untersuchen, weil sie unvorhersehbar sind und nicht nach Belieben wiederholt werden können. Normalerweise erklärt man sie mit einer Fehldiagnose (»wahrscheinlich war es gar nicht Krebs«) oder mit einer verspäteten Reaktion auf eine frühere konventionelle Behandlung (»wahrscheinlich hat die Chemotherapie vom letzten Jahr doch noch gewirkt«).

Ehrlicherweise muss man bei diesen ungeklärten Remissionen jedoch einräumen, dass hier Mechanismen am Werk sind, die wir zwar noch nicht verstehen, die aber dem Wachstum der Krebszellen entgegenwirken. In den letzten zehn Jahren wurde ein Teil dieser Mechanismen entdeckt und im Labor untersucht. Professor Zheng Cuis Maus Nr. 6 brachte einen Mechanismus ans Licht: die Kraft des Immunsystems, wenn es vollständig mobilisiert wird.

Nachdem Zheng Cui überzeugt war, dass die berühmte Maus (mittlerweile bekannt als »Mighty Mouse« oder »Supermaus«) resistent gegen Krebs war, tauchte eine neue Sorge auf. Es gab nur eine Supermaus, und eine Maus wird höchstens zwei Jahre alt. Wenn aber die Maus starb, wie konnte man dann ihre außergewöhnlichen Eigenschaften untersuchen? Und was, wenn sie sich einen Virus oder eine Lungenentzündung zuzog? Zheng Cui dachte darüber nach, die DNA der Maus zu konservieren oder die Maus zu klonen, denn kurz zuvor waren die ersten Mäuse erfolgreich geklont worden. Dann fragte ein Kollege: »Hast du schon daran gedacht, mit der Maus zu züchten?«

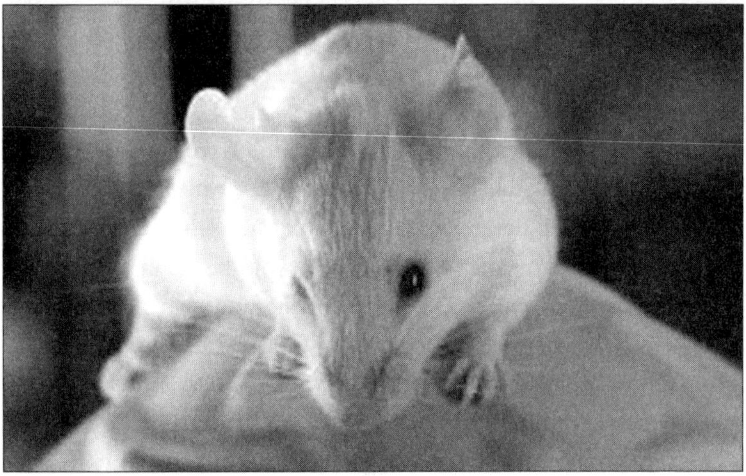

Abbildung 1: die »Supermaus«, Maus Nr. 6, die resistent gegen Krebs ist. Mit freundlicher Genehmigung von Zheng Cui, Wake Forest University.

Tatsächlich hatte der Supermäuserich nicht nur zahlreiche Nachkommen (mit einem normalen, nicht resistenten Weibchen), sondern vererbte auch der Hälfte seiner Enkel die Resistenz gegen S-180-Zellen.* Wie ihr Großvater verkrafteten die Mäuse zwei Millionen S-180-Zellen, eine Dosis, die im Labor mittlerweile völlig normal wirkte, ohne dass sie krank wurden. Sie tolerierten sogar zwei *Milliarden* S-180-Zellen, obwohl diese 10 Prozent ihres Körpergewichts ausmachten – bei einem Menschen würde das bedeuten, dass man ihm 6 bis 8 Kilo ultravirulente Tumormasse injiziert.

* Zheng Cui testete an der ersten Generation von Nachkommen keine Krebszellen, weil er fürchtete, dass sie sterben könnten, wenn das Gen mit der Resistenz rezessiv wäre.

Der geheimnisvolle Mechanismus

Nun kam es, dass Professor Zheng Cui dem Labor aufgrund eines Forschungsurlaubs mehrere Monate lang fern bleiben musste. Als er nach seiner Rückkehr die Experimente mit den resistenten Mäusen wieder aufnahm, erwartete ihn eine herbe Enttäuschung. Zwei Wochen nach der normalen Injektion entwickelten alle Mäuse Bauchwasser und Tumore. Ausnahmslos alle. Was war passiert? Hatten sie während seiner Abwesenheit ihre Resistenz eingebüßt? Tagelang grübelte er über diesen Rückschlag und fragte sich, was er falsch gemacht hatte. Vielleicht war die »Entdeckung« auch einfach zu schön, um wahr zu sein, wie es ihm die meisten Kollegen prophezeit hatten. Er war so enttäuscht, dass er nicht mehr nach den Mäusen sah. Vier Wochen nach den Injektionen lagen sie wahrscheinlich alle im Sterben. Als er schließlich doch ins Labor zurückkehrte und schweren Herzens die Abdeckung eines Käfigs hob, blieb er wie erstarrt stehen: Die Mäuse waren eindeutig am Leben und der Aszites war verschwunden.

Mehrere Tage lang experimentierten die Wissenschaftler fieberhaft, dann zeichnete sich eine Erklärung ab. Von einem gewissen Alter an (sechs Monate bei Mäusen, was einem Alter von 50 Jahren bei Menschen entspricht) wird der Abwehrmechanismus schwächer. Bei den Labormäusen entwickelten sich zunächst Krebszellen, was den geschwollenen Bauch und die Flüssigkeitsansammlung erklärt. Doch etwa zwei Wochen später (ein oder zwei Jahre nach menschlichem Maßstab) aktivierte der vorhandene Tumor die Abwehrkräfte des Körpers. Der Tumor verkleinerte sich praktisch von einer Minute auf die andere und war nach weniger als 24 Stunden verschwunden (ein bis zwei Monate bei einem Menschen). Die Mäuse waren wieder so aktiv wie zuvor, auch in ihrem Sexualleben. Zum ersten Mal hatte die Wissenschaft ein Versuchsmodell für eine Spontanremission bei Krebs, das beliebig wiederholt werden konnte.[8] Allerdings musste man noch die Mechanismen dieser mysteriösen Rückbildung erklären. Schließlich gelang es Mark S. Miller, einem Kollegen Zheng

Cuis und Spezialisten für die Entwicklung von Krebszellen, das Geheimnis zu lüften.

Mark Miller untersuchte unter dem Mikroskop Proben der S-180-Zellen, die aus der Bauchhöhle der Wundermäuse stammten, und entdeckte ein regelrechtes Schlachtfeld. Statt der üblichen Krebszellen – rund, mit haarähnlichen Zellfortsätzen und aggressiv – sah er glatte Zellen, deren Oberfläche eingedellt und voller Löcher war. Sie kämpften mit den weißen Blutkörperchen des Immunsystems, unter anderem auch mit den berühmten natürlichen Killerzellen, den sogenannten NK-Zellen. Mark Miller konnte mit seinem Videomikroskop sogar Aufnahmen davon machen, wie die weißen Blutkörperchen die S-180-Zellen angriffen. Er hatte die Lösung des Rätsels gefunden. Die resistenten Mäuse konnten mithilfe ihres Immunsystems eine starke Abwehr mobilisieren, selbst wenn sich der Krebs schon eingenistet hatte.[9]

Spezialagenten gegen den Krebs

Natürliche Killerzellen (NK) sind Spezialagenten des Immunsystems. Wie alle weißen Blutkörperchen zirkulieren sie im Blutkreislauf und suchen ständig nach Bakterien, Viren oder neuen Krebszellen. Aber im Gegensatz zu anderen Zellen des Immunsystems müssen NK-Zellen nicht erst durch Krankheitserreger aktiviert werden, um sie zu bekämpfen. Sobald sie einen Feind erkennen, sammeln sie sich um den Eindringling und suchen den Kontakt von Membran zu Membran. Dann zielen sie auf ihr Opfer, ähnlich wie ein Panzergeschütz. Die »Munition« besteht aus mit Gift gefüllten Bläschen, den Vesicula.

Beim Kontakt mit der Membran der Krebszelle werden die Vesicula freigesetzt und die chemischen Waffen der NK-Zellen (*Perforin* und *Granzyme)* durchdringen die Membran. Die Moleküle des Perforins haben eine ringförmige Struktur und bilden so eine Röhre, durch die die Granzyme in die Krebszelle eindringen können. Im

Kern der Krebszelle aktivieren die Granzyme dann einen Mechanismus zur programmierten Selbstzerstörung – als würden sie der Krebszelle den Befehl zum Selbstmord geben. Diesem Befehl kann sich die Krebszelle nicht widersetzen, der Zellkern zerfällt, und das führt zum Zusammenbruch der Krebszelle. Die Zellreste werden von Makrophagen (Fresszellen) beseitigt, den Müllmännern des Immunsystems, die stets im Gefolge der NK-Zellen zu finden sind.[10,11]

Wie die Immunzellen von Zheng Cuis resistenten Mäusen sind menschliche NK-Zellen in der Lage, verschiedene Formen von Krebszellen zu töten, vor allem Sarkomzellen und die Zellen von Brust-, Prostata-, Lungen- und Darmkrebs.[12]

Eine Studie an 77 Frauen mit Brustkrebs, die über einen Zeitraum von zwölf Jahren durchgeführt wurde, hat gezeigt, wie wichtig diese Zellen für die Behandlung sind. Zunächst entnahm man den Frauen zum Zeitpunkt der Diagnose Gewebeproben des Tumors und kultivierte diese mit ihren eigenen NK-Zellen. Die NK-Zellen bestimmter Patientinnen reagierten nicht; es war, als ob ihre natürliche Vitalität auf mysteriöse Weise beeinträchtigt wäre. Die NK-Zellen anderer Patientinnen gingen dagegen vehement gegen die Krebszellen vor, was auf ein aktives Immunsystem hinweist. Zwölf Jahre später, am Ende der Studie, war knapp die Hälfte (47 Prozent) der Patientinnen, deren NK-Zellen im Labor nicht reagiert hatten, gestorben. Von denjenigen, deren Immunsystem sich unter dem Mikroskop aktiv gezeigt hatte, lebten dagegen noch 95 Prozent.[13]

Andere Studien kamen zu ähnlichen Ergebnissen: Je weniger aktiv die NK-Zellen und andere weiße Blutkörperchen unter dem Mikroskop waren, desto schneller schritt der Krebs voran und breitete sich in Form von Metastasen im ganzen Körper aus.[14] Auch die Überlebensraten elf Jahre später waren deutlich geringer.[15] Aktive Immunzellen spielen demnach offenbar eine wichtige Rolle dabei, das Tumorwachstum und die Metastasenbildung zu hemmen.[16,17]

Mary-Ann, eine Schottin, die gar keinen Krebs hatte, musste auf grausame Weise erfahren, welche Rolle das Immunsystem dabei spielt, die Tumorbildung im Körper zu verhindern. Sie litt unter Niereninsuffizienz, einer schweren Krankheit, bei der die Nieren das Blut nicht mehr filtern können. Dadurch sammeln sich Giftstoffe im Körper an, weshalb der Betroffene mehrmals in der Woche zur Dialyse gehen muss. Doch Mary-Ann bekam eine Spenderniere und konnte nach der Transplantation ein Jahr lang ein fast normales Leben führen. Die einzige Einschränkung bestand darin, dass sie täglich Medikamente zur Unterdrückung ihres Immunsystems einnehmen musste, die verhinderten, dass ihr Körper die transplantierte Niere als fremdes Organ abstieß. Anderthalb Jahre nach der Transplantation hatte sie stechende Schmerzen im Bereich der Niere, außerdem wurde bei einer Routinemammografie ein Knoten in ihrer linken Brust entdeckt. Die Biopsie ergab, dass es sich um Metastasen eines Melanoms handelte, eines bösartigen Hautkrebses. Allerdings hatte Mary-Ann keinen Hautkrebs, von dem die Metastasen stammen konnten. Die Ärzte standen vor einem Rätsel. Auch die Dermatologin Rona Mac Kie, die von den Chirurgen hinzugezogen wurde, konnte diesen mysteriösen Fall eines Phantommelanoms nicht erklären. Es wurde alles getan, um Mary-Ann zu helfen. Die Immunsuppressiva wurden abgesetzt, die kranke Niere entfernt. Aber es war zu spät. Sechs Monate später starb sie an den Folgen eines Melanoms, dessen Ursprung im Dunkeln blieb.

Kurz darauf entwickelte George, ein zweiter Patient, der im selben Krankenhaus eine Nierentransplantation erhalten hatte, ebenfalls ein metastasierendes Melanom ohne Primärtumor. Dieses Mal konnte Dr. MacKie nicht an einen simplen Zufall glauben oder geheimnisvolle Vorgänge im Körper dafür verantwortlich machen. Mithilfe eines Registers für transplantierte Organe verfolgte sie die beiden Nieren zurück zur Spenderin. Der Gesundheitszustand der

Spenderin hatte den üblichen Anforderungen entsprochen: keine Hepatitis, kein HIV und natürlich kein Krebs. Aber Rona MacKie blieb hartnäckig und stieß schließlich in einer schottischen Datenbank für Patienten mit einem Melanom auf den Namen der Spenderin. 18 Jahre zuvor war die Spenderin operiert worden, man hatte einen winzigen Hauttumor entfernt, der gerade einmal 2,6 Millimeter maß. Anschließend wurde ihr Gesundheitszustand 15 Jahre lang von einer Spezialklinik für Hautkrebs kontrolliert. Schließlich war sie ein Jahr vor ihrem tödlichen Unfall, der mit der alten, überwundenen Krebserkrankung nichts zu tun hatte, als »vollständig geheilt« eingestuft worden. In den Organen der Patientin, die nach bestem Wissen und Gewissen als »frei von Krebs« galt, hatten sich immer noch winzige Tumoren befunden, doch ihr Immunsystem hatte sie in Schach gehalten. Bei der Transplantation gelangten die Mikrotumoren in neue Körper (die von George und Mary-Ann), deren Immunsysteme absichtlich unterdrückt worden waren, damit die transplantierten Nieren nicht abgestoßen wurden. Ohne ein normal funktionierendes Immunsystem konnten sich die Mikrotumoren schnell entwickeln und ausbreiten.

Aufgrund ihrer Rechercheergebnisse konnte Dr. MacKie ihre Kollegen in der Transplantationsabteilung davon überzeugen, die Immunsuppressiva bei George abzusetzen. Stattdessen verordneten sie ihm ein Medikament zur Steigerung der Immunabwehr, damit die melanominfizierte Niere so schnell wie möglich abgestoßen wurde. Einige Wochen später konnte die Niere entfernt werden. George musste zwar wieder zur Dialyse, war jedoch auch zwei Jahre später noch am Leben und zeigte keine Anzeichen eines Melanoms. Sobald sein Immunsystem seine natürliche Stärke wiedererlangt hatte, erfüllte es seine Aufgabe und bekämpfte Tumoren.*

* Die Fallbeispiele von Mary-Ann und George (die Namen wurden geändert) werden in einem Artikel im *New England Journal of Medicine* beschrieben, auf den sich diese Darstellung stützt.[18]

»Die Natur hält sich nicht an die Lehrbücher«

Mit den Mäusen von Professor Zheng Cui konnten die Wissenschaftler zeigen, dass weiße Blutkörperchen in wenigen Wochen bis zu zwei Milliarden Krebszellen beseitigen. Knapp sechs Stunden nach der Injektion der Krebszellen kommt es in der Bauchhöhle der Mäuse zu einer regelrechten Invasion von 160 Millionen weißen Blutkörperchen. Bei dieser Schlacht verschwinden 20 Millionen Krebszellen an einem halben Tag! Vor den Experimenten mit der krebsresistenten Supermaus und ihren Nachkommen hätte man nicht einmal zu hoffen gewagt, dass sich das Immunsystem in einem solchen Ausmaß aktivieren lässt: Immerhin wird es mit Krebszellen fertig, die 10 Prozent des Körpergewichts ausmachen. Niemand hätte das für möglich gehalten, am allerwenigsten die Immunologen. Die vorherrschende Meinung über die Möglichkeiten und Grenzen der Immunabwehr hätten einen klassischen Immunologen wahrscheinlich davon abgehalten, sich überhaupt Gedanken über die Ursachen der phänomenalen Gesundheit von Maus Nr. 6 zu machen. Zumindest glaubt das Lloyd Old, Professor für Krebsimmunologie am Sloan-Kettering Cancer Center in New York. An Zheng Cui (der vor seiner Begegnung mit Maus Nr. 6 so gut wie nichts über Immunologie wusste) schrieb er: »Wir müssen dankbar sein, dass Sie kein Immunologe sind. Sonst hätten Sie diese Maus ohne zu zögern sterben lassen.« Woraufhin Professor Zheng Cui antwortete: »Wir sollten einfach nur dankbar sein, dass sich die Natur nicht an die Lehrbücher hält!«[19]

Die Ressourcen des Körpers und seine Fähigkeit, mit Krankheiten fertig zu werden, werden von der modernen Naturwissenschaft immer noch unterschätzt. Natürlich hängt die außergewöhnliche Resistenz der Supermaus mit ihren Genen zusammen. Aber was ist mit all jenen, die wie Sie und ich nicht mit solch außergewöhnlichen Genen gesegnet sind? Inwieweit können wir uns darauf verlassen, dass unser »normales« Immunsystem so schwierige Aufgaben meistert?

Die Antwort auf diese Frage hängt von der Kampfeslust unserer Immunzellen ab, die entscheidend darüber bestimmen, ob wir den Krebs besiegen können. Wir können ihre Vitalität steigern oder zumindest verhindern, dass sie in ihrer Aktivität nachlassen. Die Supermäuse sind darin erfolgreicher als andere, aber wir alle können unsere weißen Blutkörperchen so weit »antreiben«, dass sie bei der Konfrontation mit Krebszellen ihr Bestes geben. Verschiedene Studien zeigen, dass menschliche Immunzellen ähnlich wie Soldaten eifriger kämpfen, wenn man sie 1. mit Respekt behandelt (sie richtig ernährt und vor Giftstoffen schützt) und wenn 2. ihr Kommandant einen kühlen Kopf bewahrt (sich mit seinen Gefühlen auseinandersetzt und gelassen bleibt).

Wie wir noch sehen werden, sind Immunzellen (einschließlich der NK-Zellen) dann besonders leistungsfähig, wenn wir uns gesund ernähren, in einer »sauberen« Umwelt leben und unseren gesamten Körper bewegen (und nicht nur Kopf und Hände). Auch das wurde in Studien nachgewiesen. Außerdem sind Immunzellen sensibel für Emotionen. Sie reagieren positiv auf emotionale Verfassungen, in denen Freude und das Gefühl der Verbundenheit mit anderen Menschen überwiegen – als würden sie besser funktionieren, wenn sie im Dienste eines Lebens stehen, das sich, objektiv betrachtet, zu leben lohnt. Wir werden diesen treuen Wächtern über unsere Gesundheit in den folgenden Kapiteln immer wieder begegnen, wenn wir uns mit natürlichen Therapieansätzen befassen, die eine Krebsprävention und -behandlung immer begleiten sollten.*

* Die Verbindung zwischen einem aktiven Immunsystem und dem Fortschreiten einer Krebserkrankung ist bei Mäusen besser nachzuvollziehen als bei Menschen. Manche Krebsarten sind zweifelsfrei virusbedingt (etwa Leber- oder Gebärmutterhalskrebs) und hängen daher stark vom Zustand des Immunsystems ab, bei anderen ist das jedoch weniger eindeutig. Bei einem geschwächten Immunsystem (etwa bei Aids oder Patienten, die Immunsuppressiva nehmen müssen) entwickeln sich nur bestimmte Krebsarten (vor allem Lymphknotenkrebs, Leukämie oder Melanome), die meisten anderen aber nicht. Gleichzeitig zeigen viele Studien, dass Menschen, deren Abwehr besonders aktiv gegen

Hemmend	Aktivierend
Traditionelle westliche Ernährung (entzündungsfördernd)	»Mittelmeerdiät« Indische Küche, asiatische Küche
Unterdrückte Gefühle	Gelebte Gefühle
Stress, Verbitterung, Depression	Ruhe und Gelassenheit
Soziale Isolation	Unterstützung durch Freunde und Familie
Verleugnen der eigenen Identität (z. B. seiner Homosexualität)	Sich selbst so akzeptieren, wie man ist, mit seinen Wertvorstellungen und der eigenen Geschichte
Sitzende Lebensweise	Regelmäßige Bewegung

Tabelle 1: Was hemmend und was aktivierend auf die Immunzellen wirkt. Die verschiedenen Studien über die Aktivität der weißen Blutkörperchen zeigen, dass sie auf die Ernährung, die Umwelt, auf Bewegung und das emotionale Erleben reagieren.

Krebszellen vorgeht, vor zahlreichen Krebsformen geschützt sind (beispielsweise Brust-, Eierstock-, Lungen-, Magen- und Darmkrebs), im Gegensatz zu Menschen, deren Immunzellen passiver sind. Wenn Menschen mit aktivem Immunsystem einen Tumor entwickeln, ist die Wahrscheinlichkeit der Metastasenbildung geringer. [16, 17, 20, 21]

Teil 2
»Krebs – eine Wunde, die nicht heilt«

Die zwei Gesichter der Entzündung

Alle lebenden Organismen sind von Natur aus in der Lage, nach einer Verletzung ihr Gewebe zu reparieren. Bei Tieren und Menschen liegt diesem Vorgang ein Entzündungsprozess zugrunde. Discurides, ein griechischer Arzt im ersten Jahrhundert nach Christus, beschrieb die Entzündungszeichen so prägnant und einfach, dass die Definition noch immer an allen medizinischen Fakultäten gelehrt wird: *Rubor, Tumor, Calor, Dolor* – Rötung, Schwellung, Wärme und Schmerz. Hinter diesen schlichten äußeren Merkmalen verbergen sich komplizierte Vorgänge von großer Tragweite.

Sobald das Gewebe verletzt wird, etwa durch einen Stoß, einen Schnitt, durch Gift, eine Verbrennung oder Infektion, treten die Blutplättchen in Aktion. Sie sammeln sich um den beschädigten Abschnitt und setzen eine chemische Substanz frei, den sogenannten PDGF (*Platelet-derived Growth Factor* = Blutplättchen-Wachstumsfaktor). Der PDGF alarmiert die weißen Blutkörperchen des Immunsystems. Diese produzieren verschiedene Botenstoffe mit seltsamen Namen und vielen Wirkungen: Cytokine, Chemokine, Prostaglandine, Leukotriene und Thromboxane koordinieren die Reparaturvorgänge. Zunächst weiten sie die Blutgefäße in der Umgebung der Verletzung, um den Zufluss weiterer Immunzellen zu erleichtern, die als Verstärkung herbeigerufen werden. Dann versiegeln sie die Öffnung, indem sie die angesammelten Blutplättchen zur Blutgerinnung bringen. Nun machen sie das umliegende Gewebe durchlässig, damit die Immunzellen eindringen und die Angreifer verfolgen können. Und schließlich veranlassen sie das Wachstum der beschädigten Gewebezellen. Das Gewebe kann dann die fehlenden Stücke regenerieren und kleine Blutgefäße aufbauen, die Sauerstoff und Nährstoffe an die Baustelle liefern.

Diese Mechanismen sind für die Gesundheit des Körpers und seine permanente Regeneration angesichts der unvermeidlichen, ständigen Angriffe lebenswichtig. Wenn die Vorgänge richtig eingestellt und an die anderen Zellfunktionen angepasst sind, laufen sie sehr harmonisch ab und regulieren sich selbst. Das bedeutet, dass neues Gewebe zu wachsen aufhört, sobald die verletzten Stellen repariert sind. Die Immunzellen, die zur Bekämpfung der Eindringlinge mobilisiert wurden, kehren in ihren Stand-by-Modus zurück. Das ist sehr wichtig, damit die Immunzellen nicht einfach weitermachen und gesundes Gewebe angreifen.

In den letzten Jahren haben Wissenschaftler herausgefunden, dass Krebs ähnlich wie ein Trojanisches Pferd diesen Reparaturvorgang ausnutzt, um in den Körper einzudringen und ihn zu zerstören. Das sind die zwei Seiten der Entzündung: Eigentlich ist der Entzündungsvorgang dazu gedacht, beim Aufbau des neuen Gewebes zu helfen und die Heilung voranzubringen, er kann aber dazu umfunktioniert werden, das Krebswachstum zu fördern.

Wunden, die nicht heilen

Der große deutsche Arzt Rudolf Virchow gilt als der Begründer der modernen Pathologie: der Wissenschaft, die sich mit der Beziehung zwischen Krankheit und den Vorgängen im Körper und Gewebe beschäftigt. 1863 stellte er fest, dass mehrere Patienten offenbar genau an der Stelle Krebs entwickelten, wo sie einen Schlag erhalten hatten oder wo ihr Schuh oder ein Werkzeug permanent gerieben hatte. Unter dem Mikroskop fiel ihm die große Zahl von weißen Zellen im Krebsgewebe auf. Daraus entwickelte er die These, dass Krebs der aus dem Ruder gelaufene Versuch des Körpers ist, eine Wunde zu heilen. Seine Beschreibung wirkte jedoch zu anekdotisch, beinahe poetisch, und wurde deshalb nicht ernst genommen. Etwa 130 Jahre später griff Harold Dvorak, Professor für Pathologie an der Harvard Medical School, die Hypothese auf. In seinem Artikel »Tumors: Wounds that do not heal«[22] (»Tumoren: Wunden, die nicht heilen«) präsentierte er einleuchtende Argumente für Virchows ursprüngliche Theorie. Dvorak erbrachte Belege für die verblüffende Ähnlichkeit zwischen natürlich hervorgerufenen Entzündungsprozessen und der Entstehung von Krebs.

Harold Dvorak stellte außerdem fest, dass mindestens jede sechste Krebserkrankung *direkt* mit einer chronischen Entzündung zusammenhängt (siehe Tabelle 2). Das gilt für Gebärmutterhalskrebs, der meist nach einer chronischen Infektion mit Papillomaviren auftritt, und für Darmkrebs, der sehr häufig bei Patienten gefunden wird, die an einer chronischen Darmentzündung leiden. Magenkrebs hängt mit einer Entzündung durch das Bakterium Helicobacter pylori zusammen (das auch Magengeschwüre hervorruft). Leberkrebs ist oft auf eine Infektion mit Hepatitis B oder C zurückzuführen, Mesotheliome in der Lunge auf eine von Asbest ausgelöste Entzündung, Lungenkrebs auf eine Entzündung der Bronchien, verursacht durch die zahlreichen giftigen Zusätze im Zigarettenrauch.

Fast 20 Jahre nach Harold Dvoraks bahnbrechendem Artikel veröffentlichte das amerikanische National Cancer Institute einen Bericht über die Forschung zu Entzündungsprozessen, die von Onkologen immer noch allzu oft ignoriert werden.[24] Darin wird ausführlich beschrieben, wie die Krebszellen die Heilungsmechanismen des Körpers in die Irre führen. Um wachsen zu können, müssen sie eine Entzündung auslösen. Dazu produzieren sie in großen Mengen die gleichen hochentzündlichen Substanzen (Cytokine, Prostaglandine und Leukotriene), die bei der natürlichen Wundheilung zum Einsatz kommen.* Diese wirken als chemischer »Dünger« und fördern das

* Dies geschieht dadurch, dass die Krebszellen selbst anfangs Cox-2 (Cyclooxygenase-2) produzieren. Das Enzym ist ein unverzichtbarer Bestandteil des Entzündungsprozesses, weshalb verschiedene moderne entzündungshemmende Medikamente, die Cox-2-Hemmer, auch an dieser Stelle eingreifen.

Krebsart	Entzündungsursache
Malignes Lyphom (Lymphknotenkrebs)	Helicobacter pylori
Bronchialkarzinom	Siliziumdioxid, Asbest, Zigarettenrauch
Mesotheliom	Asbest
Speiseröhrenkrebs	Barrett-Syndrom
Leberkrebs	Hepatitisviren (B und C)
Magenkrebs	Durch Helicobacter pylori verursachte Gastritis
Kaposi-Sarkom	Humane Herpesviren Typ 8
Blasenkrebs	Bilharziose
Darmkrebs	Chronische Darmentzündungen
Eierstockkrebs	Entzündliche Beckenerkrankungen, Kontakt mit Talkum, Gewebeumbau (»tissue remodeling«)
Gebärmutterhalskrebs	HPV (Humane Papillomaviren)

Tabelle 2: Verschiedene Krebsarten, die direkt mit Entzündungen zusammenhängen (aus dem Artikel von Balkwill und Mantovani in *Lancet*, 2001).[23]

Zellwachstum, in diesem Fall das Wachstum der Krebszellen. Wachsende Tumoren brauchen die Substanzen, um sich zu entwickeln und das umliegende Gewebe durchlässiger zu machen. So nutzen Krebszellen einen Vorgang, der eigentlich dem Immunsystem die Heilung von Wunden und Verfolgung von Eindringlingen ermöglicht, für ihre eigene Verbreitung und Vermehrung. Mithilfe der von ihnen hervorgerufenen Entzündung dringen sie in das umliegende Gewebe ein, gelangen ins Blut, wandern durch den Körper und gründen ferne Kolonien, die Metastasen.

Der Teufelskreis im Zentrum des Krebses

Bei normal heilenden Verletzungen endet die Produktion der entzündlichen chemischen Substanzen, sobald das Gewebe wiederhergestellt ist. Bei einer Krebserkrankung werden die Stoffe dagegen kontinuierlich produziert. Zudem blockieren die überschüssigen Entzündungsstoffe im umliegenden Gewebe einen natürlichen Vorgang, die sogenannte Apoptose, den »Selbstmord« einer Zelle. Die Apoptose ist jeder Zelle genetisch einprogrammiert und soll eine Überproduktion von Gewebe verhindern. Auf das Signal hin, dass genügend Zellen für die Bildung gesunden Gewebes vorhanden sind, kommt es normalerweise zur Apoptose. Krebszellen dagegen stimulieren nicht nur ihr eigenes Wachstum, sondern sind durch die Blockade auch vor dem eigenen Tod geschützt. Die Kombination dieser beiden Faktoren sorgt dafür, dass sich ein Tumor allmählich ausbreitet.

Durch die Ankurbelung der Entzündung sorgen Tumoren noch für eine weitere Störung. Sie »entwaffnen« die Immunzellen in ihrer Umgebung. Einfach ausgedrückt bringt die Überproduktion von Entzündungsfaktoren die benachbarten weißen Blutkörperchen völlig durcheinander.[25,26] Die natürlichen Killerzellen und andere weiße Blutkörperchen werden neutralisiert. Sie versuchen nicht einmal mehr, den Tumor zu bekämpfen, der direkt neben ihnen gedeiht und immer größer wird.[27]

Die treibende Kraft bei einem Tumor ist demnach ganz wesentlich ein durch die Krebszellen verursachter Teufelskreis: Indem der Tumor die Immunzellen zur Bildung von Entzündungsfaktoren anregt, bringt er den Körper dazu, ihn mit dem zu versorgen, was er für sein eigenes Wachstum und das Vordringen in das umliegende Gewebe benötigt. Je größer der Tumor, desto stärker auch die Entzündung, die er hervorruft – und desto besser sorgt er für sein eigenes Wachstum.

Die jüngsten Forschungen haben diese These bestätigt, wie die Fachzeitschrift *Science* vor Kurzem berichtete. Es wurde bewiesen, dass ein Tumor umso aggressiver ist, je erfolgreicher er eine lokale Entzündung hervorrufen kann, und dass er sich dann auch über große Entfernungen verbreiten kann, bis er schließlich die Lymphknoten erreicht und Metastasen bildet.[28]

Ein Maß für Entzündungen

Der von Krebszellen verursachte Entzündungsprozess ist von so zentraler Bedeutung, dass man bei vielen Krebsarten (Darm-, Brust-, Prostata-, Gebärmutter-, Magenkrebs und Gehirntumoren) die Überlebenszeit vorhersagen kann, indem man die Produktion der Entzündungsstoffe durch einen Tumor misst.[29]

Im Glasgow Hospital in Schottland messen Onkologen seit den Neunzigerjahren Entzündungsmarker im Blut von Krebspatienten. Die Untersuchungen zeigten, dass für Patienten mit besonders niedrigem Entzündungsgrad die Wahrscheinlichkeit, noch mehrere Jahre zu leben, doppelt so hoch war wie für andere Patienten. Die Entzündungsmarker lassen sich leicht messen.* Zum Erstaunen der Glasgower Onkologen sind sie ein besserer Indikator für die Überlebenschancen als der allgemeine Gesundheitszustand der Patienten zum Zeitpunkt der Diagnose.[30–33] Demnach hat eine chronische Entzündung großen Einfluss auf die allgemeine Gesundheit. Das gilt sogar, wenn die Entzündung nicht so gravierend scheint und es keine erkennbaren Anzeichen wie Gelenkschmerzen oder Herz-Kreislauf-Erkrankungen gibt.

Mehrere Studien haben ergeben, dass Menschen, die regelmäßig entzündungshemmende Medikamente einnehmen (Ibuprofen, Diclofenac usw.), weniger anfällig für Krebs sind.[34–36] Leider haben diese Medikamente Nebenwirkungen, die nicht zu vernachlässigen sind; das Risiko für Magengeschwüre und Gastritis steigt. Neue entzündungshemmende Medikamente, die sogenannten selektiven Cox-2-Hemmer wie Rofecoxib (Vioxx) und Celecoxib (Celebrex), weckten neue Hoffnungen. Sie hemmen das gefährliche Cox-2 – das

* Die Forscher in Glasgow haben eine einfache Formel zur Einschätzung des individuellen Risikos entwickelt. Sie basiert auf zwei Blutproben, die den Grad der Entzündung zeigen: CRP (C-reaktives Protein) < 10 mg/l UND Albumin > 35 g/l = minimales Risiko; CRP > 10 mg/l ODER Albumin < 35 g/l = mäßiges Risiko ; CRP > 10 mg/l UND Albumin < 35 g/l = hohes Risiko.

Enzym, das Tumore produziert, um ihre Verbreitung zu beschleunigen. Mehrere Forschungsprojekte, bei denen die Schutzwirkung der Medikamente vor Krebs untersucht wurde, erbrachten ermutigende Ergebnisse. Doch 2004 wurde ein erhöhtes Risiko für Herz-Kreislauf-Erkrankungen nachgewiesen, und das hat die anfängliche Begeisterung erheblich gedämpft. Diese Medikamente werden normalerweise nicht gegen Krebs eingesetzt.

Der Schwarze Ritter der Krebszellen

Dank der unermüdlichen Arbeit der Forscher ist heute die Achillesferse von Krebszellen bei der Förderung von Entzündungen bekannt. Im Labor von Michael Karin, Professor für Pharmakologie an der University of San Diego, zeigten Forscher in Zusammenarbeit mit der Deutschen Forschungsgemeinschaft die Schwachstelle bei Mäusen auf. Das Wachstum und die Verbreitung der Krebszellen basieren größtenteils auf einem einzigen Entzündungsfaktor, der von den Tumorzellen abgegeben wird – er ist sozusagen der Schwarze Ritter, ohne den Tumorzellen viel verletzlicher sind. Der Faktor wird als Nuklear-Faktor Kappa B (oder NF-Kappa B) bezeichnet. Blockiert man die Bildung von NF-Kappa B, werden die meisten Krebszellen wieder »sterblich« und bilden keine Metastasen mehr.[37] Die Schlüsselrolle von NF-Kappa B bei einer Krebserkrankung ist heute so gut erforscht, dass Albert Baldwin, Professor an der University of North Carolina, in der Zeitschrift *Science* mit der Feststellung zitiert wurde: »Fast jedes Mittel zur Verhinderung von Krebs ist ein NF-Kappa-B-Hemmer.«[28]

Es gibt aber nicht nur Medikamente, sondern auch viele natürliche Ansätze, mit deren Hilfe man die Entzündungstätigkeit dieser Substanz blockieren kann. Im selben Artikel in *Science* heißt es ohne jegliche Ironie, die pharmazeutische Industrie suche nach Medikamenten, die NF-Kappa B hemmen, obwohl die Moleküle, von denen man wisse, dass sie entsprechend wirkten, bereits allgemein verfügbar seien. In dem Artikel werden nur zwei Moleküle genannt, die quasi »Low-Tech« sind: die »Katechine« aus dem grünen Tee und »Resveratrol« im Rotwein.[28] Dabei enthalten Lebensmittel noch zahlreiche ähnliche Stoffe, manche sind sogar noch wirksamer. Wir werden in dem Kapitel über die Nahrungsmittel gegen den Krebs näher auf sie eingehen.

Mit Stress zusätzlich Öl ins Feuer gießen

Ein Grund für die plötzliche Überproduktion von Entzündungsfaktoren, der aber in Zusammenhang mit Krebs nur selten erwähnt wird, ist psychischer Stress. Jeder Gefühlsausbruch, jedes Gefühl von Panik oder Wut führt zur Ausschüttung von Noradrenalin (das »Kampf-oder-Flucht-Hormon«) und Cortisol. Diese Hormone bereiten den Körper auf eine mögliche Verletzung vor, indem sie beispielsweise die Bildung von Entzündungsfaktoren anregen, die zur Reparatur des Gewebes benötigt werden. Gleichzeitig stimulieren diese Hormone aber auch das Wachstum bösartiger Tumoren, egal, ob sie noch schlummern oder sich bereits manifestiert haben.[38, 39]

Die Entdeckung, welch eine wichtige Rolle die Entzündung beim Wachstum und der Ausbreitung von Tumoren spielt, ist noch relativ jung. Eine Suche in der Datenbank MedLine nach englischsprachigen Artikeln über Entzündungen ergibt, dass sich das wissenschaftliche Interesse erst allmählich regt (zwei Artikel 1990, 37 Artikel 2005). Das ist ein Grund, warum bei den Ratschlägen, die wir zur Krebsprävention und -behandlung erhalten, nur so selten von der Kontrolle der Entzündung die Rede ist. Außerdem haben entzündungshemmende Medikamente zu viele Nebenwirkungen und bieten daher keine überzeugende Lösung für das Problem. Allerdings lässt sich die Entzündung im Körper auch mit natürlichen Methoden, die jeder umsetzen kann, reduzieren. Dazu müssen wir einfach entzündungsfördernde Gifte aus unserer Umgebung verbannen, eine Antikrebs-Diät befolgen, nach innerem Gleichgewicht streben und das Bedürfnis unseres Körpers nach Bewegung stillen. Wir werden darauf in den folgenden Kapiteln zurückkommen.

Ein Arzt wird uns diese Ratschläge aller Wahrscheinlichkeit nach kaum geben. Veränderungen der Lebensweise lassen sich nun einmal nicht patentieren, daher kann man auch keine Medikamente daraus machen und kein Rezept dafür ausstellen. Das wiederum bedeutet, dass sich viele Ärzte dafür nicht zuständig fühlen, und so liegt es an jedem Einzelnen, sich darüber zu informieren

Entzündungsfördernd	**Entzündungshemmend**
Traditionelle westliche Ernährung	»Mittelmeerdiät«, indische Küche, asiatische Küche
Depression und Ohnmachtsgefühle	Gelassenheit, Ruhe, Zuversicht
Weniger als 20 Minuten Bewegung am Tag	30 Minuten spazieren gehen, sechsmal pro Woche
Zigarettenrauch, Luftverschmutzung, Abgase	Eine saubere Umwelt

Tabelle 3: Die wichtigsten Einflüsse bei Entzündungsprozessen. Entzündungsvorgänge spielen eine Schlüsselrolle beim Fortschreiten von Krebserkrankungen. Mit natürlichen Mitteln, die jeder anwenden kann, können wir Entzündungen in unserem Organismus bekämpfen.

Teil 3
Die Nachschublinien des Tumors kappen

Wie Schukows Sieg in Stalingrad

Im Kampf gegen den Krebs werden zur Beschreibung oft militärische Metaphern bemüht. Und dabei erscheint mir keine geeigneter als die größte Schlacht, die im Zweiten Weltkrieg auf europäischem Boden stattfand.

Ich spreche vom August 1942. In der Umgebung von Stalingrad zieht Hitler an den Ufern der Wolga eine riesige Streitmacht zusammen. Ihr gegenüber stehen eine erschöpfte und schlecht ausgerüstete sowjetische Armee und die Einwohner der Stadt, die ihr Land, ihre Heimat und ihre Familien verteidigen wollen. In einer Schlacht von unvorstellbarer Härte halten die russischen Streitkräfte, unterstützt von Zivilisten, den Herbst über stand. Trotz ihres Heldenmuts sind sie eindeutig unterlegen. Der Sieg der Nazis scheint nur noch eine Frage der Zeit. Da entscheidet sich Marschall Georgi Schukow für eine völlig andere Taktik: Anstatt den frontalen Angriff fortzusetzen, der keine Hoffnung auf den Sieg bietet, verteilt er die Überreste seiner Truppen hinter den Linien in dem von den Deutschen besetzten Gebiet. Dort sind die Einheiten stationiert, die den Nachschub der deutschen Truppen sichern sollen. Die rumänischen und italienischen Soldaten sind nicht so diszipliniert und kampflustig wie die Deutschen und leisten nicht lange Widerstand. Binnen weniger Tage kann Schukow den scheinbar unvermeidlichen Verlauf der Schlacht um Stalingrad ändern. Nachdem die Nachschublinien gekappt sind, ist die 6. Armee unter General Paulus nicht mehr in der Lage zu kämpfen und muss schließlich kapitulieren. Im Februar 1943 wird der deutsche Vormarsch endgültig aufgehalten.

Stalingrad stellt einen wichtigen Wendepunkt in der Geschichte des Zweiten Weltkriegs dar. Von da ab musste sich das nationalsozialistische Krebsgeschwür zurückziehen, das sich in ganz Europa ausgebreitet hatte.[40]

Soldaten wissen um die strategische Bedeutung der Nachschublinien für die Front. Die Anwendung dieses Ansatzes in der Krebsbehandlung wurde jedoch von vielen Forschern lange als absurd betrachtet. Vielleicht war es daher kein Zufall, dass die Idee dazu ausgerechnet von einem Militärarzt kam.

Die Erkenntnis eines Marinearztes

Judah Folkman diente in den Sechzigerjahren als Chirurg in der amerikanischen Marine und bekam den Auftrag, eine Möglichkeit zur Konservierung von Blut zu finden, das bei Operationen auf hoher See benötigt wurde; damals waren die ersten nukleargetriebenen Flugzeugträger viele Monate unterwegs. Um seine Konservierungsmethode zu testen, führte Folkman ein Experiment durch, mit dem er feststellen wollte, ob das konservierte Blut die Anforderungen eines kleinen lebenden Organs erfüllte. Er isolierte die Schilddrüse eines Kaninchens in einer Glaskammer, also *in vitro,* und ließ das konservierte Blut hindurchströmen. Das Blut erfüllte seine Funktion und erhielt die Schilddrüse am Leben. Nun stellte sich die Frage, ob Folkmans Verfahren auch bei Zellen funktionierte, die sich rasch vermehrten wie etwa bei einem Heilungsprozess. Um das herauszufinden, injizierte er in die isolierte Kaninchenschilddrüse Krebszellen, die für ihren schnellen Reproduktionszyklus bekannt sind. Und da erwartete ihn eine Überraschung.

Aus den injizierten Krebszellen entwickelten sich Tumoren, doch keiner wurde größer als ein Stecknadelkopf. Zuerst dachte Folkman, die Zellen seien tot. Aber nachdem er sie Mäusen injiziert hatte, bildeten die Krebszellen rasch große, tödliche Tumoren. Worin bestand der Unterschied zwischen der Kaninchenschilddrüse *in vitro* und den lebenden Mäusen? Ein Unterschied lag auf der Hand: Die Tumoren, die in den Mäusen wuchsen, waren von Blutgefäßen durchzogen, die Tumoren in der isolierten Schilddrüse dagegen nicht. Durfte man daraus den Schluss ziehen, dass ein Tumor nur wachsen kann, wenn er es schafft, Blutgefäße zu seiner Versorgung umzuleiten?

Besessen von dieser Hypothese fand Judah Folkman bei seiner chirurgischen Tätigkeit weitere Belege. Die bösartigen Tumoren, die er operierte, wiesen alle ein Merkmal auf: Sie waren von zahlreichen zarten, verdrehten Blutgefäßen durchzogen, die den Eindruck erweckten, als seien sie zu schnell gewachsen.

Folkman wurde schnell klar, dass eine Zelle nur überleben kann, wenn sie Kontakt zu winzigen Blutgefäßen hat, hauchdünnen Fädchen, die so fein wie Menschenhaar sind. Diese sogenannten Kapillaren liefern den Zellen Sauerstoff und Nährstoffe und transportieren den Abfall aus dem Zellstoffwechsel ab. Auch Krebszellen sind darauf angewiesen, dass Nahrung angeliefert und der Müll abtransportiert wird. Tumoren können nur überleben, wenn sie von Kapillaren durchzogen sind. Aber da Tumoren sehr schnell wachsen, müssen die neuen Blutgefäße schnell sprießen. Folkman nannte dieses Phänomen »Angiogenese« (nach dem griechischen Wort »angio« für Gefäß und »genesis« für Entstehung).

Blutgefäße stellen normalerweise eine stabile Infrastruktur dar. Die Zellen in der Gefäßwand vermehren sich nicht und bilden nur unter bestimmten Bedingungen neue Kapillaren aus: im Lauf des Wachstums, bei der Wundheilung und nach der Menstruation. Die »normale« Angiogenese ist selbstregulierend und wird streng kontrolliert. Natürlich auferlegte Einschränkungen verhindern die Entstehung brüchiger Gefäße, die zu leicht bluten würden. Die Krebszellen nutzen für ihr Wachstum die Fähigkeit des Körpers zur Bildung neuer Gefäße. Folkman schloss daraus, dass man das Wachstum von Krebszellen bekämpfen könnte, indem man verhindert, dass sie Blutgefäße für sich beanspruchen. Dann würde der Tumor so groß wie ein Stecknadelkopf bleiben. Würde man anstelle der Krebszellen die Blutgefäße zur Versorgung des Tumors angreifen, wäre es sogar möglich, einen Tumor auszutrocknen und so seine Rückbildung einzuleiten.[41]

Die Durchquerung der Wüste

Von den etablierten Wissenschaftlern wollte sich niemand mit der »Klempner-Theorie« befassen, die ein Chirurg entwickelt hatte. Judah Folkman war in ihren Augen ein Handwerker, der mit Rohrsystemen arbeitete und wahrscheinlich keine Ahnung von Krebsforschung hatte. Allerdings war er Professor an der Harvard Medical School und Leiter der Chirurgie am renommierten Children's Hospital. Daher erklärte sich das *New England Journal of Medicine* 1971 bereit, seine exzentrische Hypothese zu veröffentlichen.[42]

Später berichtete Folkman von einem Gespräch, das er in dieser Zeit mit einem Kollegen im Krankenhauslabor führte, mit Professor John Ender, einem Nobelpreisträger für Medizin. Folkman befürchtete, er habe zu viel von seinen Ideen preisgegeben. Hatte er mit der Veröffentlichung seines Artikels womöglich so viel verraten, dass konkurrierende Labore nun seinen Ansatz kopieren würden? Ender sog an seiner Pfeife und meinte lächelnd: »Ihr geistiges Eigentum ist perfekt geschützt. Niemand wird Ihnen glauben!«

Tatsächlich gab es auf Folkmans Artikel keinerlei Reaktionen. Schlimmer noch, seine Kollegen zeigten ihm ihre Missbilligung deutlich: Wenn er bei Konferenzen sprach, standen sie geräuschvoll auf und verließen den Saal. Man munkelte, er manipuliere seine Forschungsergebnisse, um seine Theorie zu stützen, und noch schlimmer für einen Arzt: Man nannte ihn einen Scharlatan. Nach einer brillanten Karriere als Chirurg sei er vom Weg abgekommen. Studenten, die für den Betrieb eines Forschungslabors unverzichtbar sind, mieden ihn. Sie wollten ihre Karriere nicht riskieren, indem sie mit ihm in Verbindung gebracht wurden. Ende der Siebzigerjahre verlor Folkman sogar seine Position als Leiter der Chirurgie.

Trotz dieser Rückschläge blieb er von seiner These überzeugt.

20 Jahre später erklärte er dazu: »Ich wusste etwas, was niemand sonst wusste, und ich war im Operationssaal gewesen. Nicht die Chirurgen kritisierten mich, sondern die Grundlagenforscher, und ich wusste, dass viele von ihnen Krebs nur auf einer Trägerplatte gesehen hatten. Ich wusste, dass sie nicht die Erfahrungen hatten, die ich gemacht hatte. Die Tumoren, die dreidimensional wachsen und Blutgefäße brauchen – im Auge, im Bauchraum, in der Schilddrüse und an vielen anderen Stellen –, und das ganze Konzept der *In-situ*-Krebserkrankungen und der Tumoren im Ruhestadium – ich hatte das alles gesehen. Deshalb sagte ich mir immer wieder: ›Die Ideen sind schon richtig, es wird nur lange dauern, bis die Leute es begreifen.‹«[43]

Mit immer neuen Experimenten belegte Judah Folkman die zentralen Aussagen seiner neuen Krebstheorie:

1. Mikrotumoren können sich nicht zu gefährlichen Tumoren entwickeln, ohne ein neues Netz aus Blutgefäßen zu bilden, die sie versorgen.
2. Zu diesem Zweck produzieren sie eine chemische Substanz, das »Angiogenin«, das die Gefäße zwingt, neue Verästelungen in ihrer Nähe zu bilden.
3. Die neuen Tumorzellen, die sich im übrigen Körper ausbreiten, die Metastasen, sind nur gefährlich, wenn auch sie in der Lage sind, neue Blutgefäße auszubilden.
4. Große Primärtumoren bilden Metastasen. Aber wie jede Kolonialmacht verhindern sie, dass die fernen Gebiete zu wichtig werden. Dazu produzieren sie eine chemische Substanz, die das Wachstum neuer Blutgefäße blockiert – das »Angiostatin«. (Das erklärt, warum Metastasen plötzlich wachsen, nachdem der Primärtumor chirurgisch entfernt wurde.)

Doch Folkman konnte noch so viele Experimente durchführen, den meisten Wissenschaftlern erschien die Idee zu einfach und zu … ketzerisch. Vor allem konnte man, wie so oft in den Naturwissenschaften, das Konzept nicht ernst nehmen, solange der *Mechanismus,* mit dem die Tumoren die Kontrolle über die Blutgefäße erlangten, nicht geklärt war. Die Existenz von »Angiogenin« und »Angiostatin« musste bewiesen werden.

Wie die Nadel im Heuhaufen

Judah Folkman ließ sich von den Kritikern nicht unterkriegen. Er verlor auch nie das Vertrauen in die Fähigkeit seiner Kollegen, seine Theorie anzuerkennen, sobald sie genug Beweise gesehen hatten. Wahrscheinlich dachte er an den Ausspruch von Schopenhauer, wonach jede Wahrheit drei Stadien durchläuft: Zuerst wird sie verhöhnt, danach wird sie gewaltsam bekämpft, zuletzt wird sie als selbstverständlich akzeptiert. Und so machte er sich daran, die Existenz der Substanzen zu beweisen, die verhindern können, dass neue Blutgefäße wachsen.

Aber wie sollte man sie unter den Tausenden von Proteinen erkennen, die das Krebsgewebe bildet? Das erinnerte an die sprichwörtliche Suche nach der Nadel im Heuhaufen. Nach vielen Jahren und zahlreichen Rückschlägen war Judah Folkman kurz davor aufzugeben. Aber dann hatte er doch noch Glück.

Michael O'Reilly, ein junger Chirurg und Forscher, der seit Kurzem in Folkmans Labor arbeitete, hatte die Idee, im Urin von Mäusen, die resistent gegen Metastasen waren, nach Angiostatin zu suchen. Michael war so hartnäckig wie sein Chef. Zwei Jahre lang filtrierte er unzählige Proben mit Mäuseurin. (Eine ziemlich »anrüchige« Aufgabe, wie er später meinte). Schließlich fand er ein Protein, das die Bildung von Blutgefäßen blockierte, wenn man es bei einem Hühnerembryo anwandte (wo sich Blutgefäße normalerweise sehr schnell entwickeln). Der Augenblick der Wahrheit war gekommen. Dieses potenzielle Angiostatin konnten die Forscher nun an Labortieren testen und so herausfinden, ob es die Entwicklung von Krebs in einem lebenden Organismus verhinderte.

O'Reilly nahm 20 Mäuse und transplantierte einen virulenten Krebs auf ihren Rücken, dessen Metastasen sich aggressiv verbreiten und nach der Entfernung des Primärtumors rasch in den Lungen heranwachsen. Direkt nach der Entfernung des Tumors injizierte er der Hälfte der Mäuse Angiostatin, bei der anderen Hälfte ließ er die Krankheit ihren Lauf nehmen. Einige Tage später zeigten einige Mäuse erste Krankheitserscheinungen. Nun musste sich die Theorie in der Praxis beweisen.

Judah Folkman wusste, dass niemand ihm glauben würde, selbst wenn die Ergebnisse positiv ausfallen sollten. Daher lud er alle Forscher auf seinem Stockwerk ein, das Ergebnis zu begutachten. In Gegenwart der versammelten Zeugen öffnete O'Reilly den Brustkorb der ersten Maus, die nicht behandelt worden war. Die Lungen waren schwarz und von Metastasen zerfressen. Dann öffnete er die erste Maus, die Angiostatin erhalten hatte. Ihre Lungen waren perfekt rosa und zeigten keine Anzeichen von Krebs. Er wollte seinen Augen kaum trauen. Alle Mäuse, die kein Angiostatin injiziert bekommen hatten, waren vom Krebs befallen. Und alle, die Angiostatin erhalten hatten, waren völlig geheilt. Nach 20 Jahren der Schikanen und Rückschläge wurde das Ergebnis 1994 in der Fachzeitschrift *Cell* veröffentlicht.[44] Von einem Tag auf den anderen wurde die Angiogenese zu einem der wichtigsten Forschungsthemen der Krebsforschung.

Eine außergewöhnliche Entdeckung

Später konnte Folkman zeigen, dass Angiostatin das Wachstum verschiedener Krebsarten aufhalten kann, darunter auch drei Krebsformen beim Menschen, die man auf Mäuse übertragen hatte. Zur allgemeinen Überraschung der Wissenschaftler und Mediziner konnte man sogar eine Rückbildung des Krebses bewirken, wenn man die Bildung neuer Blutgefäße verhinderte. Wie die Offensive der deutschen Wehrmacht nach Marschall Schukows Angriff auf ihre Nachschublinien fielen die Tumoren in sich zusammen, sobald sie von der

Versorgung abgeschnitten waren. Auf eine mikroskopische Größe geschrumpft, waren sie völlig harmlos. Außerdem wurde gezeigt, dass Angiostatin schnell wachsende Blutgefäße angreift, bereits vorhandenen Gefäßen aber nicht im Geringsten schadet. Anders als bei herkömmlichen Behandlungsmethoden gegen Krebs (Chemotherapie und Bestrahlung) wurden die gesunden Zellen nicht angegriffen. Militärisch gesprochen gab es keine »Kollateralschäden«. Damit ist diese Behandlungsmethode deutlich sanfter als die Chemotherapie. In einem Artikel in der Zeitschrift *Nature*, in dem über die Forschungsergebnisse berichtet wurde, hieß es abschließend: »Eine Regression von Primärtumoren ohne toxische Folgen wurde zuvor noch nicht beschrieben.« Hinter diesem lakonischen Ton, der typisch für die Naturwissenschaften ist, verbirgt sich große Aufregung über eine außergewöhnliche Entdeckung.[45]

Mit diesen beiden Artikeln bewiesen Folkman und O'Reilly die Rolle der Angiogenese im Tumorstoffwechsel. Das hatte nachhaltige Auswirkungen auf die Krebsbehandlung. Wenn wir den Feind durch einen Angriff auf seine Versorgungslinien kontrollieren können, sollte man langfristig zu verhindern versuchen, dass Blutgefäße Verästelungen in Richtung des Tumors ausbilden. Wie bei einer militärischen Strategie lässt sich diese Behandlungsmethode mit präzisen Angriffen in Form von Chemotherapie oder Bestrahlung kombinieren. Eine langfristige Planung erfordert jedoch auch eine Therapie für sogenannte »schlummernde« Tumoren zum Schutz vor dem Auftreten des ersten Tumors, vor Rückfällen nach früheren Behandlungen und vor einem potenziellen Ausbruch von Metastasen nach einer Operation.

Natürliche Abwehrmaßnahmen zur Blockierung der Angiogenese

Mittlerweile hat die Pharmaindustrie Medikamente entwickelt, die dem Angiostatin ähnlich sind (zum Beispiel Avastin). Doch ihre Wirkung ist, wenn man sie allein einsetzt, enttäuschend. Sie können zwar das Wachstum bestimmter Krebsarten verlangsamen und haben bei einigen Tumoren sogar eine spektakuläre Rückbildung bewirkt, doch die Ergebnisse sind nicht so durchschlagend wie bei Mäusen. Außerdem haben Medikamente zur Anti-Angiogenese, obwohl sie besser vertragen werden als die übliche Chemotherapie, problematische Nebenwirkungen, die man so nicht erwartet hatte. Daher sind sie wahrscheinlich nicht die lang ersehnten Wundermittel. Doch das überrascht eigentlich nicht. Krebs ist eine komplexe Krankheit, die selten durch eine einzige Maßnahme geheilt wird. Wie bei der Aids-Kombinationstherapie werden zur Steigerung der Effektivität verschiedene Ansätze kombiniert.

Es bleibt jedoch die Tatsache, dass die Kontrolle der Angiogenese künftig eine zentrale Rolle in der Krebsbehandlung spielen wird. Als Alternative zum Warten auf ein Wundermittel bieten sich natürliche Methoden an, die eine große Wirkung auf die Angiogenese, aber keine Nebenwirkungen haben. Außerdem lassen sie sich perfekt mit konventionellen Behandlungsmethoden kombinieren. Diese Ansätze sind:

1. Eine spezielle Ernährung (in jüngster Zeit wurden viele natürliche anti-angiogenetische Nahrungsmittel entdeckt, darunter bestimmte essbare Pilze, Grünteesorten, Kräuter und Gewürze).[46–48]
2. Alles, was zur Verminderung der Entzündung beiträgt, dem direkten Auslöser für das Wachstum neuer Blutgefäße[46, 49] (siehe Kapitel 8).

Krebs ist ein faszinierendes und bösartiges Phänomen. Er borgt sich seine verstörende Intelligenz von lebenswichtigen Funktionen unseres Körpers, korrumpiert sie und wendet sie schließlich gegen sich selbst. Studien aus jüngster Zeit haben gezeigt, wie diese Korruption funktioniert. Ob es darum geht, eine Entzündung hervorzurufen oder Blutgefäße zu bilden, Krebs imitiert unsere Fähigkeit zur Regeneration, obwohl er das entgegengesetzte Ziel verfolgt. Er ist das Gegenteil von Gesundheit, das Negativ der Vitalität. Aber das bedeutet nicht, dass Krebs unverwundbar ist. Tatsächlich kennt unser Immunsystem sogar Möglichkeiten, ihm auf natürliche Weise beizukommen. Als Vorposten unserer Verteidigungsanlagen bilden unsere Immunzellen (einschließlich der NK-Zellen) eine starke Streitmacht, die Krebs ständig im Keim erstickt. Alle Erkenntnisse stimmen überein: Alles, was unsere kostbaren Immunzellen stärkt, schwächt das Krebswachstum. Wenn wir unsere Immunzellen mobilisieren, Entzündungen bekämpfen (mit der richtigen Ernährung, mit Bewegung und seelischer Ausgeglichenheit) und so auf die Angiogenese einwirken, können wir die Ausbreitung von Krebs verhindern. Parallel zu rein konventionellen, schulmedizinischen Ansätzen können wir die Ressourcen unseres Körpers stärken. Der »Preis«, den wir dafür bezahlen müssen, ist ein bewusstes, ausgeglichenes und damit ein besseres Leben.

KAPITEL 5
DIE SCHLECHTE NACHRICHT ÜBERBRINGEN

Eine schwere Krankheit kann furchtbar einsam machen. Wenn eine Affenhorde in Gefahr gerät und die Affen Angst haben, drängen sie sich instinktiv zusammen und beginnen, sich gegenseitig hektisch zu lausen. Dadurch wird die Gefahr zwar nicht gebannt, aber zumindest fühlen die Tiere sich nicht mehr so allein. Unsere westlichen Werte mit ihrem Kult um konkrete Ergebnisse lenken manchmal unseren Blick ab von dem grundlegenden, animalischen Bedürfnis nach *Nähe*, wenn wir in Gefahr oder unsicher sind. Sanfte, konstante, verlässliche Nähe ist oft das schönste Geschenk, das uns unsere Familienangehörigen und Freunde machen können, aber leider wissen das nur die wenigsten.

Ich hatte einen sehr guten Freund in Pittsburgh, Arzt wie ich, mit dem ich in unerschöpflichen Diskussionen die Welt neu erfand. Eines Morgens ging ich in sein Büro und teilte ihm mit, dass ich Krebs hatte. Bei meinen Worten wurde er blass, zeigte aber kein Gefühl. Als Arzt wollte er instinktiv Behandlungsvorschläge machen, wollte mir etwas Konkretes bieten, eine Entscheidung, einen Plan. Aber ich war bereits bei den Onkologen gewesen, in dieser Hinsicht konnte er mir nicht weiterhelfen. Weil er mir unbedingt konkrete Vorschläge machen wollte, verkürzte er unser Gespräch ungeschickt. Er hatte mir mehrere praktische Ratschläge erteilt, aber er hatte mich nicht spüren lassen können, dass ihn meine Mitteilung berührte.

Als wir viel später noch einmal darüber sprachen, erklärte er ein wenig verlegen: »Ich wusste nicht, was ich sonst hätte sagen sollen.« Aber vielleicht ging es auch gar nicht darum, überhaupt etwas zu sagen.

Manchmal bringen uns die Umstände dazu, die Bedeutung der Nähe neu zu entdecken. Dr. David Spiegel berichtet von einer Patientin, Leiterin eines Unternehmens, die mit dem Leiter eines anderen Unternehmens verheiratet war. Beide waren Workaholics und daran gewöhnt, ihr Leben bis ins kleinste Detail durchzuplanen. Als sie krank wurde, sprachen sie ausführlich über Behandlungsmöglichkeiten, aber kaum über ihre Gefühle. Eines Tages war sie nach der Chemotherapie so erschöpft, dass sie im Wohnzimmer auf dem Teppich zusammenbrach und nicht mehr aufstehen konnte. Zum ersten Mal weinte sie. Ihr Mann erinnert sich: »Alles, was ich sagte, um sie zu beruhigen, machte es nur noch schlimmer. Ich wusste nicht, was ich tun sollte, also setzte mich schließlich zu ihr auf den Boden und weinte mit ihr. Ich dachte, ich hätte völlig versagt, weil ich nicht mehr für sie tun konnte. Tatsächlich aber fühlte sie sich gerade dadurch besser – weil ich nicht mehr versuchte, das Problem zu lösen.«

In unserer Kultur, in der Kontrolle und aktives Handeln einen so hohen Stellenwert besitzen, hat bloße Anwesenheit stark an Wert verloren. Wenn Gefahr oder Leid droht, treibt uns eine innere Stimme weiter: »Steh nicht rum. Tu etwas!« Doch in manchen Situationen würden wir den Menschen, die wir lieben, gern sagen: »Hör auf, unbedingt etwas tun zu wollen. Bleib einfach da!«

Manche Menschen finden die richtigen Worte und sagen das, wonach wir uns am meisten sehnen. Ich fragte eine Patientin, die während ihrer langwierigen, anstrengenden Brustkrebsbehandlung sehr gelitten hatte, was ihr am meisten geholfen habe, stark zu bleiben. Sie überlegte mehrere Tage und schickte mir dann folgende E-Mail:

> Ganz am Anfang meiner Krankheit gab mein Mann mir eine Karte, die ich mir bei der Arbeit an meine Pinnwand vor den Schreibtisch hängte. Ich las sie immer wieder. Darauf stand:
> Vorne: »Öffne diese Karte und halte sie an dein Herz. Jetzt drück sie.« Innen hatte mein Mann geschrieben:
> »Du bist mein Ein und Alles – mein Lichtblick am Morgen (auch

an den Tagen, an denen wir keinen Sex haben!), mein sexy, warmherziger, lachender Vormittagstagtraum, du bist bei mir in der Mittagspause, auch wenn du nicht da bist, meine Vorfreude am Nachmittag, meine Beruhigung und Freude, wenn ich nach Hause komme, meine Muntermacherin beim Fitnesstraining, mein Sous-Chef in der Küche, meine Gefährtin, meine Geliebte, mein Alles.«

Auf der Karte stand weiter: »Alles wird gut.« Darunter hatte er geschrieben: »Und ich werde dir immer zur Seite stehen. In Liebe P. J.«

Und er stand mir die ganze Zeit zur Seite. Seine Karte bedeutete mir so viel und gab mir während der langen Behandlung Hoffnung.

Ich hoffe, das beantwortet Ihre Frage.

Mish

Besonders schwer fällt es uns, den Menschen, die wir am meisten lieben, die Nachricht der Erkrankung zu überbringen. Bevor ich selbst an Krebs erkrankte, hatte ich in meinem Krankenhaus jahrelang ein Seminar für Ärzte gehalten mit dem Titel: »Wie man schlechte Nachrichten mitteilt«. Schon bald musste ich erkennen, dass die Aufgabe viel schwieriger ist, wenn es um einen selbst geht.

Tatsächlich fürchtete ich mich so sehr davor, meiner Familie von meiner Krankheit zu erzählen, dass ich es immer wieder hinausschob. Ich war in Pittsburgh, meine Familie in Paris. Die Nachricht war für sie mit Sicherheit ein Schock und mit diesem Schock mussten sie dann leben. Zuerst sprach ich mit meinen drei Brüdern, einem nach dem anderen. Zu meiner ungeheuren Erleichterung reagierten sie auf eine einfache, direkte Art. Sie wurden nicht panisch; sie versuchten nicht, mich oder sich mit ungeschickten Phrasen zu beruhigen. Sie sagten nicht: »Das ist nicht so schlimm. Du wirst es schon überstehen.« Abgedroschene Worte, die ermutigend klingen sollen, aber von jedem gefürchtet werden, der sich fragt, welche Überlebenschancen er hat. Meine Brüder fanden die richtigen Worte, verliehen ihrem Schmerz Ausdruck, zeigten mir, dass sie Anteil an dem nahmen, was ich durchmachen musste, und dass sie mir beistehen wollten. Und das war es, was ich wirklich brauchte.

Als ich meine Eltern anrief, hatte ich trotz der »Vorübungen« mit meinen Brüdern keine Ahnung, wie ich ihnen die schlechte Nachricht beibringen sollte. Ich hatte schreckliche Angst. Meine Mutter war in Zeiten der Not stets eine Quelle der Stärke, doch mein Vater war alt geworden, und ich spürte seine Verwundbarkeit. Obwohl ich damals noch kein Kind hatte, wusste ich, dass es viel schmerzlicher sein kann, von der Krankheit eines Kindes zu erfahren als von der eigenen.

Als mein Vater auf der anderen Seite des Atlantiks den Hörer abhob, konnte ich hören, wie er sich über meinen Anruf freute. Das Herz wurde mir schwer. Ich hatte das Gefühl, ich würde ihm einen Dolch in die Brust stoßen. Schritt für Schritt befolgte ich die Regeln, die ich meinen Kollegen beigebracht hatte: Zuerst soll man einfach die Fakten darlegen, ohne Drumherumreden: »Papa, ich habe Krebs, einen Gehirntumor. Alle Untersuchungen bestätigen das. Es ist ziemlich ernst, aber nicht die schlimmste Form. Es bestehen gute Aussichten, dass ich noch einige Jahre weiterleben werde und dass das Leiden nicht zu schlimm sein wird.«

Und dann soll man warten. Man soll die entstandene Pause nicht mit leeren Phrasen füllen. Mein Vater räusperte sich, als ob es ihm die Kehle zuschnüren würde. »Oh David, das kann doch nicht ...« Wir hatten nicht die Angewohnheit, über solche Themen Witze zu machen. Ich wusste, dass er verstanden hatte. Ich wartete noch ein bisschen, stellte ihn mir an seinem Schreibtisch vor, in der üblichen Haltung, die ich so gut kannte: wie er sich aufrichtete, um das Problem direkt anzugehen, wie er es sein Leben lang getan hatte. Er war nie einer Auseinandersetzung ausgewichen, auch nicht unter schwierigsten Bedingungen. Aber diesmal würde es keinen Kampf geben. Er musste keinen Schlachtplan entwerfen, keinen flammenden Artikel schreiben. Ich ging zu Phase drei über und sprach über konkrete

Maßnahmen. »Ich werde einen Chirurgen suchen, der sobald wie möglich operiert. Und je nachdem, was die Ärzte bei der Operation finden, entscheiden wir, ob danach eine Chemotherapie oder eine Bestrahlung kommt.« Er hörte zu, er hatte die Nachricht aufgenommen.

Bald darauf erkannte ich, dass die Krankheit mir die Chance gab, so etwas wie eine neue Identität auszuprobieren, die durchaus auch ihre Vorteile hatte. Ich hatte lange Zeit befürchtet, dass ich die Hoffnungen, die mein Vater in mich setzte, nicht erfüllen konnte. Ich war sein ältester Sohn und ich wusste, dass er Großes von mir erwartete. Obwohl er es nie so deutlich gesagt hatte, wusste ich, dass er enttäuscht war, weil ich »nur Arzt« geworden war. Er hätte es gern gesehen, wenn ich wie er in die Politik gegangen wäre und vielleicht dort Erfolg gehabt hätte, wo er seinen eigenen Erwartungen nicht gerecht geworden war. Und nun wurde ich mit 30 Jahren schwer krank – die Enttäuschung konnte nicht größer sein. Doch auf einmal spürte ich auch eine gewisse Freiheit. Die Verpflichtung, die mich seit meiner Kindheit belastet hatte, war schlagartig verschwunden. Ich musste nicht mehr Klassenerster sein oder der Beste an der Universität oder in meinem Forschungsgebiet. Ich war befreit von dem ewigen Wettstreit, musste mich nicht mehr mit anderen messen, meine Fähigkeiten und meinen Intellekt unter Beweis stellen. Zum ersten Mal hatte ich das Gefühl, ich könnte die Waffen niederlegen und frei atmen. In jener Woche spielte Anna ein Lied für mich, das mich zu Tränen rührte, als ob ich mein ganzes Leben lang auf diese Worte gewartet hätte:

I'm gonna lay down my heavy load
Down by the riverside
I ain't gonna study war no more
Gonna lay down my sword and shield
Down by the riverside
Ain't gonna study war no more …

KAPITEL 6
KREBS UND UMWELT

Teil 1
Eine Krebsepidemie

Michael Lerner war Professor in Yale an der Ostküste und zog in den Siebzigerjahren nach Kalifornien, weil er ein scheinbar ausgefallenes Projekt verwirklichen wollte: Er wollte einen Ort für schwerkranke Menschen schaffen, bei dem allein schon die Tatsache, dort zu leben, physisch und seelisch zur Heilung beitragen konnte. Dieser Ort, der außerordentliche Ruhe ausstrahlt, liegt idyllisch hoch über dem Pazifik, ein wenig nördlich von San Francisco. Die Menschen ernähren sich rein biologisch und machen zweimal am Tag Yoga. Der Ton ist ungezwungen, jeder redet mit jedem. Nicht selten kommen Ärzte, die an Krebs leiden, dorthin auf der Suche nach Antworten, die anders sind als das, was sie an der Universität gelernt haben.

In 30 Jahren haben Michael Lerner und seine Mitarbeiterin Dr. Rachel Remen viele Patienten gesehen – oft sind daraus Freundschaften entstanden. Manche sind wunderbar gestärkt gegangen, andere sind gestorben. Im Lauf der Jahre stieg die Zahl der jungen Leute unter den Toten an. Heute trifft der Krebs Menschen, die nie geraucht haben und ein eher »ausgeglichenes« Leben führen. 30-jährige Frauen bekommen metastasierenden Brustkrebs, und junge, scheinbar gesunde Männer haben Lymphome, Darm- oder Prostatakrebs. Es scheint keine logische Erklärung zu geben, warum die Krebspatienten offenbar immer jünger werden.

Was Michael Lerner und Rachel Remen in ihrem Krebszentrum beobachten, ist ein weltweites Phänomen, das die Statistiken bestätigen: Seit 1940 ist die Zahl der Krebserkrankungen in allen Industrieländern gestiegen. Dieser Trend hat sich seit 1975 noch verstärkt und ist besonders bei jüngeren Menschen zu beobachten. In den USA ist die Krebsrate bei Frauen unter 45 Jahren von 1975 bis 1994 um 1,6 Prozent *pro Jahr* gestiegen, bei Männern waren es sogar 1,8 Prozent.[1] In Frankreich erhöhte sich die Krebsrate in den vergangenen 20 Jahren um insgesamt 60 Prozent.[2] Da stellt sich unweigerlich die Frage: Haben wir es mit einer Epidemie zu tun?

Als ich das vor drei Jahren einen bedeutenden Onkologen fragte, zitierte er mir ein ganzes Arsenal von Argumenten, mit denen die Öffentlichkeit beruhigt werden sollte. »Daran ist nichts Ungewöhnliches«, sagte er. »Die Menschen werden heute älter, daher ist es normal, dass die Krebsrate höher ist als 1940. Außerdem bekommen die Frauen heutzutage viel später Kinder, deshalb ist die Wahrscheinlichkeit für Brustkrebs gestiegen. Wenn man noch bedenkt, dass heute viele Krebserkrankungen durch Vorsorgeuntersuchungen entdeckt werden, ist klar, dass einfach viel mehr Fälle verzeichnet werden.« Seine Botschaft war klar: Wir sollten uns nicht von angeblichen mysteriösen Faktoren in Panik versetzen lassen. Stattdessen sollten wir lieber die Forschung vorantreiben und die Behandlung und Früherkennung verbessern, die beiden Säulen der modernen Onkologie. Wie viele Kollegen und Patienten wollte ich ihm glauben, weil das beruhigender war.

Doch heute hat selbst dieser erzkonservative Onkologe seine Meinung geändert. Die Fakten sind nun einmal eindeutig. Dr. Annie Sasco, die sechs Jahre lang die Abteilung Epidemiologie des Internationalen Krebsforschungszentrums der WHO leitete, nennt Zahlen, die ganz sicher die Einschätzung all jener beeinflusst haben, die der Realität nicht ins Auge sehen wollten. Der Anstieg der Krebserkrankungen lässt sich nicht mit dem gestiegenen Alter der Bevölkerung erklären. In einem Artikel in *Lancet* wurden 2004 die Ergebnisse einer WHO-Studie genannt: Die Zahl der Krebserkrankungen bei *Kindern und Jugendlichen* ist seit 1970 mit am stärksten gestiegen.[5] Zwar hat

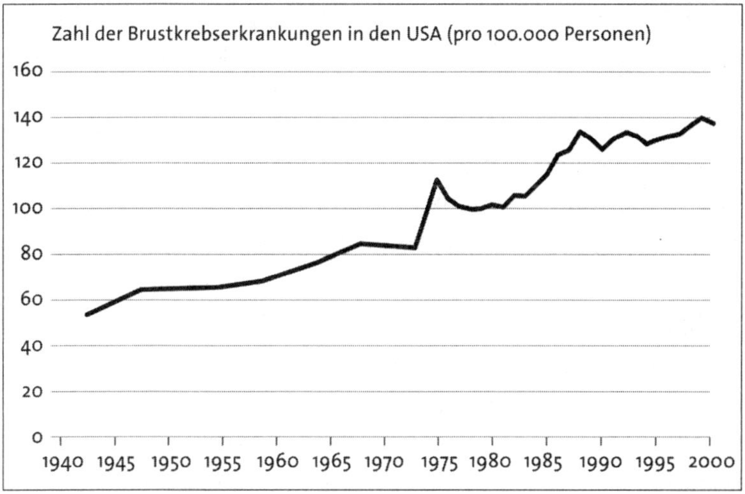

Abbildung 1: Der Anstieg der Brustkrebserkrankungen in den USA, 1940 bis 2000 (unter Berücksichtigung des gestiegenen Lebensalters).[3,4]

auch das Krebsrisiko von Frauen, die bei der Geburt des ersten Kindes älter als 30 Jahre waren, *leicht* zugenommen, doch damit lässt sich nur ein sehr kleiner Prozentsatz des Anstiegs erklären, denn die Häufigkeit von Prostatakrebs (der naturgemäß nur Männer betrifft) ist in westlichen Ländern noch stärker angestiegen als die von Brustkrebs[6] (um 200 Prozent von 1978 bis 2000 in mehreren europäischen Ländern und in den USA sogar um 258 Prozent[2,7]). Mit der Früherkennung kann man diese Zahlen nicht erklären: Auch Krebserkrankungen, für die es keine regelmäßige Vorsorgeuntersuchung gibt (Bauchspeicheldrüsen-, Lungen- und Hodenkrebs, Lymphome und Gehirntumoren), treten deutlich häufiger auf.[2,7,8]

Man kann also durchaus von einer regelrechten Krebsepidemie in der westlichen Welt sprechen.* Ihr Beginn lässt sich sogar ziemlich ge-

* Der Begriff »Epidemie« wird in Zusammenhang mit einem rapiden Anstieg bei der Zahl der Erkrankungen verwendet. Das trifft nicht auf alle Krebsarten zu; so ist beispielsweise in den vergangenen Jahrzehnten die Zahl der Magen- und Mundhöhlenkrebserkrankungen im Westen zurückgegangen. Bei Brust- und

nau auf den Zweiten Weltkrieg datieren. Eine große, in der Zeitschrift *Science* veröffentlichte Studie zeigt beispielsweise, dass sich die Wahrscheinlichkeit, vor dem 50. Lebensjahr an Brustkrebs zu erkranken, für nach dem Krieg geborene Frauen mit einem besonders hohen Erkrankungsrisiko (wenn sie Trägerinnen der Gene BRCA1 und BRCA2 sind, die als hoher Risikofaktor bei Brustkrebs gelten) praktisch *verdreifacht* hat, im Vergleich zu Frauen, die vor 1940 auf die Welt kamen.[9] *

Ältere Ärzte, mit denen ich mich unterhielt, sind über diese Entwicklung verblüfft. Zu ihrer Zeit kam Krebs bei jungen Menschen sehr selten vor. Einer erinnert sich noch an eine 35-jährige Frau mit Brustkrebs aus seiner Studienzeit: Alle Medizinstudenten waren eingeladen worden, sie zu untersuchen. In den Fünfzigerjahren war sie ein »Ausnahmefall«. 40 bis 50 Jahre später sieht das ganz anders aus: Ich war einunddreißig, als bei mir Krebs diagnostiziert wurde, zwei Cousinen (die eine in Europa, die andere in den USA) waren vierzig. Mit vierzig starb auch eine Schulkameradin von mir, bei der mir als Junge zum ersten Mal weibliche Brüste aufgefallen waren. Sie starb an einem Tumor in eben jenen Brüsten, über die wir als Kinder im Schulhof gekichert hatten, als sie sich zum ersten Mal abzeichneten. Leider stehen hinter den abstrakten Zahlen der Epidemiologen immer menschliche Schicksale.

Die Krankheit der Reichen

Mit beeindruckendem Weitblick gründete General Charles de Gaulle 1964 in Lyon das Internationale Krebsforschungszentrum (IARC, International Agency for Research on Cancer) als Tochterorganisation

Lungenkrebs, Gehirntumoren, Hautkrebs (Melanom) und Lymphknotenkrebs (maligne Lymphome) kann man jedoch durchaus von einem epidemischen Muster sprechen.

* Eine weitere Studie aus Frankreich belegt, dass auch das Risiko für bösartige Gehirntumoren um das Dreifache gestiegen ist.[2]

der WHO mit dem Ziel, »die Ursachen von Krebs zu finden«. Heute ist es das größte epidemiologische Zentrum weltweit zur Erforschung von Krebs. Epidemiologie ist die reinste Detektivarbeit; dabei untersucht man die Ursache von Krankheiten und ihrer Ausbreitung mithilfe von vergleichenden Studien und mathematischen Modellen. Als wissenschaftliche Disziplin entwickelte sich die Epidemiologie in einer Zeit, als in den europäischen und amerikanischen Städten die Cholera grassierte. Mitte des 19. Jahrhunderts waren Mikroben noch nicht entdeckt worden, daher gab es keine Erklärung für die Cholera, die umso furchteinflößender wirkte.

Wenn Epidemiologen die Ursache für eine Krankheit noch nicht kennen, sagen die Gesundheitsbehörden alles Mögliche, um die Bevölkerung zu beruhigen und das Vertrauen in die Maßnahmen der staatlichen Stellen zu erhalten. Als 1832 die Cholera in den USA ausbrach, war die Gesundheitsbehörde von New York City ratlos. In einer Bekanntmachung hieß es, die Opfer der Cholera seien »entweder trunksüchtig, unvorsichtig oder durch die Einnahme ungeeigneter Arzneien anfällig für Krankheiten«. Zur Vermeidung einer Ansteckung wurde empfohlen, keinen Alkohol zu trinken, Zugluft zu meiden, einen »regelmäßigen Lebenswandel zu pflegen« und keinen Salat zu essen.[10] Als Robert Koch 1883 den Choleraerreger entdeckte, wurde die Übertragung durch Salat bestätigt, der Rest war völlig aus der Luft gegriffen.*

Annie Sasco erinnert sich, dass sie mit zwölf in ihr Tagebuch schrieb, eines Tages wolle sie Ärztin werden und für die WHO arbeiten. Vielleicht wollte sie damit ihrem Vater, einem Polizisten und ehe-

* Ich danke Dr. Sandra Steingraber für dieses historische Beispiel, das aus ihrem Buch *Living Downstream* stammt, einem wichtigen Werk über die Verbindung von Umweltverschmutzung und Zunahme der Krebserkrankungen.[11] Ein weiteres großartiges Buch über Krebs und Umwelt stammt von Devra Lee Davis. Sie weist darauf hin, dass die Behörden im 19. Jahrhundert nicht warteten, bis ein endgültiger Beweis erbracht wurde, sondern Kläranlagen bauten und die hygienischen Bedingungen verbesserten. So wurden viele Menschenleben noch vor dem endgültigen Nachweis des Choleraerregers gerettet.[12]

maligen Widerstandskämpfer, zeigen, dass auch sie für eine gute Sache kämpfen konnte. Nach ihrem Medizinstudium in Frankreich und der Promotion im Fach Epidemiologie in Harvard arbeitete sie 22 Jahre lang für das Internationale Krebsforschungszentrum der WHO. Ihre Suche nach verlässlichen Daten führte sich nach China, Brasilien, Mittelamerika und Afrika. Aus diesen Erhebungen entstand ein Krebsatlas, der hervorragende Informationen über die rasche Verbreitung der Krankheit bietet. Die Karten (vgl. Bildteil, Abbildungen 1 und 2) zeigen die Häufigkeit verschiedener Krebsarten und vergleichen die Länder mit der höchsten und der niedrigsten Krebsrate. Die erste Karte ist erschreckend eindeutig: Vergleicht man die gleichen Altersgruppen, sind Brust-, Prostata- und Darmkrebs Krankheiten der Industrieländer, vor allem der *westlichen* Länder. Sie treten in den USA und in Nordeuropa neun Mal häufiger auf als in China, Laos und Korea und vier Mal häufiger als in Japan.

Wenn man die beiden Karten betrachtet, drängt sich die Frage auf, ob Asiaten vielleicht durch ihre Gene vor Krebs geschützt sind. Doch es hat sich gezeigt, dass es in diesem Fall nicht an den Genen liegt. Als Annie Sasco Daten in China erhob, fragte sie einen chinesischen Kollegen, wie er die niedrige Brustkrebsrate im Land erkläre. Er antwortete mit einem amüsierten Lächeln: »Das ist eine Krankheit der Reichen. Hier werden Sie keine Fälle finden, in Hongkong aber schon.«

Tatsächlich nähert sich die Krebsrate der Chinesen und Japaner auf Hawaii und in San Franciscos China Town rasch der westlichen Rate an.[13, 14] Und in den letzten zehn Jahren hat sich die Brustkrebsrate in chinesischen Großstädten parallel zu Hongkong verdreifacht.[12]

In seiner Einleitung zum Bericht des Internationalen Krebsforschungszentrums erklärt der Generaldirektor der WHO: »Bis zu 80 Prozent der Krebserkrankungen sind wahrscheinlich von äußeren Faktoren wie Lebensweise und Umwelt beeinflusst.« Dafür spricht auch, dass der größte Erfolg der westlichen Medizin im Kampf gegen Krebs der starke Rückgang bei den Magenkrebserkrankungen in den

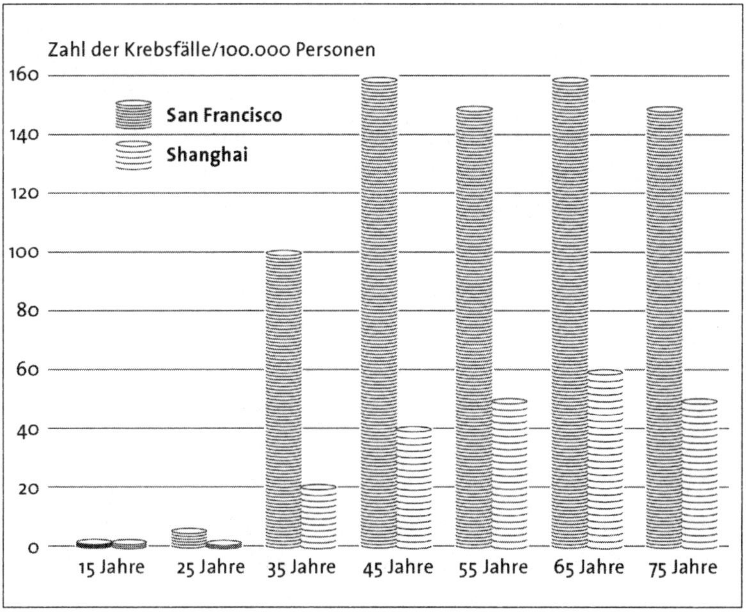

Abbildung 2: Die Brustkrebsrate (auf 100.000 Frauen) bei chinesischen Einwanderinnen in San Francisco, verglichen mit Frauen in China.[13] Krebs ist bedingt durch den westlichen Lebensstil.

Industrieländern ist. Während diese schwere Krankheit in den Sechzigerjahren auf jeder Station für innere Medizin häufig zu finden und den Medizinstudenten nur allzu gut bekannt war, ist sie heute an den Universitäten kaum noch ein Thema. Das Verschwinden der Magenkarzinome innerhalb von 40 Jahren ist auf eine verbesserte Kühlkette bei den Lebensmitteln zurückzuführen, weswegen weniger Nitrat und Salz zur Konservierung verwendet werden: ein rein »äußerer« Faktor.[15]

In der Biologie und Medizin ist heute allgemein anerkannt, dass in der Umwelt vorhandene giftige Substanzen bei der Karzinogenese, der Entwicklung von Krebszellen und ihrer späteren Umwandlung in einen aggressiven Tumor, eine wichtige Rolle spielen. In einem kürzlich erschienenen Bericht betonten Experten des amerikanischen National Cancer Institute, dass sich die Entwicklung von Krebszellen nicht nur auf die Krebsentstehung beschränkt, sondern *nach der Manifestation der Erkrankung immer weitergeht.*[16] Darum ist es so wichtig, sich vor Giften zu schützen, die das Tumorwachstum fördern, unabhängig davon, ob man gesund oder bereits erkrankt ist. Die »Entgiftung«, ein grundlegendes Prinzip vieler alter medizinischer Traditionen von Hippokrates bis zu Ayurveda, ist heute wichtiger denn je.*

Wie beinahe jeder, der die Diagnose Krebs bekommen hat, wollte ich wissen, ob ich etwas hätte tun können, um den Krebs zu vermeiden, und was ich jetzt tun musste, um eine Metastasenbildung zu verhindern. Zu meiner großen Überraschung erhielt ich nur ausweichende und nichtssagende Antworten: »Wir kennen die Ursachen für Ihre Erkrankung nicht genau. Rauchen Sie nicht. Das ist alles, was wir Ihnen raten können.« Es stimmt: Abgesehen davon, dass Tabak Lungenkrebs verursacht, weiß man nur wenig darüber, ob bestimmte Lebensmittel, eine bestimmte Lebensweise oder ein bestimmter Beruf Krebs auslösen können. Allerdings gibt es, wie wir noch sehen werden, deutliche Hinweise, dass wir uns selbst schützen können. Und dazu bedarf es gar keiner allzu großen Anstrengungen.

Ein Wendepunkt im 20. Jahrhundert

Die Zahl der Krebserkrankungen im Westen ist seit 1940 gestiegen, folglich müssen wir untersuchen, was sich in unseren Ländern seit dem Zweiten Weltkrieg verändert hat.

Drei Faktoren haben in den vergangenen 50 Jahren unsere Umwelt nachhaltig verändert:

1. Der Anteil von raffiniertem Zucker in unserer Ernährung hat stark zugenommen.

* Der Begriff Entgiftung hat zwei Bedeutungen: ein Ende der Giftansammlung im Körper und die aktive Beseitigung der Schadstoffe. Ich verwende ihn hier in der Bedeutung, Giftstoffe zu meiden und so ihre Ansammlung zu verhindern.

2. Neue landwirtschaftliche Methoden im Anbau und in der Tierhaltung wirken sich auf unsere Lebensmittel aus.
3. Wir haben Kontakt mit zahlreichen Chemikalien, die es vor 1940 noch nicht gab.

Diese Veränderungen darf man nicht auf die leichte Schulter nehmen. Es gibt guten Grund zu der Annahme, dass sie eine wichtige Rolle bei der Zunahme der Krebserkrankungen spielen. Damit wir uns schützen können, müssen wir sie zunächst genauer betrachten.

Teil 2
Die Rückkehr zur Ernährung von einst

Unsere Gene haben sich vor Hunderttausenden von Jahren entwickelt, als wir noch Jäger und Sammler waren. Sie waren der Umwelt unserer Vorfahren angepasst, vor allem ihren Nahrungsquellen. Seitdem haben sie sich kaum verändert.[17] Unser Körper erwartet immer noch die Ernährung aus unserer Zeit als Jäger und Sammler: viel Gemüse und Obst und gelegentlich Fleisch oder die Eier wilder Tiere. Diese Ernährung bot eine ausgeglichene Zufuhr essentieller Fettsäuren (Omega-6 und Omega-3), sehr wenig Zucker und kein Mehl. (Die einzige Quelle für raffinierten Zucker war Honig, Getreide aßen unsere Vorfahren überhaupt nicht.)

Bei der heutigen typisch westlichen Ernährung stammen 56 Prozent unserer Kalorien aus drei Quellen, die es *noch nicht gab,* als sich unsere Gene entwickelten:[18]

- raffinierter Zucker (Rohrzucker und Rübenzucker, Maissirup, Fruchtzucker usw.)
- Weißmehl (Weißbrot, Nudeln, weißer Reis usw.)
- Pflanzenöle (Soja-, Sonnenblumen-, Maisöl, gehärtete Fette)

Diese drei Bestandteile unserer Nahrung enthalten keine Proteine, Vitamine, Mineralien oder Omega-3-Fettsäuren, die unser Körper benötigt. Dafür fördern sie *direkt* das Krebswachstum.

Krebs ernährt sich von Zucker

Der Verzehr von raffiniertem Zucker hat astronomische Höhen erreicht. Als sich unsere Gene entwickelten, nahmen die Menschen höchstens 2 Kilo Honig im Jahr zu sich. Im Lauf der Zeit stieg der

Zuckerkonsum langsam, aber stetig, lag 1830 bei 5 Kilo pro Jahr und schnellte Ende des 20. Jahrhunderts dann auf 70 Kilo pro Jahr empor.

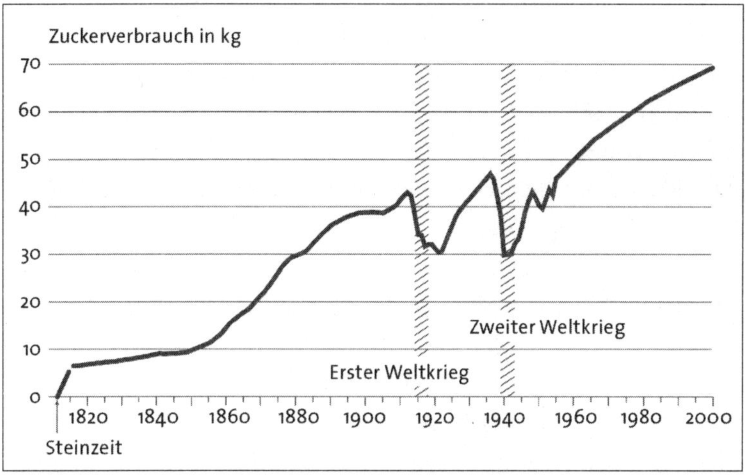

Abbildung 3: Die Entwicklung des Zuckerkonsums: In der Altsteinzeit (in der sich unser Körper entwickelte) 2 Kilo pro Person und Jahr; 1830 5 Kilo pro Person und Jahr und 2004 70 Kilo pro Person und Jahr.[18]

1930 entdeckte der deutsche Biochemiker Otto Heinrich Warburg, dass der Stoffwechsel bösartiger Tumoren stark auf den Verbrauch von Glukose angewiesen ist. (Glukose ist eine Form des verdauten Zuckers im Körper.) Ein Jahr später erhielt er den Nobelpreis. Die bei der Krebsdiagnostik verwendete Positronen-Emissions-Tomografie nutzt diese Eigenschaft und bildet die Bereiche des Körpers ab, die besonders viel Glukose verbrennen: Der hohe Glukoseumsatz ist ein Hinweis darauf, dass sich dort ein Krebstumor befindet.

Wenn wir Zucker oder Weißmehl essen (Lebensmittel mit einem hohen glykämischen Index), steigt der Blutzuckerspiegel stark an. Der Körper schüttet daraufhin Insulin aus, das die Aufnahme von Glukose in den Zellen erleichtert. Zusammen mit dem Insulin wird der Wachstumsfaktor IGF (Insulin-Like Growth Factor-1) freigesetzt, der das Zellwachstum anregt. Kurz gesagt, Zucker ernährt das Gewebe und lässt es schneller wachsen. Insulin und IGF haben aber noch etwas gemeinsam: Sie stimulieren Entzündungsfaktoren, die, wie wir in Kapitel 4 gesehen haben, ebenfalls das Zellwachstum anregen und so als Wachstumsbeschleuniger für Tumoren dienen.

Heute wissen wir, dass Insulinspitzen und die IGF-Ausschüttung nicht nur das Wachstum von Krebszellen unterstützen,[19] sondern auch deren Fähigkeit, in das umliegende Gewebe einzudringen.[20] Forscher konnten mit der Injektion von Krebszellen bei Mäusen zeigen, dass Krebszellen schwächer auf eine Chemotherapie reagieren, wenn die Insulinproduktion der Maus durch Zuckergaben angeregt wurde.[21] Daraus folgerten sie, dass im Kampf gegen Krebs neue Medikamente erforderlich sind, die den Insulin- und IGF-Spiegel im Blut senken.

Aber auch ohne neue Medikamente kann schon heute jeder Einzelne den Konsum von Zucker und Weißmehl einschränken. Das wirkt sich nachweislich auf den Insulin- und IGF-Spiegel im Blut aus. Dazu kommen weitere positive Nebeneffekte wie eine gesündere Haut.

Der Zusammenhang zwischen einem hohen Blutzuckerspiegel und vermehrten Entzündungsprozessen wirkt vielleicht etwas weit hergeholt. Wie kann sich ein Bonbon, ein Stück Zucker im Kaffee oder eine Scheibe Weißbrot mit Marmelade auf die Enzymreaktionen der Zellen auswirken? Bei Akne ist der Zusammenhang offensichtlich.

Bestimmte Völker, deren Lebensweise sich stark von unserer unterscheidet, kennen Akne gar nicht. (Akne entsteht unter anderem durch eine Entzündung der Epidermis.) Diese Behauptung wollte Loren Cordain, Ernährungswissenschaftler an der University of Colorado, genauer untersuchen und erklären. Akne ist ein Teil der Pubertät und betrifft 80 bis 95 Prozent der Jugendlichen in der westlichen Welt. Zusammen mit einem Team von Dermatologen reiste Cordain nach Papua-Neuguinea und Paraguay und untersuchte die Haut von 1200 Jugendlichen aus dem abgeschieden lebenden Volk der Kitavan sowie von 130 Indios aus dem ebenfalls isoliert lebenden Stamm der Ache. Bei beiden Gruppen fanden die Forscher *keinerlei Hinweise* auf

Akne. In ihrem Artikel in der Zeitschrift *Archives of Dermatology* erklären sie diese erstaunliche Entdeckung mit der Ernährung der Jugendlichen, die derjenigen unserer frühen Vorfahren ähnelt: kein raffinierter Zucker und kein Weißmehl und damit keine Insulin- und IGF-Spitzen im Blut.[22]

In Australien überzeugten Ernährungswissenschaftler Jugendliche, drei Monate lang auf Zucker und Weißmehl zu verzichten. Innerhalb weniger Wochen sank ihr Insulin- und IGF-Spiegel deutlich, und auch ihre Akne ging zurück.[23,24]

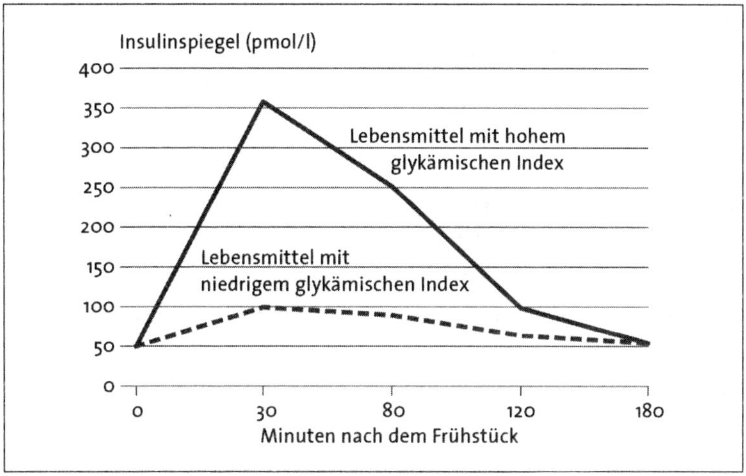

Abbildung 4: Der Insulinspiegel (Insulin fördert das Wachstum und die Ausbreitung von Krebszellen) nach dem Verzehr von Lebensmitteln mit hohem (durchgehende Linie) und niedrigem (gestrichelte Linie) glykämischen Index.[25]

In der zweiten Hälfte des 20. Jahrhunderts kam zu unserer ohnehin zuckerreichen Ernährung ein weiterer Stoff hinzu und verbreitete sich wie ein Unkraut: Maissirup, auch High Fructose Corn Syrup oder HFCS genannt, ein Industriezucker aus Fruktose und Glukose. Unser Körper hatte bereits Probleme, den raffinierten Zucker zu verarbeiten, doch mit diesem Sirup, der in industriell hergestellten Lebensmitteln praktisch allgegenwärtig ist, war er völlig überfordert. Das klebrige Konzentrat verhält sich zu Zucker ähnlich wie Opium zu Mohn: Wenn der Zucker aus dem natürlichen Zusammenhang gerissen (alle Früchte enthalten Fruktose) und mit Glukose vermengt wird, kann das Insulin die Zuckeraufnahme in unserem Körper nicht regulieren. Maissirup macht deswegen nicht nur schneller dick, sondern hat auch eine toxische Wirkung.

Alles deutet darauf hin, dass der enorme Zuckerkonsum zum rapiden Anstieg der Krebsrate beigetragen hat, denn schließlich besteht ein direkter Zusammenhang zwischen einem extremen Anstieg des Insulin- und IGF-Spiegels und Krebs. In einem Experiment verglich man die Wirkung verschiedener Lebensmittel auf den Blutzuckerspiegel und damit das Tumorwachstum bei Mäusen, denen Brustkrebszellen injiziert wurden. Nach zweieinhalb Monaten waren 16 der 24 Mäuse tot, deren Blutzuckerspiegel häufig in die Höhe geschnellt war, während von den 20 Mäusen, die Futter mit einem niedrigen glykämischen Index erhalten hatten, nur eine gestorben war.[26]

Dieses Experiment kann man natürlich nicht bei Menschen durchführen, aber eine Studie, bei der die asiatische und westliche Ernährungsweise verglichen wurden, deutet in dieselbe Richtung. Wer sich typisch asiatisch (mit wenig Zucker) ernährt, bei dem ist die Wahrscheinlichkeit, an einer hormonell gesteuerten Krebsart zu erkranken, fünf bis zehn Mal niedriger als bei jemandem, der viel Zucker und industriell verarbeitete Nahrungsmittel zu sich nimmt, wie es in westlichen Ländern üblich ist.

Dafür spricht auch, dass Diabetiker (deren Blutzuckerspiegel erhöht ist) ein überdurchschnittlich hohes Krebsrisiko haben.[27] In einer amerikanisch-kanadischen Studie zeigte Susan Hankinson von der Harvard Medical School an einer Gruppe Frauen unter fünfzig, dass bei den Probandinnen mit dem höchsten IGF-Spiegel die Wahrscheinlichkeit, an Brustkrebs zu erkranken, sieben Mal so hoch war wie bei den Frauen mit dem niedrigsten IGF-Spiegel.[28] Ein Team von Wissenschaftlern der Harvard University und der University of California in San Francisco sowie der McGill University in Kanada wies den gleichen Effekt bei Prostatakrebs nach: In der Untersuchungsgruppe war das Krebsrisiko für Männer mit besonders hohem IGF-Spiegel teilweise um das *Neunfache* erhöht.[29,30] Ein hoher glykämischer Index der verzehrten Lebensmittel wird außerdem mit Krebs der Bauchspeicheldrüse,[31] des Darms[32,33] und der Eierstöcke[34] in Verbindung gebracht.

Die wissenschaftlichen Veröffentlichungen deuten alle in dieselbe Richtung: Wer sich vor Krebs schützen will, sollte den Verzehr von raffiniertem Zucker und Weißmehl deutlich einschränken. Das bedeutet, dass man beispielsweise den Kaffee ohne Zucker trinkt (bei Tee fällt der Verzicht leichter) und sich nur zwei- oder dreimal pro Woche ein Dessert gönnt (Obst kann bedenkenlos gegessen werden, solange es nicht zusätzlich mit Zucker oder Sirup gesüßt ist). Oder man ersetzt Zucker durch natürliche Süßungsmittel, die sich nicht auf den Glukose- oder Insulinspiegel im Blut auswirken (siehe Tabelle 1).

Agavendicksaft

Das Forscherteam der University of Sydney, das auch das Konzept des »glykämischen Index« entwickelt hat, weist auf einen natürlichen Ersatz für Zucker hin: Agavendicksaft wird aus dem Saft der Agaven hergestellt (den man auch für Tequila verwendet) und hat einen niedrigen glykämischen Index. Der Geschmack erinnert an Honig, die Süßkraft ist um das Dreifache höher als bei normalem Zucker, obwohl der glykämische Index vier bis fünf Mal niedriger ist als der von Honig. Agavendicksaft kann anstelle von Zucker oder Sirup zum Süßen von Tee, Kaffee, Obst und Desserts verwendet werden.

Wenn man Vollkornbrot anstelle von Weißbrot isst, steigt der Blutzuckerspiegel deutlich langsamer. Auch Brot aus Sauerteig hebt den Blutzuckerspiegel nicht so schnell wie die häufig verwendete chemische Bäckerhefe. Aus dem gleichen Grund sollte man statt weißem Reis Vollkornreis oder aber weißen Basmatireis essen, dessen glykämischer Index niedriger ist. Sehr gut sind, wie wir im Kapitel über krebshemmende Lebensmittel noch sehen werden, natürlich Gemüse und Hülsenfrüchte (Bohnen, Erbsen, Linsen), da sie nicht nur einen niedrigen glykämischen Index haben, sondern auch sekundäre Pflanzenstoffe enthalten, die das Krebswachstum hemmen.

Wichtig ist vor allem, Süßigkeiten und Snacks *zwischen den Mahlzeiten* zu vermeiden. Beim Naschen steht einem massiven Insulinanstieg nichts im Wege, denn nur durch die Kombination mit anderen Lebensmitteln (vor allem Gemüse- und Obstfasern oder »guten« Fetten wie Olivenöl und Biobutter) verzögert sich die Zuckeraufnahme und sinken die Insulinspitzen. Ähnlich reduzieren Zwiebeln und Knoblauch, Heidelbeeren, Kirschen oder Himbeeren den Anstieg des Blutzuckerspiegels.

Die gefährdete Nahrungskette

Wir alle haben eine Bekannte, die übergewichtig ist. Schon als Kind war sie pummelig. Trotz aller möglichen Diäten und regelmäßiger Bewegung hat sie nie ihre »schlanke Linie« gefunden, sondern sich stets Gedanken um die Fettpölsterchen auf ihren Hüften gemacht, die einfach nicht weggehen wollen. Selbst wenn sie es schafft, sich an ihre Diät zu halten, verliert sie höchstens ein paar Pfund und nimmt sofort wieder zu, sobald sie wieder normal isst. Dabei achtet sie darauf, Butter zu vermeiden (sie isst seit 20 Jahren nur Margarine) und verwendet sogar Öle mit einem »ausgewogenen Fettsäurenverhältnis« oder Öle mit mehrfach ungesättigten Fettsäuren wie Sonnenblumen- oder Rapsöl, die oft von Ernährungswissenschaftlern empfohlen werden.

Eines der großen Geheimnisse der modernen Epidemiologie ist neben dem Krebs die zunehmende Verbreitung der Fettleibigkeit (Adipositas). Nach Tabak ist Übergewicht der häufigste Risikofaktor für Krebs. Die Verbindung zwischen Übergewicht und Krebs ist noch nicht lange bekannt, denn wir beginnen gerade erst zu verstehen, dass die beiden gemeinsame Wurzeln haben. Aber betrachten wir zunächst einmal das Rätsel der Fettleibigkeit.

Hoher glykämischer Index (reduzieren oder vermeiden)	**Niedriger glykämischer Index (empfehlenswert)**
Zucker: weißer und brauner Zucker, Honig, Sirup: Ahornsirup, Fruktose, Maissirup, Dextrose	Natürliche Süßungsmittel: Agavendicksaft, Xylitol, Wisteria, dunkle Schokolade (Kakaoanteil mindestens 70 Prozent)
Weißmehl: Weißbrot, weißer Reis, weich gekochte Nudeln, Muffins, Bagels, Croissants, Reiswaffeln	Vollkorngetreideprodukte: Vollkornbrot oder Sauerteigbrot mit Natursauerteig, Vollkorn-, Basmati- oder Duftreis, Nudeln aus Hartweizengrieß und Eiernudeln, al dente gekocht, vorzugsweise Vollkornnudeln, Quinoa, Hafer, Hirse, Buchweizen
Kartoffeln (mit Ausnahme der Sorte Nicola), vor allem Kartoffelbrei Cornflakes, Rice Crispies (und die meisten anderen Frühstückscerealien)	Süßkartoffeln, Yamswurzeln, Linsen, Erbsen, Bohnen, Haferflocken (Porridge), Müsli, All Bran, Special K
Marmeladen und Fruchtgelees, mit Zucker eingemachtes Obst, in Sirup eingelegte Früchte	Obst in naturbelassenem Zustand, vor allem Heidelbeeren, Kirschen, Himbeeren, weil sie den Blutzuckerspiegel regulieren (als zusätzliche Süße, wenn nötig, Agavendicksaft)
Süße Getränke: industriell hergestellte Fruchtsäfte, Limonaden Alkohol (außerhalb der Mahlzeiten)	Wasser, aromatisiert mit Orangenschale (unbehandelt), Thymian oder Salbei oder Biomandarinen Grüner Tee (ohne Zucker oder mit Agavendicksaft), der die körpereigene Krebsabwehr aktiviert Ein Glas Wein pro Tag in Verbindung mit einer Mahlzeit
	Knoblauch, Zwiebeln, Schalotten: verhindern, wenn sie mit anderen Lebensmitteln vermischt werden, Insulinspitzen

Tabelle 1: Wählen Sie Lebensmittel nach dem glykämischen Index aus. Zahlreiche Studien zeigen, dass der enorme Anstieg beim Zuckerkonsum – und damit der explosionsartige Anstieg des Insulinspiegels im Organismus – zur Krebsepidemie beiträgt. Darum müssen wir Lebensmittel mit »hohem glykämischen Index« meiden und solche mit »niedrigem glykämischen Index« vorziehen.[35, 36]

In den Jahren 1976 bis 2000 reduzierten die Amerikaner ihren Fettkonsum um 11 Prozent und die Kalorienaufnahme um 4 Prozent. Dennoch ist der Anteil der Fettleibigen im gleichen Zeitraum massiv gestiegen, und zwar um 31 Prozent.[37] Professor Walter Willett, Leiter einer der größten Abteilungen für Ernährungswissenschaften in den USA, des Department of Epidemiology and Nutrition an der Harvard School of Public Health, fasst die Ernährungssituation der Amerikaner in einem Artikel mit dem Titel »Dietary fat plays a major role in obesity: NO« (Der Verzehr von Fett spielt eine wichtige Rolle bei Adipositas: NEIN) zusammen.[38] Dieses sogenannte »amerikanische Paradox« – die Zahl der Fettleibigen steigt, obwohl der Fettkonsum zurückgeht – tritt jedoch nicht nur in den USA auf, sondern auch in Europa und vor allem in Israel.[39]

Ein Team französischer Wissenschaftler konnte das Rätsel um das amerikanische Paradox schließlich lösen. Gérard Ailhaud, ein Biochemiker über sechzig, selbst ein bisschen übergewichtig, dessen Augen vor Intelligenz und Neugierde funkeln, machte eine einfache Beobachtung. Allgemein erklärte man die wachsende Zahl der Übergewichtigen mit dem Konsum von Fast Food und mangelnder Bewegung, doch Ailhaud entdeckte einen Fehler in der Argumentation: In den USA verdoppelte sich von 1970 bis 1990 das Fettgewebe bei *Kindern unter einem Jahr* … In einem leidenschaftlichen Buch über die Geschichte dieser Entdeckung erinnert sich Pierre Weill, ein Biochemiker und Landwirt, der dem Forscherteam angehört hatte, wie sein Freund Ailhaud sagte: »Zwischen sechs und elf Monaten kann man die Schuld nicht McDonald's geben, Snacks und Süßigkeiten, dem Fernsehen oder mangelnder Bewegung!«[39]

Nein, Kleinkinder werden nicht gemästet. Sie erhalten die gleiche Menge Milch, sei es nun in Form von Muttermilch oder Babynahrung. Gérard Ailhaud und sein Kollege Philippe Guesnet zeigten, dass die veränderte *Zusammensetzung* der Milch seit 1950 für die Fettleibigkeit bei Kindern verantwortlich ist.[40, 41] Dieses Ungleichgewicht wirkt sich auf das Wachstum von Fettgewebe und Krebszellen aus.

Fast Food für Kühe und Hühner

Im natürlichen Kreislauf kalben Kühe im Frühjahr, wenn reichlich Gras wächst, und geben mehrere Monate Milch, bis zum Ende des Sommers. Das junge Gras im Frühling ist besonders reich an Omega-3-Fettsäuren, die dann auch in der Milch und den daraus hergestellten Produkten wie Butter, Sahne, Joghurt und Käse konzentriert sind – vorausgesetzt, die Kuh war auf der Weide. Auch im Fleisch von Rindern, die Grünfutter erhalten, und in Eiern von Hühnern aus Freilandhaltung, die nicht mit Getreide gefüttert werden, finden sich Omega-3-Fettsäuren.

Seit den Fünfzigerjahren ist die Nachfrage nach Milchprodukten und Rindfleisch so stark gestiegen, dass die Landwirte gezwungen waren, den natürlichen Kreislauf der Milchproduktion zu beschleunigen und die für eine 750 Kilo schwere Kuh benötigte Weidefläche zu reduzieren. Die Weidewirtschaft wurde weitgehend aufgegeben und durch Intensivhaltung ersetzt. Heute werden Mais, Soja und Weizen verfüttert, doch diese Getreidesorten enthalten praktisch keine Omega-3-Fettsäuren, sondern besonders viele Omega-6-Fettsäuren. Omega-3- und Omega-6-Fettsäuren werden auch »essenzielle Fettsäuren« genannt, weil der menschliche Körper sie nicht selbst bilden kann; das Verhältnis von Omega-3- und Omega-6-Fettsäuren in unserem Körper hängt daher unmittelbar von unserer Nahrung ab. Und unsere Nahrung wiederum enthält die Zusammensetzung an Fettsäuren, die Kühe und Hühner mit *ihrem* Futter aufgenommen haben. Wenn sie Grünfutter bekommen, ist der Gehalt an Omega-3- und Omega-6-Fettsäuren im Fleisch, in der Milch und in den Eiern vollkommen ausgeglichen (etwa im Verhältnis 1:1). Erhalten die Tiere dagegen Mais und Soja, liegt ein Missverhältnis von 1 : 15 oder sogar 1 : 40 vor, das wir heute bei den Fettsäuren haben.[42]

Die Omega-3- und Omega-6-Fettsäuren in unserem Körper konkurrieren ständig miteinander um die Kontrolle über unsere physiologischen Abläufe. Omega-6-Fettsäuren helfen bei der Fetteinlage-

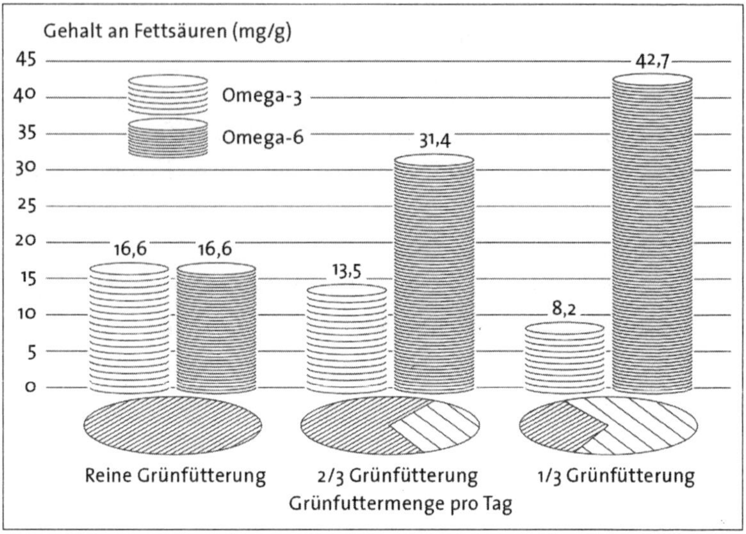

Abbildung 5: Omega-3- und Omega-6-Fettsäuren in der Milch von Kühen aus Weidehaltung (links) verglichen mit Kühen, die überwiegend mit Mais und Soja gefüttert werden (rechts).[43]

rung und beeinflussen die Stabilität der Zellmembran sowie die Gerinnungs- und Entzündungsprozesse als Reaktion auf Angriffe von außen. Sie stimulieren von Geburt an die Produktion von Fettzellen. Omega-3-Fettsäuren dagegen tragen zur Entwicklung des Nervensystems bei, machen Zellmembranen flexibler und hemmen Entzündungen sowie die Bildung von Fettzellen.[40, 44] Unser physiologisches Gleichgewicht ist sehr stark auf ein ausgewogenes Verhältnis von Omega-3- und Omega-6-Fettsäuren in unserem Körper und damit in unserer Ernährung angewiesen. Doch gerade dieses Verhältnis in der Ernährung hat sich in den vergangenen 50 Jahren stark verändert.

Kühe sind nicht die einzigen Nutztiere, die vom Strukturwandel in der Landwirtschaft betroffen sind. Auch Hühner werden heute ganz anders gefüttert, sodass die Eier – eigentlich ein »natürliches« Lebensmittel par excellence – nicht mehr die gleichen essenziellen Fettsäuren wie vor 50 Jahren enthalten. Dr. Artemis Simopoulos ist eine bekannte amerikanische Ernährungswissenschaftlerin (griechi-

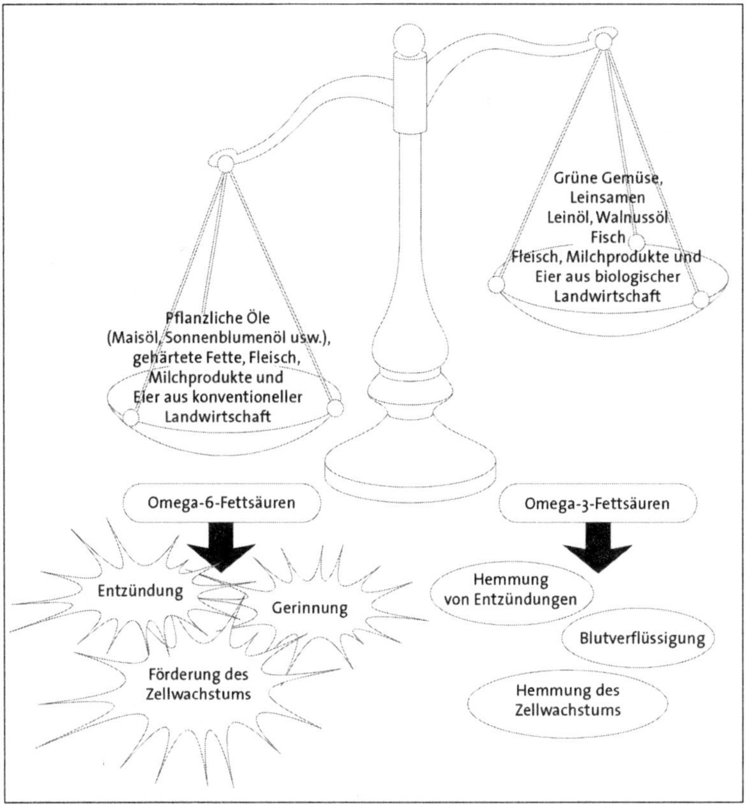

Abbildung 6: Das Ungleichgewicht von Omega-3- zu Omega-6-Fettsäuren in unserer Ernährung fördert Entzündungen, die Blutgerinnung und das Wachstum von Fett- und Krebszellen.

scher Herkunft) und leitete die Forschungsabteilung am National Institute of Health. In einer ungewöhnlichen Studie, die im *New England Journal of Medicine* erschien, zeigt sie, dass die Eier von Hühnern, die mit Mais gefüttert werden (die heute gängige Praxis) 20 Mal mehr Omega-6- als Omega-3-Fettsäuren enthalten. Eier von dem griechischen Bauernhof, wo sie aufgewachsen ist, wiesen dagegen ein Verhältnis der Fettsäuren von praktisch 1 : 1 auf.[45]

Zusätzlich zu dieser Futterumstellung werden landwirtschaftliche Nutztiere oft auch noch mit Hormonen wie Estradiol und Zeranol

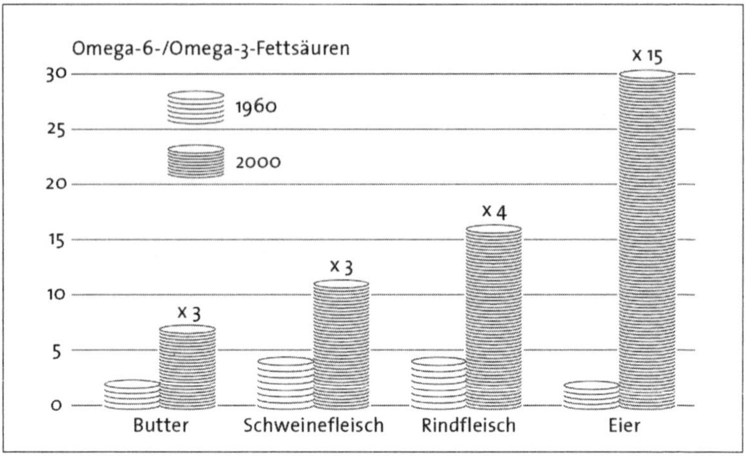

Abbildung 7: Das Verhältnis von Omega-6- zu Omega-3-Fettsäuren in der Nahrungskette hat sich von 1960 bis 2000 verschlechtert.[41, 45]

behandelt, damit sie schneller wachsen.* Die Hormone reichern sich im Fettgewebe an und gelangen in die Milch. Vor Kurzem wurde in den USA ein neues synthetisches Hormon zur Steigerung der Milchleistung eingeführt: Das Wachstumshormon rBGH (recombinant Bovine Growth Hormone, auch BST genannt) wirkt auf die Milchdrüsen der Kuh und kann die Milchleistung deutlich steigern. Noch ist der Einsatz in Europa und Kanada verboten, doch in den USA wird es häufig verwendet und kann daher aufgrund von Handelsabkommen über importierte Inhaltsstoffe, die aus amerikanischer Milch gewonnen wurden, auch auf unseren Tellern landen. Die Wirkung von rBGH auf den Menschen ist noch nicht bekannt. Allerdings weiß man, dass es bei Kühen die IGF-Bildung stimuliert, dass dieses IGF in die Milch gelangt und trotz Pasteurisierung nicht zerstört wird. Und wie wir festgestellt haben, spielt IGF beim Wachstum der Fettzellen eine wichtige Rolle und beschleunigt außerdem das Wachstum bösartiger Tumoren.

* In der EU ist der Einsatz verboten, aber das kann sich ändern.

Abbildung 8: rBGH – das Hormon, mit dem Milchkühe in den USA zur Steigerung der Milchleistung behandelt werden. Rückstände finden sich in Milch aus konventioneller Landwirtschaft (nicht in Biomilch). Beim Menschen stimuliert rBGH wahrscheinlich die Bildung von IGF sowie das Wachstum von Krebszellen.

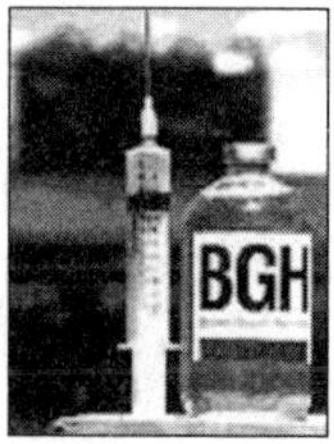

Der Wechsel von Grünfutter zu einer Mais-Soja-Mischung hat noch eine weitere unangenehme Nebenwirkung. Einer der wenigen Bestandteile unserer Ernährung, der aus *tierischer* Quelle stammt und eine mögliche krebsschützende Wirkung hat, ist eine Fettsäure namens konjugierte Linolsäure (abgekürzt CLA für Conjugated Linoleic Acid).[46] Das Team von Professor Philippe Bougnoux vom französischen Institut für Agrarforschung in Tours zählte mit zu den Ersten, die Belege für die Rolle der CLA bei der Bekämpfung des Tumorwachstums erbrachten.[47,48] CLA findet sich im Käse, aber nur, wenn die Milch von Kühen stammt, die Grünfutter erhalten haben. Durch die veränderte Fütterung von Kühen, Ziegen und Schafen haben wir den einzigen Krebsschutzfaktor beseitigt, den uns diese Tiere lieferten.

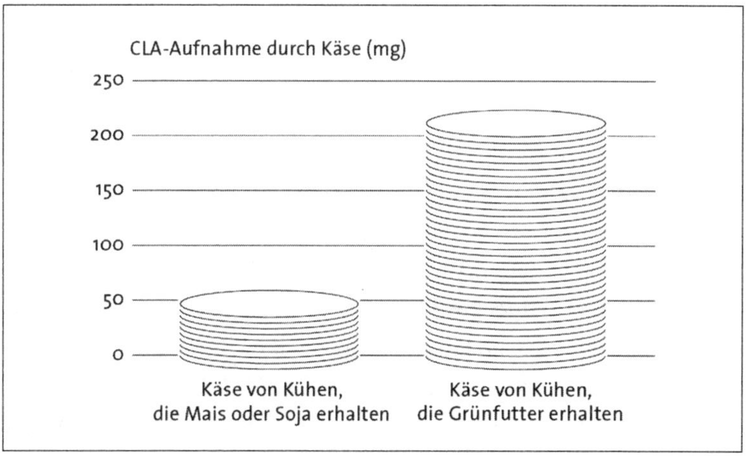

Abbildung 9: Die Konzentration konjugierter Linolsäure (die das Tumorwachstum verlangsamen kann) in Käse aus der Milch von Kühen, die mit Mais und Soja gefüttert wurden, und von Kühen, die Grünfutter erhielten[43,49]

Margarine: viel gefährlicher als Butter

Ein weiterer Faktor, der unsere Ernährung seit den Sechzigerjahren zum Schlechteren verändert hat, ist der Konsum von Margarine und »gehärteter« oder »teilweise gehärteter« Fette. Als man in den Fünfzigerjahren die Verbindung zwischen tierischen Fetten und Herz-Kreislauf-Erkrankungen erkannte, setzten sich viele Ernährungswissenschaftler und die Nahrungsmittelindustrie für den Konsum industriell hergestellter »pflanzlicher« Margarine anstelle von Butter ein. Dabei übersah man allerdings, dass Margarine Sonnenblumenöl enthält (mit einem Verhältnis von Omega-6- zu Omega-3-Fettsäuren von 70 : 1), außerdem Sojaöl (7 : 1) und Rapsöl (mit einem relativ ausgewogenen Verhältnis von 3 : 1).* Die Veränderung der Ernährungsgewohnheiten wirkte sich zwar bei vielen günstig auf den Cholesterinspiegel aus, führte jedoch zu einem abrupten Anstieg der Entzündungskrankheiten und in einigen Ländern auch der Herzinfarkte. In Israel beispielsweise, wo die jüdischen Speisegesetze verbieten, dass Fleisch und Milchprodukte zusammen zubereitet oder verzehrt werden, wird auf Butter praktisch verzichtet und bei der Zubereitung der Mahlzeiten häufig auf Margarine aus Sonnenblumenöl mit einem hohen Anteil an Omega-6-Fettsäuren zurückgegriffen, weil sie billiger ist als Olivenöl. Daraus hat sich ein »israelisches Paradox« entwickelt (das sich deutlich vom »amerikanischen Paradox« unterscheidet): Die Einwohner Israels haben einen der *niedrigsten* Cholesterinspiegel aller westlichen Länder, aber eine der *höchsten* Raten bei Herzinfarkten und Fettleibigkeit.[50]

In Jerusalem entdeckte Elliot Berry, Professor für Ernährungswissenschaften an der Hadassah-Universität, den Zusammenhang zwischen Herz-Kreislauf-Erkrankungen und Adipositas einerseits und dem hohen Omega-6-Fettsäurenkonsum der Israelis andererseits. Als ihn Pierre Weill besuchte, um mit ihm gemeinsam den Zu-

* Bei einigen neuen Sorten ist das Omega-6- zu Omega-3-Fettsäurenverhältnis ausgewogener.

sammenhang zwischen Ernährung und Gesundheit zu studieren, versicherte ihm Elliot Berry, ein gläubiger Jude, mit einem Grinsen: »Wissen Sie, ich glaube an nicht viel, außer natürlich an Gott und das Verhältnis von Omega-6- zu Omega-3-Fettsäuren!«[39]

Weiterverarbeitete Lebensmittel: die Transfettsäuren

Wir lassen uns nicht nur zur Margarine bekehren, sondern auch von Fertigprodukten wie Keksen, Krackern, Kuchen, Gebäck und Kartoffelchips verführen, die häufig »gehärtete« oder »teilweise gehärtete« pflanzliche Fette enthalten. Bei diesen »Transfettsäuren« handelt es sich um Omega-6-Fettsäuren (vor allem Sojaöl, manchmal auch Palm- oder Rapsöl), die so behandelt wurden, dass sie bei Raumtemperatur fest sind (normalerweise sind Öle selbst im Kühlschrank flüssig). Durch die Härtung sind sie zum einen *schwerer* verdaulich und fördern zum anderen Entzündungen sogar *stärker* als Omega-6-Fettsäuren im ursprünglichen Zustand. Dafür haben diese Fette einen praktischen Vorteil: Sie werden nicht ranzig. Deswegen verwendet man sie für nahezu alle Lebensmittel, die Wochen oder Monate im Supermarktregal liegen sollen, ohne zu verderben. Die Gründe für den weitverbreiteten Einsatz der schädlichen Fette sind daher rein industrieller und kommerzieller Natur. Vor dem Zweiten Weltkrieg gab es die gehärteten Fette noch gar nicht, doch seit 1940 ist ihre Produktion und Verwendung geradezu explosionsartig gestiegen.

Man muss nur einen Blick auf die Etiketten von Fertigprodukten werfen, um festzustellen, wie allgegenwärtig Transfettsäuren sind. Wie wäre es mit einer ganz normalen Pizza mit Salami und Käse? 192 Gramm haben 490 Kalorien und decken ein Viertel des täglichen Kalorienbedarfs sowie 39 Prozent der empfohlenen Fettmenge ab. Und das ist nur eine Portion eines Gerichts bei einer Mahlzeit. Das Fett vom Käse und von der Salami (die von einem mit Mais gemästeten Schwein stammt) ist reich an Omega-6- und arm an Omega-3-Fettsäuren, außerdem besteht fast ein Fünftel (4,5 Gramm) aus Transfett-

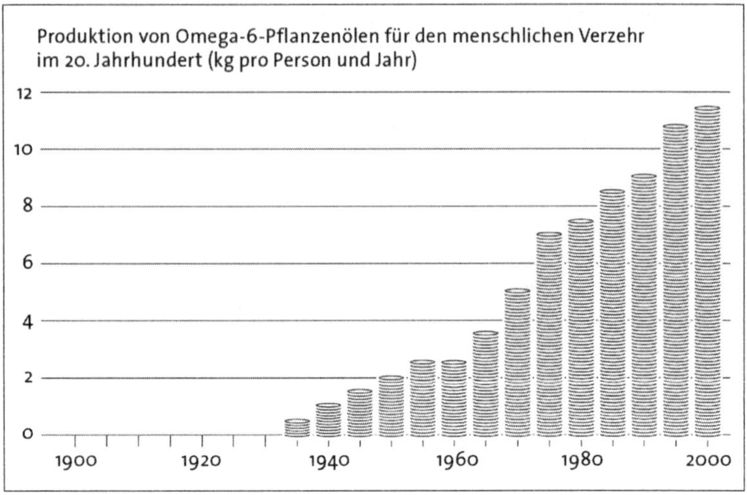

Abbildung 10: Die Produktion von Omega-6-Pflanzenölen für den menschlichen Verzehr ist im Lauf des 20. Jahrhunderts stark gestiegen.[51]

säuren. Dazu kommen noch 48 Gramm Kohlenhydrate (ein Achtel der empfohlenen Tagesmenge) und alle möglichen Zusatzstoffe wie Emulgatoren, Säureregulatoren, Stabilisatoren und Konservierungsstoffe.

Dieses Stück Pizza hat nicht nur viele Kalorien, sondern enthält auch noch dreimal so viel Fett wie ein Steak – und zwar eine Form von Fett, die unserer Gesundheit gar nicht gut bekommt. Diese Gefahr wurde inzwischen erkannt. Daher ist in den Restaurants von New York City und Philadelphia die Verwendung von gehärteten Fetten seit Sommer 2007 verboten, und in Dänemark sind Transfettsäuren in den Lebensmitteln untersagt.

All diese Beobachtungen sind im Schaubild rechtszusammengefasst, das die Folgen in ihrer Summe darstellt. Es zeigt einen gleichzeitigen Anstieg: 1. beim Konsum der Omega-6-Fettsäuren, 2. bei Fettleibigkeit und Entzündungskrankheiten* und 3. von Brustkrebs.

* Heutzutage als »metabolisches Syndrom« bezeichnet, verbunden mit einem deutlichen Anstieg der Entzündungsmarker wie etwa des C-reaktiven Proteins.[52, 53]

Diese parallelen Trends stellen noch keinen Beweis dar, weisen aber auf einen Zusammenhang hin. Außerdem ist bereits erwiesen, dass zu viele Omega-6-Fettsäuren im Essen das Wachstum der Fettzellen *und* Entzündungsprozesse fördern, die zur Verbreitung von Krebs beitragen. Wer sich gegen Krankheiten schützen will, sollte deswegen diesen Zusammenhang ernsthaft in Betracht ziehen.

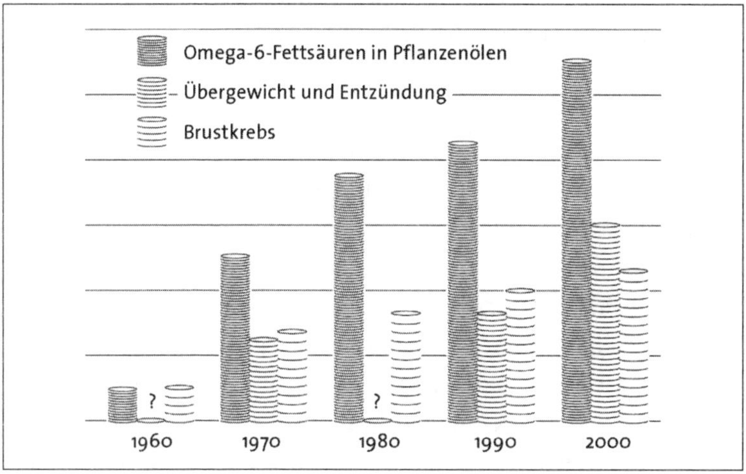

Abbildung 11: Veränderungen beim Gehalt der Omega-6-Fettsäuren in Lebensmitteln, der Anstieg der Adipositas und der subklinischen Entzündungen (»metabolisches Syndrom«) sowie der Anstieg der Brustkrebsfälle in den USA in den Jahren 1960 bis 2000 (Angaben sind skaliert; für die Jahre 1960 und 1980 lagen keine Angaben zu Übergewicht und Entzündungskrankheiten vor).[51, 52, 54]

Endlich haben wir eine Erklärung für den parallelen Anstieg bei Krebserkrankungen und Fettleibigkeit. Man muss nur die veränderten Ernährungsgewohnheiten im Verlauf der letzten 50 Jahre betrachten, dann hat man den Schuldigen gefunden: Aufgrund des unausgewogenen Verhältnisses der essenziellen Fettsäuren in unserer Nahrung nehmen wir viel zu viele Omega-6-Fettsäuren auf. Zwischen diesem Ungleichgewicht und dem Auftreten bestimmter Krebserkrankungen besteht ein Zusammenhang, wie Professor Bougnoux und sein Team gezeigt haben.[55]

Eine einfache, wohlschmeckende Lösung

Die Nutztiere, die uns mit Fleisch, Milch und Eiern versorgen, werden unter Bedingungen gehalten, die unserer Gesundheit schaden – ganz zu schweigen von der Gesundheit der Tiere. Wie Michael Pollans hervorragende Darstellung der Intensivhaltung in den USA zeigt, leiden sie noch mehr als wir.[56–58] Doch Gérard Ailhauds Team konnte belegen, dass sich das Verhältnis von Omega-6- zu Omega-3-Fettsäuren in unserem Körper ganz einfach ändern lässt. Dazu muss man nicht einmal die eigene Ernährung ändern, sondern nur die Tiere, die unsere Nahrung liefern, anders füttern – ausgewogener, mehr so, wie sie früher gefüttert wurden.

Leinsamen, die Samen von Lein oder Flachs, einer uralten Kulturpflanze, wurden schon von den alten Römern als Bestandteil des »griechischen Brots« verzehrt. Leinsamen sind die einzigen Samen im Pflanzenreich, die mehr Omega-3- als Omega-6-Fettsäuren aufweisen (die dreifache Menge). Durch die Verfütterung von Leinsamen (der abgekocht wird) kann man den Gehalt an Omega-3-Fettsäuren in Fleisch, Butter, Käse und Eiern deutlich steigern, selbst wenn er nur 5 Prozent des Futters ausmacht.[59]

Nachdem das von Gérard Ailhaud, Pierre Weill und Philippe Guesnet gegründete Forscherteam das »amerikanische Paradox« aufgeklärt hatte, wurde es um zusätzliche Ärzte, Agronomen, Biologen und Statistiker erweitert. Die Wissenschaftler untersuchten nun zwei identische Gruppen von Tieren (Kühe, Hühner und Schweine) derselben Rasse, die unter den gleichen Bedingungen gehalten wurden. Die erste Gruppe wurde auf »altmodische« Art gefüttert: dasselbe Futter wie die anderen und zusätzlich 5 Prozent gekochte Leinsamen. Die zweite Gruppe erhielt die übliche »moderne« Ration Mais, Soja und Weizen. Dann wurden Freiwillige gesucht und in zwei Gruppen geteilt, die drei Monate lang ihre Mahlzeiten nach Hause geliefert bekamen. Die erste Gruppe aß nur Produkte von Tieren (Rind- und Lammfleisch, Schinken, Hühnchen, Butter, Käse, Eier), die mit Leinsamen gefüttert worden waren. Die andere Gruppe erhielt die gleichen Produkte von den Tieren, die nicht mit Leinsamen gefüttert worden waren. Nach drei Monaten wurde das Blut der Teilnehmer untersucht. Die Teilnehmer der zweiten Gruppe mit den Standardprodukten hatten das typische ungesunde Verhältnis von Omega-3- zu Omega-6-Fettsäuren, das man schon bei anderen Studien zur westlichen Ernährung festgestellt hatte: 1:15. Bei den Freiwilligen aus der ersten Gruppe war dagegen der Anteil der Omega-3-Fettsäuren im Blut drei Mal so hoch. Nach nur drei Monaten hatte sich das Verhältnis der Fettsäuren im Blut der Freiwilligen dem der Bewohner Kretas angenähert, deren »Mittelmeerdiät« in allen Ernährungsstudien als beispielhaft dargestellt wird. Besonders erfreulich daran ist für alle, die gern essen, dass dieses Resultat erreicht wurde, ohne die Menge an tierischen Produkten einzuschränken.[42]

Als das Experiment zwei Jahre später mit stark übergewichtigen Diabetespatienten wiederholt wurde, wartete eine weitere Überraschung auf die Wissenschaftler. Die Patienten, die Produkte von den »altmodisch« gefütterten Tieren erhielten, nahmen ab (1,3 Kilo im Schnitt), obwohl sie genau die gleichen Mengen verzehrten wie die andere Gruppe.[39]

Die Lektion daraus ist einfach: Wenn wir die physiologischen Bedürfnisse der Tiere respektieren, von denen wir uns ernähren, werden auch die Verhältnisse in unserem Organismus ausgeglichener. Und besonders beeindruckend ist, dass unser Körper das sofort erkennt. Im Auftrag der Wissenschaftler führte ein unabhängiges Labor Blindverkostungen durch: 50 Freiwillige testeten in einer isolierten Kabine Lebensmittel wie Fleisch, Käse und Butter, die aufgrund der Ernährung der Tiere ein ausgewogenes Verhältnis von Omega-3- zu Omega-6-Fettsäuren aufwiesen, und verglichen sie mit Standardprodukten aus dem Supermarkt, ohne natürlich die jeweilige Herkunft zu kennen. Die überwiegende Mehrheit der Probanden bevorzugte die Produkte von Tieren, die ein gesundes, ausgewogenes Futter erhalten hatten.[41] Als würden unsere Geschmacksknospen erkennen, was gut für unsere Körperzellen ist, und entsprechend darauf reagieren!

Die Lebensmittel entgiften

Dr. Annie Sasco kommt immer wieder auf die Rätsel zurück, die uns der von der WHO erstellte Krebsatlas aufgibt: »Trotz der jahrelangen Arbeit sind wir immer noch nicht absolut sicher. Sehen Sie sich doch nur die merkwürdige Entwicklung in Brasilien an. Obwohl der Entwicklungsstand niedrig ist, hat das Land eine ähnliche Brustkrebsrate wie die am stärksten industrialisierten westlichen Länder. Wir fragen uns, ob dieses Phänomen vielleicht auf den hohen Fleischkonsum zurückzuführen ist – dort wird fast drei Mal am Tag Fleisch gegessen – und auf den massiven Einsatz von Hormonen in der Tiermast, womit bis vor Kurzem das Wachstum der Tiere beschleunigt wurde.«

In jedem Land lässt sich ein eindeutiger Zusammenhang zwischen der Krebsrate und dem Konsum von Fleisch, Wurst und Milchprodukten herstellen. Und je mehr Gemüse und Hülsenfrüchte (Erbsen, Bohnen, Linsen) in einem Land verzehrt werden, desto niedriger ist die Krebsrate.

Studien an Tieren und epidemiologische Untersuchungen lassen zwar noch keine definitive Aussage zu, deuten aber klar darauf hin, dass wir durch unsere unausgewogene Ernährung optimale Bedingungen für die Entwicklung von Krebs geschaffen haben. Wenn wir akzeptieren, dass das Krebswachstum in erheblichem Maß von Umweltgiften angeregt wird, müssen wir, wenn wir den Krebs bekämpfen wollen, einen ersten Schritt tun und möglichst wenig Gift über unsere Nahrung aufnehmen.

Vor dem Hintergrund der zahlreichen Belege folgen nun ein paar sehr einfache Empfehlungen, wie sich das Krebswachstum hemmen lässt:

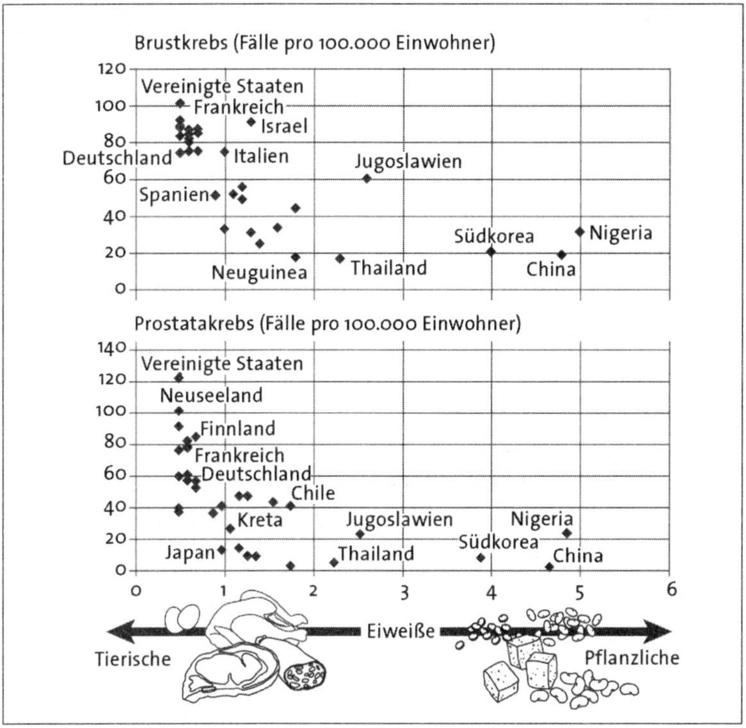

Abbildung 12: In Ländern, in denen weniger tierische Produkte und mehr Gemüse und Hülsenfrüchte (Erbsen, Bohnen, Linsen) verzehrt werden, ist die Krebsrate deutlich niedriger. (Quelle: Datenbank des internationalen Krebsforschungszentrums [IARC] mit alterskorrigierten Krebsraten[54] und eine Studie von Frassetto et al. von der University of California in San Francisco, in der das Verhältnis tierischer und pflanzlicher Bestandteile in der Ernährung für einzelne Länder untersucht wird.)[60] *

1. Essen Sie Zucker und Weißmehl in Maßen, verwenden Sie Agavendicksaft (oder Ähnliches) zum Süßen, essen Sie Vollkornnudeln und Vollkorn- oder Sauerteigbrot.
2. Meiden Sie gehärtete pflanzliche Fette – die »Transfettsäuren« – (die sich auch in Croissants und anderen Blätterteigbackwaren finden, die nicht mit Butter hergestellt sind) sowie tierische Fette

* Die Analyse wurde zuerst von Jane Plant in ihrem wegweisenden Buch über Brustkrebs vorgestellt, *Your Life in Your Hands.* [61]

mit einem hohen Anteil an Omega-6-Fettsäuren. Olivenöl ist ein ausgezeichnetes pflanzliches Öl, das Entzündungen nicht fördert. Auch Butter (im Gegensatz zu Margarine) und Käse mit einem ausgewogenen Verhältnis an Omega-3-Fettsäuren wirken sich nicht negativ auf Entzündungen aus.
Omega-3-Fettsäuren finden sich in Bioprodukten von Tieren aus Weidehaltung oder Tieren, die mit Leinsamen gefüttert werden. Wir sollten diese Fettsäuren systematisch bevorzugen und so unserem Körper helfen, Krankheiten zu bekämpfen.* Damit sorgen wir auch dafür, dass die Tiere, die Teil unserer Nahrungskette sind, deutlich gesünderes Futter erhalten, und verringern die Abhängigkeit vom Mais- und Sojaanbau in der Nutztierhaltung. Mais und Soja benötigen mehr Wasser, Dünger und Pestizide als die meisten anderen Feldfrüchte und tragen damit erheblich zur Zerstörung der Umwelt bei.[57, 58] **

Aber damit unser Entgiftungsprogramm vollständig ist, müssen wir uns auch vor dem zweiten schädlichen Phänomen schützen, mit dem die Zunahme der Krebserkrankungen im Westen zusammenhängt: der Konzentration krebserregender Chemikalien in unserer direkten Umgebung.

* Vorsicht: »Biofleisch« und »Bioeier« enthalten nicht zwingend einen hohen Anteil an Omega-3-Fettsäuren. Wenn die Tiere mit Mais und Soja aus dem Bioanbau gefüttert werden (anstelle von Gras, Grünfutter und bei Hühnern Würmern und anderen Insekten), enthalten Fleisch und Eier nach wie vor einen hohen Anteil an entzündungsfördernden Omega-6-Fettsäuren und wenig Omega-3-Fettsäuren. Für ein gesundes, ausgeglichenes Fettsäurenverhältnis brauchen die Tiere »Grünfutter«, oder aber ihr Futter muss durch gekochten Leinsamen ergänzt werden. Achten Sie auf Hinweise wie »Weidehaltung« oder »reich an Omega-3-Fettsäuren« auf der Verpackung.

** Heute stammen weltweit zwei Drittel der aus landwirtschaftlichen Produkten stammenden Kalorien, die zur Ernährung eingesetzt werden, von vier Feldfrüchten. Mais und Soja sind die beiden Hauptlieferanten (die beiden anderen sind Weizen und Reis).

Teil 3
Gesund bleiben auf einem kranken Planeten?

Eisbären leben fernab der Zivilisation. Die weiten Schnee- und Eisflächen, die sie zum Überleben brauchen, eignen sich nicht für Städte oder Industrieansiedlungen. Dennoch sind Eisbären von allen Tierarten *am stärksten* mit giftigen Chemikalien *kontaminiert*, und zwar so stark, dass das Immunsystem und die Fortpflanzungsfähigkeit der Tiere in Mitleidenschaft gezogen sind. Eisbären fressen Robben und große Fische, die wiederum von kleinen Fischen leben, deren Hauptnahrung noch kleinere Fische, Plankton und Algen sind.

Die Schadstoffe, die wir in unseren Gewässern entsorgen, landen alle im Meer. Viele sind »persistent«, das heißt, sie zersetzen sich nicht und werden nicht Teil der Biomasse auf der Erde oder im Meer. Stattdessen wandern sie über die Erde und landen nach einigen Jahren am Meeresgrund. Als »bioakkumulative Substanz« reichern sie sich über die Nahrung im Körper von Tieren an, aufgrund ihrer Fettlöslichkeit vor allem im Körperfett. Zuerst findet man sie im Fett kleiner Fische, dann im Fett größerer Fische, die die kleinen gefressen haben, dann im Körper der Tiere, die sich von Fisch ernähren. Je weiter man in der Nahrungskette nach oben steigt, desto größere Mengen an langlebigen Umweltgiften, abgekürzt »P.O.P.« (Persistent Organic Pollutants), findet man im Körperfett der Tiere.[62] Eisbären stehen ganz oben in der mit Giften schwer belasteten Nahrungskette, daher sind sie am stärksten von der zunehmenden Konzentration der Schadstoffe, der »Biomagnifikation«, in der Umwelt belastet.

Aber es gibt noch ein weiteres Säugetier am Ende der Nahrungskette, und sein Lebensraum ist deutlich weniger geschützt als der des Eisbären: der Mensch.

Daniel Richard ist Präsident der französischen Abteilung des WWF (World Wildlife Fund), einer der größten Naturschutzorganisationen der Welt. Daniel ist ein leidenschaftlicher Naturliebhaber und lebt seit zwölf Jahren in der Camargue am Rande eines Naturschutzgebiets. Als die europäische Sektion des WWF 2004 eine ungewöhnliche Kampagne startete, bei der die Menge an Giftstoffen im menschlichen Körper gemessen wurde, meldete er sich als Freiwilliger. Verblüfft erfuhr er, dass in seinem Körper beinahe die Hälfte der getesteten giftigen Substanzen gefunden worden waren (42 von 109) – fast so viele wie bei einem Eisbären. Warum? »Ich bin Fleischfresser«, antwortete er. Bei der Studie wurden auch 39 Mitglieder des Europaparlaments und 14 Minister für Gesundheit und Umwelt aus verschiedenen europäischen Ländern untersucht. Sie alle wiesen beträchtliche Mengen an Schadstoffen auf, deren Giftigkeit für Menschen nachgewiesen ist. 13 chemische Rückstandsprodukte (Phthalate und Perfluorverbindungen) wurden bei *allen* Parlamentsabgeordneten nachgewiesen, bei den Ministern fand man Spuren von 25 chemischen Substanzen, darunter ein Flammschutzmittel, zwei Pestizide und 22 PCB (polychlorierte Biphenyle).[63] Diese Form der schleichenden Vergiftung ist weder auf Abgeordnete noch auf Europäer beschränkt: In den USA fanden Wissenschaftler der Centers for Disease Control in Blut und Urin von Amerikanern aller Altersgruppen 148 giftige Chemikalien.[64]

Wie der zunehmende Zuckerkonsum und die massiv gestiegene Aufnahme von Omega-6-Fettsäuren sind die giftigen Substanzen in unserer Umwelt und in unserem Körper ein radikal neues Phänomen, dessen Anfänge sich ebenfalls auf die Zeit des Zweiten Weltkriegs datieren lassen. Seit 1930 ist die jährliche Produktion synthetischer Chemikalien von einer Million Tonnen auf 200 Millionen Tonnen gestiegen.[65]

Als Devra Lee Davis, eine brillante junge Epidemiologin, die kein Blatt vor den Mund nimmt, 1979 diese Zahlen veröffentlichte, wurde sie als Unruhestifterin verunglimpft. Dazu muss man erklären, dass sie ihrem Artikel in *Science* mutig den Titel »Cancer and industrial chemical production« gegeben hatte. Von diesen Thema wollte nie-

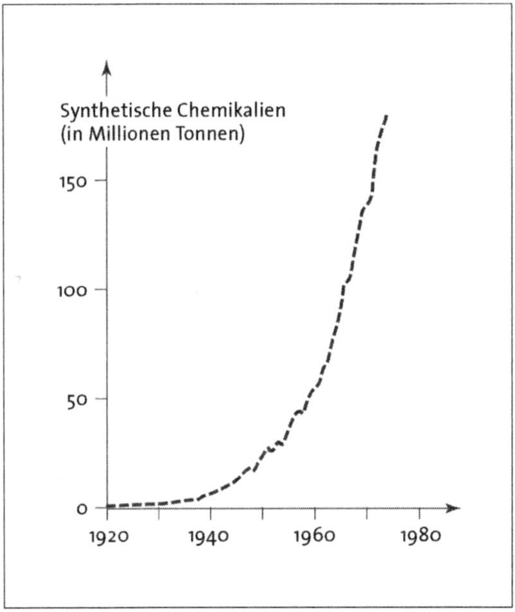

Abbildung 13: Die Produktion synthetischer Chemikalien, einschließlich der Pestizide, ist ein relativ neues Phänomen, das seit Ende des 20. Jahrhunderts verstärkt auftritt.[65]

mand etwas hören, fast schien es, als sei mit dem Artikel auch das Ende ihrer Karriere gekommen. Aber sie blieb hartnäckig. Nach der Veröffentlichung vieler weiterer Artikel und von zwei einflussreichen Büchern[12, 66] wurde sie schließlich 2005 gebeten, das Center for Environmental Oncology zu leiten, das an der University of Pittsburgh eigens für sie eingerichtet wurde und das weltweit das erste Zentrum zur Untersuchung von Krebs und Umwelteinflüssen war. Heute bestreitet kaum noch jemand den Zusammenhang zwischen Krebs und Umwelteinflüssen.

Das Internationale Krebsforschungszentrum der WHO führt eine Liste der karzinogenen Substanzen in der Umwelt. In den vergangenen 30 Jahren wurden 900 potenzielle Übeltäter getestet, ein verschwindend geringer Anteil bei über 100.000 Stoffen, die von der Industrie seit 1940 in großen Mengen (Millionen Tonnen pro Jahr) produziert werden.[67] Von den 900 Produkten, die bei der Internationalen Krebsforschungsagentur zur Untersuchung eingereicht werden (normalerweise von Regierungsorganisationen, medizinischen Vereinigungen oder Verbraucherschutzorganisationen), wurde nur *eine* als nicht krebserzeugend eingestuft. 95 gelten als Karzinogene der Kategorie 1 (»nachweislich krebserzeugend«, das heißt, es wurde in epidemiologischen Studien und Tierversuchen ein Kausalzusammenhang nachgewiesen). 307 gehören zur Kategorie 2 (»wahrscheinlich krebserzeugend«, das heißt, die Tierversuche sind überzeugend, aber es gibt *keine Forschung am Menschen oder anderweitig keine ausreichenden Belege für die Toxizität).* 497 fallen in die Kategorie 3 und gelten als krebsverdächtig (das heißt, dass ihre Wirkung noch nicht ausreichend untersucht wurde, häufig auch deswegen, weil es an den finanziellen Mitteln fehlt).

In vielen Fällen finden die Substanzen weiterhin breite Anwendung. Das gilt beispielsweise für Benzol, ein bekanntes Karzinogen, das in Benzin, bestimmten Kunststoffen, Harzen und Klebern vorkommt, in Schmier- und Farbstoffen, Reinigungs- und Lösungsmitteln sowie Pestiziden.[68] Die Industrie verteidigt die Verwendung mit dem Argument, dass die Mengen, mit denen die Verbraucher normalerweise in Kontakt kommen, nur ein Hundertstel der in Tierversuchen ermittelten giftigen Dosis betragen. Doch die Biologin Sandra Steingraber, die sich auf Umweltprobleme spezialisiert hat, gibt zu bedenken, dass man nur ein wenig rechnen müsse, um das Argument zu entkräften: 1995 wurden im Rahmen des National Toxicology Program 400 Chemikalien im Tierversuch getestet – die Substanzen galten als »repräsentative Stichprobe« für 75.000 Substanzen, die damals auf dem Markt waren. Dabei kamen die Forscher zu dem Schluss, dass 5 bis 10 Prozent der getesteten Substanzen für Menschen als krebserregend einzustufen seien. 5 bis 10 Prozent bedeutet, dass wir regelmäßig 3750 bis 7500 Karzinogenen ausgesetzt sind – da ist es nicht sehr beruhigend, wenn man uns sagt, dass es sich dabei jeweils nur um ein Hundertstel der toxischen Dosis handle.[11] Selbst wenn man nur einem Hundertstel ausgesetzt ist, beläuft sich die Gesamtmenge an Giftstoffen auf das 37- bis 75-Fache dessen, was bei Tieren als toxisch gilt. In Europa kamen Mediziner, Wissenschaftler und Umweltschutzorganisationen bei einer Konferenz der UNESCO zum gleichen Ergebnis. Gemeinsam unterzeichneten sie den »Appell von Paris«, den Dominique Belpomme, Professor für Onkologie am Hôpital Européen Georges-Pompidou, angeregt hatte. Darin wird für die Einführung einer neuen und potenziell giftigen Chemikalie das Vorsorgeprinzip angemahnt: Bevor ein neuer Stoff unkontrolliert in die Umwelt eingebracht wird, soll dessen toxisches Potenzial ermittelt werden. Dieses Prinzip wendet jeder vernünftige Mensch für sich und seine Kinder an, nur von der chemischen Industrie wurde es nie gefordert.[69, 70]

Viele krebserregende Substanzen reichern sich im Fett an, etwa die Inhaltsstoffe im Tabakrauch wie Benzo(a)pyren, eines der aggressivsten bekannten Karzinogene.[71] In den vergangenen 50 Jahren haben im Westen besonders die Krebsarten zugenommen, die in Fettgewebe oder in Organen, die von Fettgewebe umgeben sind, auftreten: Brust, Eierstöcke, Prostata, Darm und Lymphsystem.

Viele Krebsarten reagieren auf die Hormone in unserem Körper und werden daher als »hormonabhängig« bezeichnet. Aus diesem Grund werden diese Erkrankungen mit Hormonantagonisten behandelt, beispielsweise Tamoxifen bei Brustkrebs oder Antiandrogenen bei Prostatakrebs. Aber wie wirken sich Hormone auf das Krebswachstum aus? Die Hormone heften sich an bestimmte Rezeptoren der Zelloberfläche, ähnlich wie ein Schlüssel, der ein Schloss öffnet. Wenn es sich dabei um Krebszellen handelt, setzt das Hormon Kettenreaktionen in Gang und löst damit das zerstörerische Wachstum des Tumors aus.

Viele Schadstoffe in der Umwelt sind hormonell wirksame Substanzen, das heißt, ihre Struktur imitiert die Struktur bestimmter menschlicher Hormone, und so können sie das Schloss der Zellmembran passieren, in die Zelle eindringen und diese auf anomale

Weise aktivieren. Hormonell wirksame Substanzen imitieren häufig Östrogene. Aufgrund ihrer Forschungen nannte Devra Lee Davis sie »Xenoöstrogene« (vom griechischen Begriff *xenos* für »Fremder«).[72] Als Inhaltsstoffe bestimmter Herbizide und Pestizide werden sie von Nutztieren aufgenommen und reichern sich in deren Fett an. Andere Xenoöstrogene stammen aus Kunststoffen oder sind Abfallprodukte chemischer Prozesse und landen auf Giftmülldeponien. Selbst in Kosmetik- und Haushaltsprodukten kommen sie vor.[68] (Siehe dazu am Kapitelende die Liste mit Produkten, die man meiden sollte.)

In einer Langzeitstudie mit 91.000 Krankenschwestern untersuchte die Abteilung für Epidemiologie in Harvard über einen Zeitraum von zwölf Jahren den Zusammenhang von Brustkrebs und Fleischverzehr bei Frauen vor der Menopause. Bei Frauen, die häufiger als einmal pro Tag rotes Fleisch aßen, war das Brustkrebsrisiko doppelt so hoch wie bei Frauen, die weniger als dreimal in der Woche Fleisch aßen. Demnach könnte durch einen reduzierten Fleischkonsum das Brustkrebsrisiko halbiert werden. In Europa kam die groß angelegte Studie EPIC, bei der 475.000 Personen in zehn Ländern beobachtet wurden, für Darmkrebs zum gleichen Ergebnis: Im Vergleich zu Personen, die weniger als 20 Gramm Fleisch pro Tag verzehrten, hatten Personen, die Fleisch in großen Mengen aßen, ein doppelt so hohes Risiko, an Darmkrebs zu erkranken. (Bei regelmäßigem Verzehr von Seefisch mit seinem hohen Anteil an Omega-3-Fettsäuren *sank* das Risiko um 50 Prozent.)[73]

Es ist nicht bekannt, ob das Risiko beim Fleischkonsum von den Rückständen der chlorierten Kohlenwasserstoffe im Fett herrührt oder andere Ursachen hat, da beispielsweise auch Konservierungsstoffe in der Wurst wie Nitrosamine karzinogen wirken können. Zusätzlich kompliziert wird die Frage noch durch die xenoöstrogenen Substanzen in den Plastikverpackungen für Fleisch- und Wurstwaren und durch die Zubereitungsart, die ebenfalls eine Rolle spielt (so entstehen etwa beim Grillen heterozyklische Amine). Eine weitere Erklärung wäre, dass Fleischliebhaber weniger Lebensmittel mit krebshemmender Wirkung verzehren (das sind fast ausschließlich Gemüse).

Sicher ist, dass der Mensch über 90 Prozent der bekannten Schadstoffe über Fleisch und Molkereiprodukte (sowie große Fische am Ende der Nahrungskette) aufnimmt. Dazu gehören Dioxin, polychlorierte Biphenyle (PCB) und bestimmte Pestizide, die zwar seit einigen Jahren verboten sind, aber nach wie vor in der Umwelt vorkommen.* Auch weiß man, dass Gemüse im Durchschnitt ein Hundertstel der Schadstoffmenge enthält, die im Fleisch vorliegt, und dass Biomilch weniger schadstoffbelastet ist als Milch aus konventioneller Landwirtschaft.[75,76]

Pestizide sind eine Hauptquelle für Umweltgifte. Die USA sind weltweit der größte Verbraucher von Pestiziden, an zweiter Stelle kommt Japan, an dritter Stelle Frankreich. In Frankreich wurden 2004 76.000 Tonnen aktiver Wirkstoffe eingesetzt (was einem Umsatz von fast 1,8 Milliarden Euro entspricht).[77] Auch hier gab es diese Produkte vor 1930 praktisch nicht.

Die Europäische Union ist der wichtigste Produzent von Pestiziden weltweit, wobei 72 Prozent in der EU selbst eingesetzt werden. Die Produkte sind nicht auf Landwirtschaft und Industrie beschränkt. Man schätzt, dass in Europa 80 bis 90 Prozent der Bevölkerung im eigenen Haushalt Pestiziden und Insektiziden ausgesetzt sind, wobei im Schnitt drei oder vier verschiedene Produkte zum Einsatz kommen.[77]

Ähnlich wie DDT vor 40 Jahren ist heute noch Atrazin ein Unkrautvernichtungsmittel mit so großen wirtschaftlichen Vorteilen, dass man das Risiko für Mensch und Umwelt lange Zeit als »tragbar« einschätzte. Dabei ist Atrazin ein so starkes Xenoöstrogen, dass es Frösche zu Zwittern macht, wenn es früher oder später in Gewässer ge-

* Experten der französischen Behörde für Lebensmittelsicherheit haben beispielsweise nachgewiesen, dass Milch, die ganz normal im Laden verkauft wird, Dioxin und PCB enthält. Bei mehreren europäischen Studien wurden außerdem Pestizide wie DDT und Lindan nachgewiesen, die zwar seit vielen Jahren verboten sind, aber immer noch in der Umwelt vorkommen.[74–76]

langt.[78,79] In Deutschland ist Atrazin seit 1991 verboten, in Frankreich ist es nach langen Auseinandersetzungen zwischen Wissenschaftlern und der Industrie erst seit 2003 nicht mehr erlaubt, in der EU seit 2006. Davor wurde es seit 1962 jahrzehntelang massiv eingesetzt.

Einige Gehirntumoren, darunter auch die Form, die ich hatte, reagieren auf Xenoöstrogene.[80] In einer kürzlich erschienenen Studie wurde nachgewiesen, dass bei Landwirten, die regelmäßig Pestiziden und Fungiziden ausgesetzt sind, ein erhöhtes Risiko für Gehirntumore besteht.[81] Von 1963 bis 1970 spielte ich ab dem Alter von zwei Jahren in der Umgebung unseres Hauses in der Normandie in Maisfeldern, die mit Atrazin besprüht worden waren. Mein ganzes Leben lang bis zu dem Tag, an dem man bei mir Krebs diagnostizierte, trank ich Milch, aß Eier, Joghurt und Fleisch von Tieren, die pestizidbehandelten Mais als Futter erhalten hatten. Ich aß Äpfel mit Schale, die 15 Mal mit Pestiziden eingesprüht worden waren, bevor sie in den Laden kamen. Ich trank Leitungswasser, das aus kontaminierten Flüssen und Grundwasserbeständen stammte (Atrazin wird bei der Trinkwasseraufbereitung meist nicht herausgefiltert). Meine beiden Cousinen, die Brustkrebs hatten, spielten in den gleichen Feldern in der Normandie, tranken das gleiche Wasser und aßen die gleichen Lebensmittel wie ich. Wir werden nie erfahren, welche Rolle Atrazin oder andere landwirtschaftliche Chemikalien bei unseren Krebserkrankungen spielten. Viele andere Kinder aus der Gegend wurden nicht krank, aber wie entscheidet man, ob das Risiko »tragbar« war?

Und Bioprodukte?

Der Bundesstaat Washington im Nordwesten der Vereinigten Staaten, zwischen dem Pazifik und einer Bergkette gelegen, ist einer der schönsten Bundesstaaten im amerikanischen Westen. Und wie so oft in einer überwältigend schönen Natur sind auch die Einwohner besonders progressiv. In der Umgebung von Seattle gibt es zahlreiche Kooperativen und Supermärkte, die sich an den Richtlinien ökologischer Landwirtschaft orientieren, denn ein Großteil der Bevölkerung hat entschieden, sich mit Bioprodukten zu ernähren. Wie in Europa sind Produkte mit dem Kennzeichen »Bio« ohne chemische Pestizide und nur mit natürlichen Düngemitteln angebaut. Allerdings werden Bioprodukte oft kritisiert, weil sie teurer sind und manchmal noch Schadstoffe von benachbarten Feldern enthalten. Können Biolebensmittel wirklich unsere Schadstoffbelastung verringern?

An der University of Washington ging die junge Wissenschaftlerin Cynthia Curl der Frage nach, ob die Bioprodukte, die ihre Freundinnen ihren Kindern zu essen gaben, wirklich gesünder sind. Kurzerhand sprach sie Familien beim Verlassen eines konventionellen Supermarkts und eines Bioladens an und organisierte so eine Studie mit 42 Kindern im Alter von zwei bis fünf Jahren. Drei Tage lang mussten die Eltern genau aufschreiben, was ihre Kindern zu essen und zu trinken bekamen. Die Ernährung der Kinder galt als »biologisch-dynamisch«, wenn mehr als 75 Prozent der konsumierten Lebensmittel das Biosiegel trugen, und als »konventionell«, wenn über 75 Prozent keine Biolebensmittel waren. Curl testete dann den Urin der Kinder auf Spuren der häufigsten Pestizide mit Organochlorverbindungen und stellte fest, dass der Gehalt an Pestiziden im Urin der biologisch ernährten Kinder deutlich unter den vom amerikanischen Umweltministerium festgelegten Grenzwerten lag. Bei den Kindern, die herkömmlich produzierte Lebensmittel erhalten hatten, waren die Werte dagegen sechs Mal so hoch und lagen um das Vierfache über den amtlichen Grenzwerten.[82, 83] Die Bioprodukte machten also einen großen Unterschied, da die Schadstoffbelastung deutlich niedriger ausfiel.*

* In Europa führte der Agraringenieur Claude Aubert, den man manchmal auch als den »Urvater« des europäischen Biolandbaus bezeichnet, eine ähnliche Untersuchung durch. 1986 zeigte er, dass Frauen, die während der Schwangerschaft konventionell erzeugte Lebensmittel zu sich genommen hatten, die dreifache Menge an Pestiziden mit Organochlorverbindungen in der Muttermilch hatten als Frauen, die sich zu 90 Prozent mit Bioprodukten ernährt hatten.[84]

Wie die *New York Times* berichtete, gab es auf Cynthia Curls Ergebnisse die typischen Reaktionen. David Klurfeld, ein angesehener Ernährungswissenschaftler an der Wayne State University in Detroit, argumentierte, man kenne die Auswirkungen von Pestizidrückständen in dieser Menge auf die Gesundheit nicht. »Ich sage nicht, dass es kein mögliches Gesundheitsrisiko gibt. Aber wir müssen realistisch bleiben, und das heißt, wir dürfen deswegen nicht in Panik verfallen. Ich würde aufgrund dieser Studie weder meine eigenen Ernährungsgewohnheiten noch die meiner Familie ändern.«

Doch nicht alle Spezialisten sehen die Dinge so. Im Fachbereich für Umweltwissenschaften in Yale untersucht John Wargo seit Jahren die Auswirkung veränderter Umweltbedingungen auf die Gesundheit von Kindern. Er reagierte ganz anders auf Curls Studie: »Das bestätigt die Bedeutung einer ›biologisch-dynamischen‹ Ernährung und zeigt, dass Bioprodukte die Belastung bei Kindern reduzieren. Vonseiten der Industrie heißt es immer ›zeigt uns die Leichen‹. Aber ich möchte nicht, dass so mit dem Leben meiner Kinder gespielt wird.«

Seit damals hat eine zweite Studie derselben Universität die ursprünglichen Ergebnisse untermauert. Zunächst wurden 23 Kinder getestet, nachdem sie mehrere Tage lang konventionell erzeugte Lebensmittel erhalten hatten. In ihrem Urin wurden Pestizide nachgewiesen. Dieselben Kinder verzehrten dann ausschließlich Bioprodukte. Nach wenigen Tagen waren die Pestizidspuren im Urin verschwunden. Als sie wieder zur normalen Ernährung zurückkehrten, stieg auch der Pestizidgehalt im Urin wieder an und erreichte bald den früheren Stand.[85]

Stellen Sie sich vor, es gäbe ein Produkt, das man einfach auf ein Steak, einen Apfel oder in ein Glas Milch sprühen könnte, und schon würden durch eine Farbveränderung Pestizidspuren sichtbar. Ein einziger Tropfen würde genügen. Die Lebensmittelindustrie müsste sich über Nacht radikal umstellen, um im Umgang mit fragwürdigen Substanzen in unserem Essen dem Vorsorgeprinzip zu genügen. Doch die giftigen Substanzen sind geruchlos, farblos und geschmack-

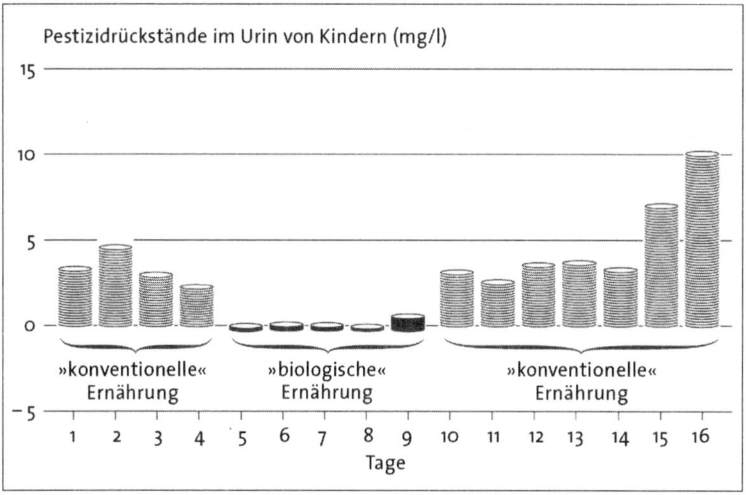

Abbildung 14: Rückstände von Pestiziden mit Organochlorverbindungen im Urin von 23 Kindern zwischen drei und elf Jahren. Die Kinder erhielten an 15 aufeinanderfolgenden Tagen zunächst konventionell erzeugte Lebensmittel, dann Bioprodukte, dann wieder konventionelle Lebensmittel. Sobald die Kinder Biolebensmittel aßen (die Tage 5 bis 9), verschwanden die Pestizidrückstände fast sofort aus dem Urin.

los. Sind sie »tragbar«, nur weil man sie nicht wahrnimmt? Und betrifft die Frage nur diejenigen, die schon Krebs haben?

Wenn sich die Epidemiologen »sicher« sind …

Der Zusammenhang zwischen Krebs und Umwelt, lange Zeit ein grünen Umweltschützern vorbehaltenes Betätigungsfeld, ist heute ein anerkanntes Forschungsgebiet, für das sich immer mehr Wissenschaftler interessieren. Alarmiert von den Fakten, schrieben Experten des INSERM, des französischen Instituts für Gesundheitswesen und medizinische Forschung, 2005: »Es ist allgemein anerkannt, dass Umweltbelastungen für die Mehrheit der Krebserkrankungen verantwortlich sind.« Dabei sind 30 Prozent der Fälle auf Tabak zurückzuführen.[86] Für die übrigen Erkrankungen gibt es größtenteils keine offizielle Erklärung. Krebs benötigt beim Menschen im Allgemeinen zwischen einem und 40 Jahren zur Entwicklung. Oft wurden die wenigen überzeugenden wissenschaftlichen Studien an Tieren mit einer wesentlich kürzeren Lebenszeit durchgeführt. Für manche Wissenschaftler (und ihre Haltung ist durchaus nachvollziehbar) bieten diese Studien keine ausreichenden Beweise, die es ermöglichen, die Krebserkrankungen beim Menschen auf Veränderungen in unserer Umwelt zurückzuführen.

Im Jahr 2002 organisierten Brustkrebspatientinnen in der kanadischen Stadt Victoria eine Konferenz mit Experten für Epidemiologie und Biochemie. Auch Dr. Annie Sasco war eingeladen und legte ihre Erkenntnisse dar. Bei ihrem Vortrag referierte sie die Ergebnisse von 25 Jahren Arbeit als weltweit anerkannte Kapazität auf dem Gebiet der Epidemiologie. Angesichts der vielen Frauen, die alle eine Erklärung für ihre Krankheit hören wollten, kam sie zu dem Schluss: »Zwar deuten die Daten auf eine Verbindung zwischen dem Anstieg der Brustkrebsfälle und den veränderten Umweltbedingungen der letzten 50 Jahre hin, aber wir haben immer noch keine unwiderlegbaren wissenschaftlichen Beweise für einen Kausalzusammenhang.« Daraufhin griff eine Frau aus dem Publikum zum Mikrofon und sagte: »Wenn wir warten und erst dann etwas unternehmen, wenn sich die Epidemiologen sicher sind, sind wir längst alle tot!« Annie Sasco räumte ein, dass das auch ihre Auffassung sei.

Hindernisse für eine Veränderung

1950 rauchten 80 Prozent aller Männer im Westen Tabak. Rauchen galt selbst bei Ärzten als völlig harmlos, sogar in medizinischen Zeitschriften wurde für Winston und Marlboro geworben. Im gleichen Jahr wiesen Evarts Graham und Richard Doll von der Universität Oxford (selbst Raucher) einwandfrei nach, dass Tabak die Ursache für den massiven Anstieg der Lungenkrebsfälle war. Bei Männern, die mehr als eine Packung am Tag rauchten, war das Risiko um das

30-Fache erhöht!* Dennoch brauchte die britische Regierung 22 Jahre, bis sie die erste Maßnahme gegen das Rauchen beschloss.** Auch heute noch sind Herstellung, Konsum und Export von Tabakwaren überall vollkommen legal.

Der Zusammenhang zwischen Krebs und tierischen Fetten (mit einem Übermaß an Omega-6-Fettsäuren und angereichert mit giftigen Chemikalien) ist nicht so eindeutig nachgewiesen wie der Zusammenhang zwischen Krebs und Tabak. (Für Raucher steigt das Risiko um das 20- bis 30-Fache[88], das ist erheblich.) Durch das unausgewogene Fettsäurenverhältnis und die Giftkonzentration in tierischen Fetten erhöht sich das Risiko etwa um den Faktor 1,5 bis 8; die Zahlen fallen je nach Studie und Grad der Belastung unterschiedlich aus. Dennoch sollte man dieses Risiko bei einer lebensbedrohlichen Krankheit nicht vernachlässigen.***

Wie beim Tabak verhindern starke wirtschaftliche Interessen, dass die Risiken tierischer Fette offen erörtert werden. Viele Politiker glauben, dass Pestizide die landwirtschaftliche Produktivität steigern, obwohl es kaum Belege für diese These gibt.[89] Es wird argumentiert, die Wirtschaft und die Arbeitsplätze in landwirtschaftlich geprägten Regionen könnten nur mit dem Einsatz konventioneller Chemikalien erhalten werden. Dabei werden jedoch nur die Interes-

* Obwohl die Entdeckung des Zusammenhangs zwischen Tabak und Lungenkrebs üblicherweise Dr. Richard Doll zugeschrieben wird, sollte man der historischen Genauigkeit wegen erwähnen, dass Dr. Ernst L. Wynder, ein deutsch-jüdischer Epidemiologe, der in die USA emigriert war, drei Monate vor Doll eine ähnliche Studie mit den gleichen Schlussfolgerungen im *Journal of the American Medical Association* veröffentlichte.[87]

** Dabei handelte es sich um eine Anhebung der Verkaufssteuern auf Zigaretten, die 1972 von Schatzminister Denis Healey beschlossen wurde.

*** Bei einem Gespräch über dieses Thema wies mich Dr. Devra Lee Davis darauf hin, dass das Risiko bei tierischen Fetten im Vergleich zu Tabak zwar kleiner sei, sich dadurch aber nicht automatisch auch das Risiko für die Bevölkerung reduziere. Ein Risiko, dem jeder ausgesetzt ist, hat viel größere Auswirkungen auf die Bevölkerung als ein Risiko, das nur Raucher (die sich dafür entschieden haben) und deren Umfeld betrifft.

sen der chemischen Industrie geschützt. Eine Veränderung in der Landwirtschaftspolitik hin zur Förderung umweltfreundlicher und gesunder Anbaumethoden hat offensichtliche, unmittelbare Nachteile, weil dafür ein radikaler Wandel erforderlich ist. Umfangreiche politische Maßnahmen zur Entwicklung der biologischen Landwirtschaft sind nötig. Wie beim Tabak werden die wirtschaftlichen Vorteile der Umstellung, beispielsweise eine deutliche Senkung der Kosten im Gesundheitswesen, erst langfristig erkennbar sein. Andere Vorteile hingegen merkt man sofort, etwa die Verbesserung der Wasserqualität, der Gesundheit und Sicherheit der Arbeiter.

Al Gore zitiert in seinem Dokumentarfilm über die globale Erwärmung, *Eine unbequeme Wahrheit*, den bekannten amerikanischen Schriftsteller Upton Sinclair: »Es ist schwierig, jemandem etwas begreiflich zu machen, wenn sein Gehalt davon abhängt, dass er es nicht begreift.« Wir können nicht erwarten, dass Politiker oder Wirtschaftsbosse an unserer Stelle unbequeme Entscheidungen treffen. Die Frau, die in Victoria das Mikrofon ergriff, hatte recht: Wenn wir warten, bis sich die Epidemiologen »sicher« sind, werden wir vorher vielleicht schon gestorben sein. Andererseits können wir alle unsere eigenen Vorsichtsmaßnahmen treffen. Wir können selbst entscheiden, was wir wollen – und kaufen. Wenn der Lebensmittelhändler um die Ecke keine Bioprodukte führt, muss man oft nur danach fragen, damit er sie ins Sortiment nimmt. Und wenn die Nachfrage groß genug ist, sinken die Preise, wie sich bereits in vielen Supermärkten gezeigt hat, wo der Unterschied zwischen den Preisen für Bioprodukte und den Preisen für konventionelle Produkte nicht mehr allzu groß ist.

Drei Prinzipien für die Entgiftung

Wenn Raucher mit dem Rauchen aufhören, sinkt ihr Krebsrisiko massiv. Wenn wir aufhören, das Wachstum der Krebszellen in unserem Körper zu fördern, können die natürlichen Kontrollmechanismen wieder greifen und die Ausbreitung der Krebszellen hemmen.

Zum Schutz vor Krebs können wir unsere Belastung durch giftige Faktoren aus unserer Umwelt so weit wie möglich reduzieren. Von den bereits bekannten oder stark verdächtigen Faktoren möchte ich drei besonders hervorheben, die meiner Meinung nach die stärkste Wirkung haben und sich besonders leicht ändern lassen:

1. Der übermäßige Konsum von raffiniertem Zucker und Weißmehl (der über das Insulin und den Wachstumsfaktor IGF Entzündungen fördert).
2. Der übermäßige Konsum von Omega-6-Fettsäuren in Margarine, pflanzlichen Fetten (einschließlich der Transfettsäuren) und tierischen Fetten (Fleisch, Milchprodukte, Eier) aus einer Landwirtschaft, die seit dem Zweiten Weltkrieg aus dem Gleichgewicht geraten ist.
3. Die Belastung durch Schadstoffe, die seit 1940 in unserer Umwelt vorkommen und sich in tierischen Fetten anreichern.

Die beiden ersten Faktoren tragen wesentlich zu Entzündungen bei und fördern so die Entwicklung von Krebs. Der erste Schritt bei einer Entgiftung sollte daher die Einschränkung von Zucker, Weißmehl und tierischen Fetten sein, außerdem sollte man den Anteil der konventionell erzeugten Lebensmittel auf dem Speiseplan verringern. Man muss nicht vollständig darauf verzichten, allerdings sollten sie nicht als Grundlage unserer Ernährung dienen, sondern nur als Ergänzung. Anstelle eines Steaks mit ein bisschen Gemüse müssen wir uns vorstellen, dass wir gelegentlich ein bisschen Fleisch (mit einem ausgewogenen Omega-3-Anteil) essen, das Hauptgericht aber aus Gemüse besteht. So halten es auch die Vietnamesen, die Inder und die Chinesen.

Würden wir uns alle diese gesunde Form der Ernährung angewöhnen, könnten wir nicht nur unseren Körpern bei der Entgiftung helfen, sondern auch der Erde, ihr Gleichgewicht wiederzufinden. Der Bericht über Ernährung und Landwirtschaft der Welternährungsorganisation der Vereinten Nationen aus dem Jahr 2006 kommt zu dem Schluss, dass die derzeitigen Methoden in der Tierzucht zur Fleischgewinnung für den Menschen eine Hauptursache für die globale Erwärmung sind. Der Anteil der Tierhaltung am Treibhauseffekt ist sogar *höher* als der des Verkehrs. Aus der Viehzucht stammen 65 Prozent der emittierten Stickoxide, Gase, die 296 Mal mehr zur globalen Erwärmung beitragen als Kohlendioxid. Da Rinder Futtermais nur schlecht verdauen, setzen sie Methangas frei, das 23 Mal so klimaschädlich ist wie Kohlendioxid. 37 Prozent des Methangases weltweit werden von Rindern produziert. Auf einem Drittel der weltweit verfügbaren Ackerfläche werden inzwischen Mais und Soja für die Tiermast angebaut. Weil die Acker- und Weideflächen aber immer noch nicht ausreichen, werden Wälder gerodet, was wiederum die Erderwärmung fördert, weil die Wälder Kohlendioxid absorbieren. Der Bericht vermerkt außerdem, dass die industrielle Tierhaltung mit ihrem hohen Verbrauch an Kunstdünger und Pestiziden und dem Anfall von Gülle das Trinkwasser gefährdet, da Rückstände in den Wasserkreislauf gelangen.

Ein Inder verzehrt im Durchschnitt 5 Kilo Fleisch pro Jahr und ist – im vergleichbaren Alter – gesünder als ein Bewohner der westlichen Industrieländer. Ein Amerikaner konsumiert 123 Kilo Fleisch im Jahr – 25 Mal mehr als ein Inder.[90] Unsere Produktionsmethoden und Ernährungsgewohnheiten zerstören den Planeten. Und alles deutet darauf hin, dass wir damit auch uns und unsere Gesundheit zerstören.

Jeden Abend fasse ich in meinem Tagebuch mit wenigen Worten zusammen, was mir am meisten Freude gemacht hat. Normalerweise sind das ganz einfache Dinge. Oft bin ich überrascht, welche Freude ich daran habe, dass ich nur Gemüse, Hülsenfrüchte und Obst (und ein bisschen Vollkornbrot) gegessen habe. Mir fällt auf, dass ich den ganzen Tag aufmerksamer war und mich leichter fühlte. Es ist ein schönes Gefühl zu wissen, dass ich dem Planeten, der mich trägt und ernährt, keine allzu große Last bin.

Nach 20 Jahren, in denen sich Michael Lerner der Betreuung von Krebspatienten gewidmet hatte, wollte er nicht mehr länger Programme für Menschen zwischen dreißig und vierzig anbieten, die eigentlich gar keinen Krebs haben dürften. Die Programme gibt es immer noch, aber Michael widmet einen Großteil seiner Arbeit nun dem Umweltschutz; er möchte das Problem bei der Wurzel packen und der Krankheit vorbeugen. Sein Fazit lautet schlicht: »Man kann auf einem kranken Planeten nicht gesund leben.«

1854 übereignete Häuptling Seattle von den nordwestlichen indianischen Ureinwohnern feierlich sein Land und das Land seines Volkes der Souveränität der Vereinigten Staaten. Die Rede, die er damals hielt, diente über 100 Jahre später der Umweltbewegung als Inspiration, die seine Worte auf einprägsame Weise neu interpretierte. Seattle wandte sich mit eindringlichen Worten an die Nachkommen der weißen Siedler, also an uns:

> Lehrt Eure Kinder, was wir unsere Kinder lehren: Die Erde ist unsere Mutter. Was die Erde befällt, befällt auch die Söhne der Erde. Wenn Menschen auf die Erde spucken, bespeien sie sich selbst. Denn das wissen wir, die Erde gehört nicht den Menschen, der Mensch gehört zur Erde – das wissen wir. Alles ist miteinander verbunden, wie das Blut, das eine Familie vereint. Alles ist verbunden.

Reduzieren	Ersetzen durch
Lebensmittel mit hohem glykämischen Index (Zucker, Weißmehl usw.) Siehe Tabelle 1, S. 105	Obst, Mehl und Stärke mit niedrigem glykämischen Index Siehe Tabelle 1, S. 105
Gehärtete oder teilweise gehärtete Fette Sonnenblumen-, Soja- und Maisöl Konventionell erzeugte Milchprodukte (zu viele Omega-6-Fettsäuren), Pommes frites und generell frittierte Speisen, Chips	Olivenöl, Leinöl Biomilchprodukte (tragen zu einem ausgewogenen Verhältnis der Omega-6-und Omega-3-Fettsäuren bei), Sojamilch, Sojajoghurt, Oliven, Hummus (Kichererbsenpaste), Kirschtomaten
Rotes Fleisch aus konventioneller Landwirtschaft Geflügelhaut	Gemüse, Hülsenfrüchte (Erbsen, Bohnen, Linsen), Tofu Biogeflügel und Bioeier Rotes Fleisch aus Biohaltung (maximal 200 Gramm pro Woche) Fisch (Makrele, Sardinen, Lachs, auch aus Zuchtbetrieben)
Die Schale von Obst und Gemüse aus konventionellem Anbau (Pestizide haften an der Schale)	Geschältes und gewaschenes Obst und Gemüse oder Obst und Gemüse aus Bioanbau
Leitungswasser in Gebieten mit intensiver Landwirtschaft aufgrund von Nitrat- und Pestizidrückständen (Informationen über den Gehalt an Nitraten, Pestiziden und anderen Schadstoffen erhält man vom örtlichen Wasserwerk)	Gefiltertes Leitungswasser (Kohlefilter) oder noch besser durch Umkehrosmose aufbereitetes Wasser (Spezialmembran lässt sich in die Hauswasserleitung einbauen) Mineralwasser oder Tafelwasser in Glas- oder Plastikflaschen (vorausgesetzt, die Flaschen standen nicht in der Sonne und das Wasser schmeckt nicht nach Plastik, denn das würde auf PVC-Rückstände hinweisen)

Tabelle 2: Ernährung ohne Gift. Zusammenfassung der wichtigsten Schritte zur Verbesserung der täglichen Ernährung.

Stark belastetes Obst und Gemüse (lieber Bioprodukte verwenden)	Weniger belastetes Obst und Gemüse (die Anbaumethode spielt eine geringere Rolle)
Äpfel Birnen Pfirsiche Nektarinen Erdbeeren Kirschen Himbeeren Trauben	Bananen Orangen Mandarinen Ananas Grapefruit Melonen Wassermelonen Pflaumen Kiwis Heidelbeeren Mangos Papayas
Paprika Sellerie grüne Bohnen Kartoffeln Spinat Blattsalat Gurken Kürbis	Brokkoli Blumenkohl Weißkohl Champignons Spargel Tomaten Zwiebeln Auberginen Erbsen Rettich Avocado

Tabelle 3: Besonders stark und deutlich weniger belastetes Obst und Gemüse. Achtung: Lieber Obst und Gemüse essen, die Pestizidrückstände enthalten, als es ganz aus dem Speiseplan streichen. Die krebshemmenden sekundären Pflanzeninhaltsstoffe nützen der Gesundheit mehr, als die Pestizide ihr schaden. (Quelle: The Environmental Working Group, www.foodnews.org.)[91]

Weitgehend meiden	Stattdessen:
Perchlorethylen bei der chemischen Reinigung von Textilien	Lüften Sie Kleidung aus der Reinigung vor dem Anziehen mehrere Stunden an der frischen Luft. Oder bringen Sie Ihre Kleidung in eine Reinigung, die per Nassreinigung, Kohlendioxid oder Silikon reinigt
Deodorants mit aluminiumhaltigen Antitranspirantien (vor allem bei Frauen, die sich die Achseln rasieren, weil dadurch das Aluminium leichter aufgenommen wird)	Natürliche Deodorants ohne Aluminium
Kosmetika, Lotionen, Shampoos, Haartönungen, Haarfestiger und -gels, Nagellack, Sonnenschutzmittel, die Östrogene oder Plazentahormone (häufig in Haarprodukten für den Afro-Look) oder Parabene oder Phthalate (Weichmacher) enthalten Phthalate, die man unbedingt meiden sollte: DBP (Dibutylphthalat) und DEHP (Diethylhexylphthalat) Parabene, die man unbedingt meiden sollte: Methylparaben, Propylparaben, Isobutylparaben, Butylparaben	Natürliche Produkte oder Bioprodukte ohne Parabene, Phtalate Viele »Bio«-Pflegemittel enthalten keine Parabene und Weichmacher. Manche Unternehmen wie Body Shop oder Aveda bieten Produkte ohne Weichmacher an
Chemische Haushaltspestizide und Insektizide	Pestizide mit ätherischen Ölen, Borsäure oder Kieselgur. Eine vollständige Liste mit Alternativen zu den meisten verdächtigen Pestiziden und Insektiziden findet sich unter www.panna.org
Phthalathaltige Parfüms (fast alle)	Verwenden Sie kein Parfüm oder nehmen Sie Eau de Toilette (enthält weniger Weichmacher)
Erhitzen von Speisen oder Getränken (Kaffee, Tee, Babyfläschchen) in Plastikbehältern aus PVC (gelangt beim Erhitzen in die Lebensmittel) oder Styropor	Verwenden Sie Glas- oder Keramikgefäße (vor allem in der Mikrowelle).

Weitgehend meiden	Stattdessen:
Zerkratzte Teflonpfannen	Unbeschädigtes Teflon oder Pfannen aus anderem Metall, etwa Edelstahl
Haushaltsreiniger wie Flüssigreiniger, Desinfektionsmittel, WC-Duftspüler mit Alkylphenolen (Nonoxinol, Octoxynol, Nonylphenol, Octylphenol usw.)	Bioreiniger oder Produkte mit dem europäischen Biosiegel Ein guter Ersatz sind weißer Essig (für Arbeitsflächen und Böden), Natron oder Naturseife

Tabelle 4: Produkte des alltäglichen Gebrauchs, die man meiden sollte, weil sie nachweislich krebserregend sind oder im Verdacht stehen, Krebs zu fördern – und die Alternativen.

KAPITEL 7
LEHREN AUS DEM RÜCKFALL

SEIT MEINER ERSTEN OPERATION waren einige Jahre vergangen und alles schien wieder in Ordnung zu sein. Eines Nachmittags trank ich Tee mit einer Freundin, eine der wenigen unter meinen Freunden und Bekannten, die von meiner Krankheit wussten. Wir sprachen über die Zukunft, als sie vorsichtig zu mir sagte: »David, ich muss dich etwas fragen – was tust du eigentlich, um den ›Nährboden‹ zu pflegen?« Sie wusste, dass ich ihre Begeisterung für Naturheilkunde und Homöopathie nicht teilte. Mir war das Konzept des »Nährbodens« – von dem ich im Medizinstudium nie etwas gehört hatte – völlig fremd, es lag weit außerhalb der naturwissenschaftlichen Medizin und interessierte mich überhaupt nicht. Ich antwortete ihr, dass man sich sehr gut um mich gekümmert habe und es nichts zu tun gebe, außer zu hoffen, dass der Tumor nicht wiederkehren würde. Dann wechselte ich das Thema.

Ich weiß noch, dass ich mich damals ganz anders ernährte als heute. Aus Zeitgründen hatte ich mir im Krankenhaus angewöhnt, mittags etwas zu essen, was man leicht während einer Besprechung oder sogar im Aufzug zu sich nehmen konnte. Ich aß fast jeden Tag Chili con Carne mit einem Bagel und trank dazu eine Dose Cola – eine Kombination, die mir heute, im Rückblick, als eine explosive Mischung aus Weißmehl und Zucker, tierischen Fetten voller Omega-6-Fettsäuren, Hormonen und Umweltgiften erscheint. Wie die meisten Menschen, die mit ihrer ersten Krebserkrankung einen Warnschuss erhalten hatten, zog ich es vor, meine Krankheit wie eine Lungenentzündung oder einen Knochenbruch zu behandeln. Ich hatte getan, was getan werden musste, und jetzt, so dachte ich, läge das alles hinter mir. Meine Arbeit und die Geburt meines Sohnes nahmen mich vollauf in Anspruch, daher trieb ich deutlich weniger Sport und hatte auch mein kurzzeitiges Interesse an der Meditation wieder verloren, das die Lektüre von Jung bei mir geweckt hatte. Mir war nie so recht bewusst geworden, dass ich Krebs entwickelt hatte, weil etwas mit dem »Nährboden« in mir nicht stimmte, und ich mich darum kümmern musste, wenn ich einen Rückfall vermeiden wollte.

Einige Monate später begleitete ich eine Patientin zu einer indianischen Zeremonie, bei der ihre Familie und ihre engsten Freunde zusammenkamen. Ein »Medizinmann« rief die Geister an, ihr zu helfen, dass sie ihre Krankheit überwinden würde. Dieser Schamane beeindruckte mich als besonders menschlich, aufrichtig und sensibel. Er beschrieb jeden Teilnehmer mit ganz einfachen Worten und ließ die Patientin spüren, wie jeder ihren Lebenswillen stärkte und so zu ihrer Gesundung beitrug. Ich hatte nicht den geringsten Zweifel daran, dass allein seine Anwesenheit einen außergewöhnlichen therapeutischen Effekt hatte.

Fasziniert von den geheimnisvollen Gaben, die man diesem Mann zuschrieb, bat ich ihn nach der Zeremonie, meinen Kopf zu berühren und mir zu sagen, ob er etwas spüre. Er legte mir sanft die Hand auf den Kopf, schloss für ein paar Sekunden die Augen und sagte dann: »Vielleicht war da etwas, aber jetzt ist es weg. Jetzt ist nichts mehr davon da.« Das beeindruckte mich nicht sonderlich. Schließlich wusste ich, dass nichts mehr da war, denn meine alljährliche Untersuchung hatte kurz zuvor normale Werte erbracht. Gut möglich, dass er diese Gewissheit bei mir wahrnahm. Doch dann fügte er mit einem Anflug von Schalk in den Augen hinzu: »Wissen Sie, die Leute wollen immer mich sehen, dabei ist der wahre Medizinmann eigentlich meine Mutter!«

Am nächsten Tag gingen wir zu seiner Mutter. Sie war 90 Jahre alt, schmal und zerbrechlich und reichte mir bis ans Kinn. Sie lebte allein in einem Wohnwagen und bewegte sich für ihr Alter überraschend lebhaft. Ihr Gesicht war von tiefen Falten durchfurcht und sie hatte fast keine Zähne mehr. Aber sobald sie lächelte, und sie lächelte oft, blitzten ihre durchdringenden Augen und wirkten überraschend jung. Auch sie legte mir die Hand auf den Kopf und konzentrierte sich kurz. Lächelnd sagte sie: »Hier stimmt etwas nicht. Sie hatten etwas Schlimmes und es ist zurückgekehrt. Aber machen Sie sich keine Sorgen, es wird alles gut.« Dann erklärte sie, sie sei müde, und beendete den Besuch.

Ich maß ihrer Prophezeiung keine große Bedeutung bei. Viel lieber vertraute ich auf die Ergebnisse der letzten Untersuchung drei Monate zuvor. Trotzdem, etwas ließ mir offenbar keine Ruhe, denn ich wartete nicht so lange wie üblich bis zur nächsten Untersuchung. Und ich musste feststellen, dass die alte Medizinfrau recht gehabt hatte: Der Krebs war zurückgekehrt, genau an derselben Stelle.

Zu erfahren, dass man Krebs hat, ist ein Schock. Man fühlt sich vom Leben und vom eigenen Körper betrogen. Doch zu erfahren, dass der Krebs zurückgekehrt ist, ist schrecklich: als würde man plötzlich entdecken, dass das Monster, von dem man glaubte, man habe es vertrieben, immer noch da ist, dass es einem im Schatten aufgelauert und schließlich wieder zugeschlagen hat. Würde das denn nie aufhören? Tief erschüttert von der Nachricht, sah ich blitzartig noch einmal meine Leiden und Ängste vom ersten Mal an mir vorbeiziehen, und ich sagte mir, dass ich nicht mehr die Kraft hätte, das alles noch einmal durchzustehen. Ich sagte meine Termine für den Nachmittag ab und machte einen Spaziergang. Ich war ganz durcheinander. Noch heute erinnere ich mich an den Aufruhr, der mich ergriffen hatte. Ich hätte gerne mit Gott gesprochen, aber ich glaubte nicht an ihn. Schließlich schaffte ich es, mich auf meinen Atem zu konzentrieren, meine wild umherschweifenden Gedanken zu beruhigen und mich nach innen zu wenden – eine Haltung, die dann doch an ein Gebet erinnerte: »Oh mein Körper, mein Sein, meine Lebenskraft, sprich zu mir! Lass mich spüren, was mit dir geschieht. Lass mich verstehen, warum du nicht damit fertig wurdest. Sag mir, was du brauchst. Sag mir, was dich nährt, was dich stärkt und beschützt.

Sag mir, wie wir das gemeinsam schaffen werden, denn allein, mit meinem Verstand, habe ich es nicht geschafft, und jetzt weiß ich nicht mehr weiter …« Nach einigen Stunden fühlte ich mich gestärkt und hatte genug Mut gefasst, noch einmal bei den Ärzten die Runde zu machen und medizinische Meinungen einzuholen.

Patienten sind oft überrascht, dass die verschiedenen Ärzte, die sie befragen, so unterschiedliche Behandlungen empfehlen. Aber Krebs tritt in so außergewöhnlich vielfältigen Formen auf, dass man in der Medizin versucht, so viele Therapieansätze wie möglich zu entwickeln. Angesichts der Komplexität greift jeder Arzt auf die Behandlungsmethode zurück, die er am besten beherrscht und der er am meisten vertraut. Daher würde kein Arzt, den ich kenne, bei sich oder einem Familienmitglied den erstbesten Therapievorschlag befolgen, sondern die Meinung von mindestens zwei oder drei weiteren Kollegen einholen. Es gibt ganz unterschiedliche Medizinkulturen und entsprechend ziehen Ärzte unterschiedliche Therapien vor. So dachte man beispielsweise in den USA lange Zeit, dass bei allen Brustkrebsformen nicht nur die gesamte Brust, sondern auch die Lymphknoten auf der betroffenen Seite entfernt werden müssten, ja, sogar die Muskeln, die die Achselhöhle formen – eine verstümmelnde Operation, aber nur so glaubte man einen Rückfall verhindern zu können. In der gleichen Zeit führten französische und italienische Chirurgen brusterhaltende Operationen durch, gefolgt von einer Bestrahlungstherapie. Dabei wurde nur der Tumor entfernt, die übrige Brust und der Körper der Patientin blieben intakt.[1] Später zeigte sich, dass die Resultate langfristig betrachtet gleich waren und der körperliche und psychische Schaden beim europäischen Ansatz deutlich geringer war.[2]

Wie es so oft bei Krebs der Fall ist, sagte mir der Chirurg, den ich aufsuchte, eine Operation sei das Beste, der Radiologe meinte, Bestrahlung sei eine guter Ansatz, und der Onkologe riet zur Chemotherapie. Außerdem gab es noch verschiedene Möglichkeiten, die Therapien zu kombinieren. Alle hatten jedoch gravierende Nachteile.

Eine Operation bedeutete, dass man zusätzlich zum Tumor viel gesundes Gewebe wegschnitt, um so viele Krebszellen wie möglich zu entfernen – bei dieser Krebsform bleiben jedoch immer welche zurück. Bei einer Bestrahlung des Gehirns bestand das Risiko – es war zwar gering, aber doch nicht ganz zu vernachlässigen –, dass ich zehn bis 15 Jahre später eine Demenz entwickeln würde. Wenn die Heilungschancen sehr gering sind, ist das eine Möglichkeit, mit der man sich abfinden kann, um noch ein paar Lebensjahre zu gewinnen. Aber ich wollte davon ausgehen, dass ich noch wesentlich länger leben würde. Ein brillanter Neurowissenschaftler, mit dem ich zusammengearbeitet hatte, wurde einige Zeit nach der Bestrahlung (wegen eines Gehirntumors, der nicht einmal bösartig war) dement. Die Wahrscheinlichkeit war sehr gering gewesen, aber ihn hatte es getroffen. Ich wollte nicht so enden wie er. Und die Chemotherapie ist schon von der Definition her ein Gift – ein Gift, das vorrangig die Zellen tötet, die sich schnell vermehren (also Krebszellen), aber auch die Zellen im Darm und des Immunsystems sowie Haarfollikel. Außerdem kann sie unfruchtbar machen. Ich fand den Gedanken, mehrere Monate lang mit diesem Gift in meinem Körper zu leben, alles andere als angenehm, zumal es keine Erfolgsgarantie gab, weil Hirntumoren die unglückliche Tendenz haben, schnell eine Resistenz gegen die Chemotherapie zu entwickeln.

Natürlich erhielt ich auch zahlreiche Ratschläge zu »alternativen« Behandlungen, die zu schön schienen, um wahr zu sein. Ich verstand jedoch, dass es sehr verführerisch sein kann, an die Möglichkeit einer vollständigen Heilung zu glauben, ohne dafür belastende Therapien mit ihren Nebenwirkungen ertragen zu müssen.

Wie die meisten Patienten war ich umso verwirrter, je mehr Informationen ich erhielt. Jeder Arzt, der mich untersuchte, jeder wissenschaftliche Artikel, den ich las, jede Website, die ich mir ansah, bot seriöse, überzeugende Argumente für diese oder jene Therapie. Wie sollte ich da eine Entscheidung treffen? Erst als ich mich in mein

Scharlatane meiden

Mit ein paar einfachen Regeln kann man Scharlatane und selbst ernannte Wunderheiler erkennen und meiden:

- Wenn sich der Therapeut weigert, mit einem Onkologen zusammenzuarbeiten, und empfiehlt, auf konventionelle Behandlungsmethoden zu verzichten.
- Wenn er eine Behandlung vorschlägt, deren Risiko bekannt, deren Wirksamkeit aber nicht nachgewiesen ist.
- Wenn er eine Behandlung vorschlägt, deren Kosten in keinem Verhältnis zu dem erwarteten Nutzen stehen.
- Wenn er behauptet, dass seine Behandlung garantiert wirkt, sofern Sie nur wirklich den Wunsch haben, gesund zu werden.

tiefstes Inneres zurückzog, »spürte« ich schließlich, was für mich richtig klang. Ich entschied mich gegen die modernste Operationstechnik, bei der die Bewegungen des Chirurgen von einem Computer gesteuert werden. Der Chirurg, der mir diese Methode vorgeschlagen hatte, sprach nur über die Technik und schien sich mehr für seinen Roboter zu interessieren als für meine Ängste, Zweifel und Hoffnungen. Ich wählte lieber einen Arzt, dessen direkter Blick und warmherzige Art mir gefielen. Ich fühlte mich in guten Händen, noch bevor er mich untersucht hatte. Dazu bedarf es nur sehr wenig – eines Lächelns, eines bestimmten Tonfalls, einiger Worte. Was er mir sagte, gefiel mir: »Man weiß nie, was man bei der Operation finden wird, und ich kann Ihnen nichts versprechen. Ich kann Ihnen nur versichern, dass ich alles tun werde, was in meiner Macht steht.« Ich hatte das Gefühl, dass er es aufrichtig meinte; er würde wirklich *alles* tun. Das war die Überzeugung, die ich brauchte – mehr als einen Roboter mit modernster Technik.

Schließlich entschied ich mich für eine einjährige Chemotherapie im Anschluss an die Operation, um so viele Krebszellen wie möglich auszuschalten. In dieser Zeit stürzte ich mich auf die Fachliteratur, denn ich wollte die Statistik schlagen. Dieses Mal hatte ich die Botschaft verstanden: Ich würde mich ernsthaft um den »Nährboden« kümmern.

KAPITEL 8
DIE ANTIKREBS-ERNÄHRUNG

Teil 1
Die neue Ernährungsmedizin

Das tibetische Prinzip

Meine Vorstellung von Medizin wurde erstmals in den Straßen von Dharamsala erschüttert, dem Sitz der Exilregierung des Dalai-Lama in Indien. Bei einer humanitären Mission zugunsten tibetischer Waisenkinder lernte ich, dass es in Dharamsala zwei Gesundheitssysteme gibt. Das erste hatte sein Zentrum im Dalac Hospital, einem modernen westlichen Krankenhaus mit einem Operationssaal, den üblichen Geräten für Röntgenaufnahmen und Ultraschalluntersuchungen und den üblichen Medikamenten. Rund um das Krankenhaus lagen die privaten Praxen der Ärzte, die in Indien, Großbritannien oder den USA westliche Medizin studiert hatten. Bei unseren Gesprächen bezogen wir uns auf die gleichen Lehrbücher, die auch ich im Studium verwendet hatte. Wir sprachen die gleiche Sprache und verstanden uns perfekt.

Doch in derselben Stadt gab es auch eine medizinische Fakultät, an der traditionelle tibetische Medizin gelehrt wurde, Apotheken für tibetische Heilmittel aus Pflanzen und tibetische Ärzte, die ihre Patienten mit ganz anderen Methoden behandelten, als ich sie kannte. Sie untersuchten Körper ungefähr so, wie wir Gartenerde betrachten. Sie suchten nicht nach Krankheitssymptomen (die meist offensichtlich sind), sondern nach Fehlern im »Nährboden« – danach, was dem Körper zur Abwehr der Krankheit fehlte. Sie wollten verstehen, wie dieser bestimmte Körper, dieser Boden, gestärkt werden konnte, damit er allein das Problem angehen konnte, das den Patienten zum Arzt geführt hatte.

Auf diese Weise hatte ich Krankheit noch nie betrachtet, der Ansatz brachte mich regelrecht aus dem Konzept. Und das umso mehr, weil meine tibetischen Kollegen zur »Stärkung« des Körpers auf Heilmittel zurückgriffen, die mir völlig esoterisch und wirkungslos erschienen. Sie sprachen von Akupunktur, Meditation, Kräutertees und sehr häufig über Ernährungsumstellungen. Nach meinem Referenzsystem war offensichtlich, dass nichts davon etwas bewirken konnte. Im besten Fall boten die Mittelchen den Patienten etwas Trost und beschäftigten sie, weil man sie in dem Glauben ließ, sie würden sich etwas Gutes tun.

Ich fragte mich, wie ich mich verhalten hätte, wenn ich als Tibeter krank geworden wäre. Wenn ich die Wahl hätte zwischen zwei parallelen Gesundheitssystemen, für welches würde ich mich entscheiden? Während meiner Zeit in Dharamsala stellte ich diese Frage jedem, mit dem ich zusammenarbeitete oder den ich zufällig kennenlernte. Ich fragte den Gesundheitsminister, der mich in die Stadt eingeladen hatte, und den Bruder des Dalai-Lama, in dessen Haus ich wohnte, und ich fragte die großen Lama-Ärzte, denen ich vorgestellt wurde. Ich sprach darüber mit ganz normalen Leuten, denen ich unterwegs auf der Straße begegnete. Ich dachte, ich würde sie in ein Dilemma bringen: Würden sie sich für die westliche – moderne und effektive – Medizin entscheiden oder aus Liebe zur Tradition für ihre eigene althergebrachte Medizin?

Sie sahen mich an, als ob ich ihnen eine vollkommen unsinnige Frage gestellt hätte. »Das ist doch ganz klar«, sagten sie alle übereinstimmend. »Wenn es sich um eine akute Erkrankung handelt, etwa eine Lungenentzündung oder einen Infarkt oder eine Blinddarmentzündung, muss man zu einem westlichen Arzt gehen. Sie haben schnelle, wirkungsvolle Behandlungsmethoden für Notsituationen und Unfälle. Aber wenn es eine chronische Krankheit ist, sollte man zu einem tibetischen Arzt gehen. Es dauert länger, bis die Therapie wirkt, aber sie behandeln den Nährboden, und langfristig ist das das Einzige, was hilft.«

Und Krebs? Man schätzt, dass eine Krebszelle einen Zeitraum von einem bis 40 Jahren benötigt, um sich zu einem bösartigen Tumor zu entwickeln. Ist das nun eine akute Erkrankung oder eine chronische Krankheit? Was tun wir im Westen, um uns »um den Nährboden zu kümmern«?

Fünfzig Forscher und »Nutrazeutika«

Der Biochemiker Professor Richard Béliveau von der Universität Montreal leitet eines der weltweit größten molekularmedizinischen Labors, das auf Krebsbiologie spezialisiert ist. In den letzten 20 Jahren hat er mit allen großen pharmazeutischen Firmen zusammengearbeitet – mit AstraZeneca, Novartis, Sandoz, Wyeth und Merck –, um die Wirkungsweisen von Krebsmedikamenten aufzuklären. Wenn wir verstehen, wie diese Medikamente wirken, können wir hoffen, neue Medikamente mit weniger Nebenwirkungen zu entwickeln. In ihrem großen Zentrum für Grundlagenforschung konzentrieren sich Béliveau und sein Team auf biochemische Fragen – das ist Lichtjahre entfernt von den Sorgen der Menschen, die an der Krankheit leiden. Eines Tages zog das Labor um, in Räume innerhalb des Kinderkrankenhauses der Universität Montreal. Und da änderte sich alles.

Béliveaus neuer Nachbar, der Leiter der Hämatologie und Onkologie, bat ihn, nach komplementären Ansätzen als Ergänzung zur üblichen Behandlung zu suchen, die die Chemotherapie und Strahlentherapie weniger toxisch machen und ihre Wirksamkeit erhöhen könnten. »Ich bin offen für alles, was Sie finden und was uns hilft, unsere Kinder gut zu behandeln«, sagte er. »Alles, was mit den vorhandenen Behandlungen kombiniert werden kann. Selbst wenn es über die Ernährung geht.«

Die Ernährung? Das war denkbar weit von der medizinischen

Pharmakologie entfernt, die Richard Béliveau seit 20 Jahren betrieb. Aber seit dem Umzug in die neuen Räume führte ihn der Weg in sein Labor jeden Tag durch die Station mit den leukämiekranken Kindern. Oft hielten ihn Eltern auf dem Flur auf und fragten: »Gibt es noch etwas anderes, das wir für unsere Tochter tun können? Etwas, das Sie gerade erst entdeckt haben und das wir versuchen könnten? Wir sind bereit, alles für unser Kind zu tun.« Am schlimmsten war es, wenn die Kinder selbst ihn ansprachen. Das erschütterte ihn zutiefst und sein Geist geriet in Aufruhr. Er schreckte mitten in der Nacht hoch und glaubte, er hätte eine neue Idee, doch wenn er dann richtig wach war, stellte er fest, dass sie nichts taugte. Am nächsten Tag durchforstete er aufs Neue die wissenschaftliche Literatur auf der Suche nach einer Spur, die man verfolgen konnte. Und so stieß er eines Tages auf einen revolutionären Artikel in der renommierten Zeitschrift *Nature.*

Seit einigen Jahren suchte die gesamte pharmazeutische Industrie nach innovativen synthetischen Molekülen, die in der Lage sein könnten, die Bildung neuer, für das Tumorwachstum erforderlicher Blutgefäße zu blockieren (vgl. Kapitel 4 über Angiogenese). In dem Artikel wiesen Yihai und Renhai Cao (ausgesprochen »Tsao«), zwei Forscher vom Karolinska-Institut in Stockholm, erstmals nach, dass ein so banales Lebensmittel wie Tee (das nach Wasser weltweit am meisten konsumierte Getränk) in der Lage war, durch die gleichen Mechanismen wie die vorhandenen Medikamente die Angiogenese zu blockieren. Zwei bis drei Tassen grüner Tee pro Tag sind ausreichend.[1]

Béliveau fand die Idee brillant. Man musste im Bereich der Ernährung suchen, natürlich! Alle epidemiologischen Daten bestätigten das im Übrigen: Der Hauptunterschied zwischen den Bevölkerungsgruppen mit den höchsten Krebsraten und jenen mit den niedrigsten ist die Ernährung. Wenn Asiatinnen Brustkrebs bekommen oder asiatische Männer Prostatakrebs, sind ihre Tumoren in der Regel weniger aggressiv als bei einer Frau und einem Mann aus einem westlichen Land. Überall da, wo sehr viel grüner Tee getrunken wird, ist die Krebshäufigkeit geringer. Béliveau stellte sich die Frage, ob die chemischen Moleküle in bestimmten Lebensmitteln womöglich mächtige Wirkstoffe gegen den Krebs waren. Überdies hatten sie bereits in über 5000 Jahren »Menschenversuch« ihre Unschädlichkeit bewiesen. Endlich hatte Béliveau etwas in der Hand, das er den Kindern ohne das geringste Risiko vorschlagen konnte: »Antikrebs-Lebensmittel«, oder, wie Béliveau sie gern nennt, »Nutrazeutika«.

Das Labor für Molekularmedizin am Kinderkrankenhaus Sainte Justine in Montreal zählte zu den Einrichtungen, die weltweit am besten für die Untersuchung ausgestattet waren, wie chemische Moleküle das Wachstum von Krebszellen beeinflussen und sich auf die Neubildung der Blutgefäße auswirken, die sie ernähren. Wenn Béliveau nun beschloss, seine Mannschaft und seine Ausstattung – 50 Forscher und Geräte im Wert von 20 Millionen Dollar – in den Dienst der Erforschung von Lebensmitteln zu stellen, die gegen Krebs helfen können, waren rasch beachtliche Fortschritte zu erwarten. Aber die Entscheidung war riskant. Für Lebensmittel kann man keine Patente beantragen; wer würde die Forschungen bezahlen? Ohne weitere greifbare Beweise, dass dieser Ansatz funktionierte, schien es wirtschaftlich nicht vernünftig, ihn weiter zu verfolgen. Das Leben selbst gab Béliveau den entscheidenden Schubs, dass er schließlich den Sprung riskierte, den kein anderes Labor auf der Welt gewagt hatte.

Ein Krebs ohne Krankheit

An einem Donnerstagabend erhielt Richard Béliveau einen verzweifelten Telefonanruf von einem Freund, der schwer an Bauchspeicheldrüsenkrebs erkrankt war. Lenny lebte in New York. Am Memorial Sloan-Kettering Cancer Center, einer der besten Krebskliniken der Vereinigten Staaten, hatte man ihm eröffnet, dass er nur noch wenige Monate zu leben habe. Bauchspeicheldrüsenkrebs gehört in der Tat zu den bösartigsten Krebsarten.

Aber Lenny war ein Mann wie aus einem Roman. Groß gewachsen, mit einem dröhnenden Lachen und legendären Wutausbrüchen, liebte er seit jeher Poker und Spielhallen. Jetzt hatte er schlechte Karten, aber wieder einmal wollte er sein Glück bis zum Ende ausreizen. Konnte Béliveau ihm irgendeine Behandlungsmethode vorschlagen? Lenny war bereit, bis ans Ende der Welt zu gehen und bei jeder beliebigen Versuchsreihe mitzumachen.

Lennys Frau hatte am Telefon kaum sprechen können, so zugeschnürt war ihre Kehle. »Seit 33 Jahren leben wir zusammen«, flüsterte sie. »Wir sind nie getrennt gewesen. Ich kann nicht glauben, dass es so enden soll, so plötzlich. Wir brauchen noch Zeit, nur ein bisschen Zeit.«

Béliveau ließ sich die Krankenakten zufaxen, und gleich am nächsten Morgen machte er sich daran, die internationalen Datenbanken nach den neuesten Forschungsprogrammen zu durchkämmen. Aber zu Bauchspeicheldrüsenkrebs gab es nur sehr wenige, und die wenigen nahmen keine Patienten in einem so fortgeschrittenen Stadium der Krankheit. Schweren Herzens rief er am Abend Lennys Frau an und berichtete ihr von der ergebnislosen Suche. Sie weinte. »Ich habe gehört, dass Sie sich für die Auswirkungen der Ernährung auf Krebs interessieren. Ich werde mich von A bis Z um Lenny kümmern, jeden Tag, bis zum Ende. Er wird alles tun, was ich ihm sage. Wenn Sie Vorschläge haben, werden wir sie alle versuchen. Wir haben nichts zu verlieren.«

Es war in der Tat nichts zu verlieren. Wenn seine Ideen richtig waren, bot sich hier die Chance, jemanden davon profitieren zu lassen, der es wirklich nötig hatte. Das ganze Wochenende über surfte Béliveau durch die Datenbank MedLine* und lud Artikel aus allen möglichen Quellen herunter, in denen es um Lebensmittel ging, die bei Krebs eine Wirkung gezeigt hatten. Er rechnete aus, welche Konzentration der phytochemischen Bestandteile man mit den üblicherweise beim Kochen verwendeten Mengen erreichen konnte, machte sich

* Ein digitalisiertes Archiv aller medizinischen Artikel, die weltweit veröffentlicht werden, geführt von der National Library of Medicine in Washington D. C.

Gedanken über die Aufnahme der Wirkstoffe im Verdauungsapparat und ihre Bioverfügbarkeit im Gewebe. Nach zwei Tagen intensiver Arbeit hatte er eine erste Liste von »Lebensmitteln gegen den Krebs« zusammengestellt; später wurde daraus ein Buch.[2] Ganz oben auf der Liste standen die verschiedenen Kohlarten, Brokkoli, Knoblauch, Soja, grüner Tee, Kurkuma, Himbeeren, Heidelbeeren und dunkle Schokolode. Am Sonntagabend rief er Lennys Frau an und gab ihr die Liste durch, dazu ein paar Instruktionen: »Krebs ist wie Diabetes. Man muss sich jeden Tag darum kümmern. Sie haben einige Monate. Die Lebensmittel von dieser Liste müssen in dieser Zeit bei allen Mahlzeiten gegessen werden, ohne Ausnahme. Es geht nicht darum, sie nur ›hin und wieder‹ zu essen. Sie müssen sich strikt an diese Liste halten.« Weiter sagte er ihr, dass alle Fette verboten seien mit Ausnahme von Olivenöl und Leinöl, um die Zufuhr von entzündungsfördernden Omega-6-Fettsäuren zu verhindern. Er empfahl ihr einige japanische Gerichte, die er kannte und besonders mochte. Lennys Frau schrieb sich alles auf und versprach, die genannten Lebensmittel jeden Tag auf den Tisch zu bringen. Es war die einzige Hoffnung, an die sie sich klammern konnte.

In den ersten Tagen rief sie oft an. Sie hielt sich peinlich genau an alles, was sie versprochen hatte, aber sie hatte Angst. Am Telefon weinte sie immer noch: »Ich will ihn nicht verlieren, ich will ihn nicht verlieren.« Nach zwei Wochen klang ihre Stimme anders. »Zum ersten Mal seit vier Monaten ist er aufgestanden«, berichtete sie. »Heute hat er mit Appetit gegessen.« Jeden Tag ging es ein bisschen aufwärts. »Er fühlt sich besser. Er läuft. Er ist aus dem Haus gegangen.« Béliveau traute seinen Ohren nicht. Immerhin war es Bauchspeicheldrüsenkrebs, ein besonders aggressiver Krebs mit einem foudroyanten Verlauf. Aber es gab keinen Zweifel: Etwas veränderte sich ihn Lennys erschöpftem Körper.

Lenny überlebte viereinhalb Jahre. Über lange Zeit blieb sein Tumor unverändert und ging sogar um fast ein Viertel zurück. Lenny nahm seine üblichen Aktivitäten wieder auf und reiste. Sein New Yorker Onkologe sagte, so etwas habe er noch nicht gesehen. Eine Zeit lang schien es, als trage er den Krebs in sich, ohne krank zu sein, obwohl sein Organismus diesem schließlich doch erlag. Wenn Richard Béliveau diese Geschichte erzählt, wird er ein bisschen rot. »Es war das erste Mal, dass ich so etwas empfohlen habe. Ganz offensichtlich handelte es sich um einen Einzelfall, man kann keine Schlussfolgerungen daraus ziehen. Aber trotzdem … wenn es tatsächlich möglich wäre?«

Für einen Forscher, der sein ganzes Leben der Biologie der Chemotherapie gewidmet hatte, war es ein Schock. Aber, im Grunde genommen, warum sollte man nicht während einer Chemotherapie und danach besser essen? Zumal keinerlei Kontraindikation besteht. In der nächsten Zeit wachte Béliveau immer wieder mitten in der Nacht auf. »Was mache ich daraus?«, fragte er sich. »Habe ich das Recht, einen so wichtigen Beitrag zur allgemeinen Gesundheit einfach beiseite zu legen? Kann man sich erlauben, den Ansatz mit den Lebensmitteln *nicht* wissenschaftlich systematisch zu erforschen?« Endlich beschloss er, in seinem Labor das größte Forschungsprogramm zu beginnen, das je über die biochemischen Wirkungen krebshemmender Lebensmittel durchgeführt wurde. Die Ergebnisse sind inzwischen so, dass sie die Vorstellungen, wie man sich am besten vor Krebs schützt, komplett auf den Kopf gestellt haben. Und zwar folgendermaßen.

Die Saat und der Nährboden

Professor T. Colin Campbell von der Cornell University ist Verfasser einer der größten Studien über die Verbindung von Krebs und Ernährungsgewohnheiten. Er ist auf einem Bauernhof aufgewachsen,[3] und vielleicht hat seine unmittelbare Erfahrung der Landwirtschaft ihm geholfen, denn er hat es besser als jemand sonst verstanden, den Zusammenhang zwischen der Entwicklung von Krebs und der Ernährung darzustellen. Er vergleicht die drei Stadien des Tumorwachstums (Initiation, Promotion und Progression) mit dem

Wachstum von Unkraut. Die *Initiation* ist der Augenblick, in dem ein Samenkorn in den Boden gelangt. Die *Promotion* ist die Phase, in der das Samenkorn eine Pflanze wird. Und die *Progression* ist die Phase, in der es zum Unkraut wird, unkontrolliert wächst, in die Blumenrabatten eindringt, die Gartenwege überwuchert, bis zum Bürgersteig. Eine Pflanze, die nicht wuchert, ist kein Unkraut.*

Die Initiation – das Vorhandensein eines potenziell gefährlichen Samenkorns – hängt weitgehend von unseren Genen und den Giftstoffen in unserer Umwelt ab (Strahlung, krebserzeugende Chemikalien usw.). Aber das Wachstum (die Promotion) hängt davon ab, dass die für sein Überleben unverzichtbaren Bedingungen vorhanden sind: ein geeigneter Boden, Wasser und Sonne.

In dem Buch, das Campbell über seine 35-jährigen Forschungen über die Rolle der Ernährung bei Krebs geschrieben hat, kommt er zu dem Schluss: »Das Wachstum ist reversibel, je nachdem, ob der frühe Mikrotumor die erforderlichen Bedingungen vorfindet oder nicht. Auf diesem Niveau spielt die Ernährung eine so wichtige Rolle. Bestimmte Faktoren (die ›Förderer‹) begünstigen das Krebswachstum. Andere (die ›Anti-Förderer‹) hemmen es. Der Krebs gedeiht, wenn mehr Förderer als Anti-Förderer vorhanden sind. Er wächst langsamer oder hört auf zu wachsen, wenn die Anti-Förderer überwiegen. Es ist ein Mechanismus wie bei einer Waage. Wir können gar nicht genug betonen, wie wichtig die Reversibilität ist.«[3]

Selbst wenn ernährungsmäßig die Bedingungen für maximales Wachstum vorliegen – und das ist bei der westlichen Ernährungsweise der Fall –, schätzt man, dass weniger als eine Krebszelle von 10.000 es schafft, zu einem Tumor zu werden, der invasiv wachsen kann.[4,5] Wenn man nun auf den Boden einwirkt, auf den diese Sa-

* Genau das gilt auch für Tumoren. Leberflecke beispielsweise sind Tumoren. Sie können auftauchen, wachsen oder verschwinden, aber sie verhalten sich zivilisiert. Sie dringen nicht weiter als ein paar Millimeter in benachbartes Gewebe vor und sie breiten sich nie in andere Organe oder Regionen des Körpers aus. Sie sind kein »Unkraut« und sie haben sogar einen ästhetischen Wert, genau wie Blumen.

menkörper für Krebs fallen, ist es möglich, ihre Entwicklungschancen erheblich zu reduzieren. Wahrscheinlich passiert genau das bei Asiaten, die genauso viele *Mikrotumoren* im Körper tragen wie die Menschen im Westen, bei denen diese aber seltener zu aggressiv wachsenden Krebstumoren werden. Wie im Biogarten können wir lernen, das Unkraut im Zaum zu halten, indem wir die Bodenbeschaffenheit kontrollieren: reduzieren, was es nährt – die »Förderer« –, und reichlich die Nährstoffe geben, die es am Wachsen hindern – die »Antiförderer«.

Genau dies hat schon der große englische Chirurg Stephen Paget verstanden, der 1889 in *Lancet* einen aufsehenerregenden Artikel veröffentlichte, der noch 120 Jahre später als wegweisend gilt. Seiner Hypothese hat er einen Namen gegeben, der einer Fabel von Äsop entstammen könnte: »Die Saat und der Boden«.[6]

Ein Jahrhundert später wiesen Forscher vom Cancer Research Center der Universität San Francisco in der englischen Zeitschrift *Nature* die Gültigkeit der Hypothese nach, auch für besonders aggressive Krebszellen. Wenn in der Umwelt des Tumors die für sein Wachstum erforderlichen Entzündungsfaktoren fehlen, kann er sich nicht ausbreiten.[7] Allerdings werden die Entzündungsfaktoren – der Dünger für den Krebs – direkt durch unsere Ernährung geliefert: raffinierte Zucker, die das entzündungsfördernde Insulin und IGF ansteigen lassen, zu wenig Omega-3- und zu viel Omega-6-Fettsäuren, die sich in Entzündungsmoleküle verwandeln, Wachstumshormone im Fleisch und in nicht biologischen Milchprodukten, die ebenfalls die IGF-Produktion stimulieren. Umgekehrt liefert die Nahrung auch »Anti-Förderer«: alle sekundären Pflanzeninhaltsstoffe bestimmter Gemüse und Obstsorten, die den Entzündungsmechanismen direkt entgegenwirken (siehe unten).

Wenn Richard Béliveau heute die westlichen Ernährungsgewohnheiten im Licht dieser Erkenntnisse betrachtet, ist er fassungslos: »Nach allem, was ich im Lauf meiner jahrelangen Forschungen gelernt habe, würde ich heute auf die Frage, ob ich mir eine Ernährungsweise ausdenken könnte, die die Krebsentwicklung maximal begünstigt, antworten, dass mir nichts Besseres einfiele als unsere gegenwärtige Ernährung!«

Nahrungsmittel als Medikamente

Bestimmte Lebensmittel in unserer Ernährung dienen als Dünger für Tumoren, andere hingegen enthalten wertvolle krebshemmende Moleküle. Dabei handelt es sich nicht nur um die traditionellen Mineralien, Vitamine und Antioxidantien (auch Oxidationshemmer oder Radikalfänger genannt). Die jüngsten Entdeckungen gehen weit darüber hinaus.

In der Natur können Pflanzen bei Angriffen nicht weglaufen und nicht kämpfen. Um zu überleben, müssen sie sich mit Molekülen bewaffnen, die sie gegen Bakterien, Insekten und schlechtes Wetter schützen. Diese Moleküle sind phytochemische Stoffe mit antimikrobiellen, fungiziden und insektiziden Eigenschaften, die auf die biologischen Mechanismen der potenziellen Angreifer einwirken. Die Pflanzen haben auch antioxidative Eigenschaften, die ihre Zellen vor Feuchtigkeit und Sonnenstrahlen schützen (Antioxidantien verhindern, dass sich Zell-»Rost« bildet, wenn die empfindlichen Zellvorgänge den Korrosionswirkungen von Sauerstoff ausgesetzt sind).

Grüner Tee hemmt invasives Wachstum und die Angiogenese

Grüner Tee beispielsweise, der in besonders feuchten Klimazonen wächst, enthält zahlreiche Polyphenole, die sogenannten Katechine. Eins davon, das Epigallokatechin-3-Gallat oder EGCG, ist eins der wirksamsten Nahrungsmoleküle gegen die Mechanismen bei invasivem Wachstum und bei der Neubildung von Blutgefäßen durch Krebszellen. Das Molekül wird bei der Fermentierung zerstört, die zur Herstellung von schwarzem Tee erforderlich ist, ist aber im »grün gebliebenen« (nicht fermentierten) Tee reichlich vorhanden. Nach zwei

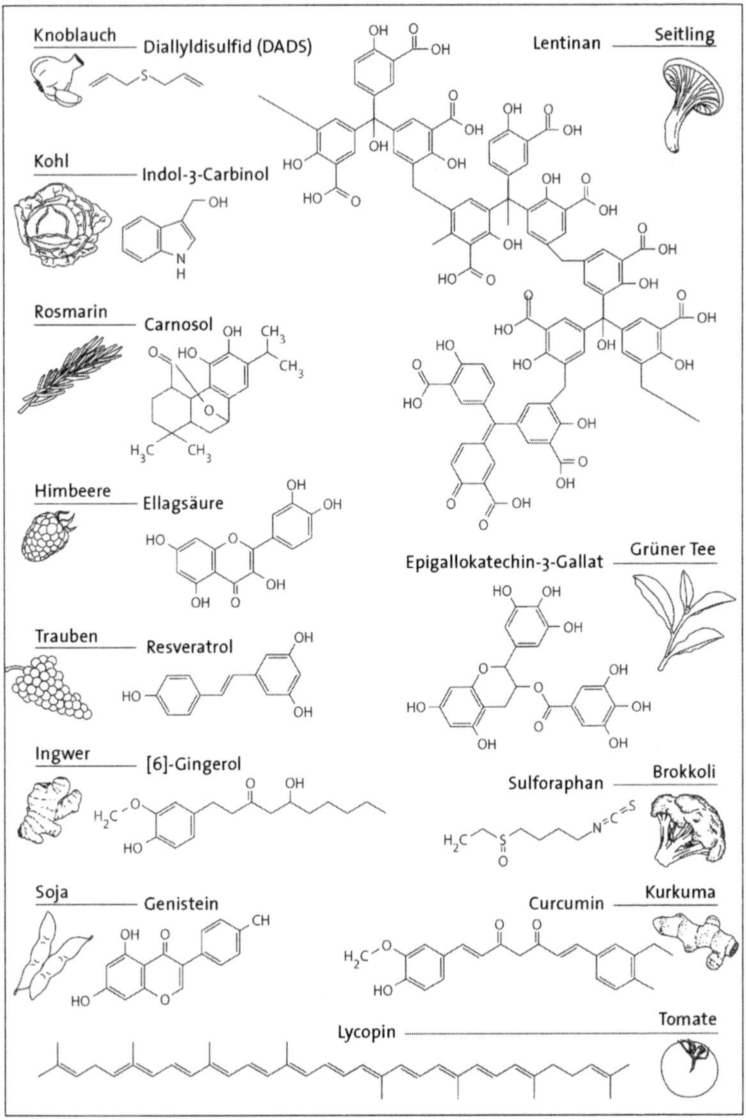

Abbildung 1: Lebens- oder Heilmittel? Bestimmte Lebensmittel enthalten Moleküle, die in der Wissenschaft als besonders wirksam gegen Krebs gelten. Diese Tabelle gibt leicht abgewandelt eine Übersicht der internationalen Zeitschrift *Nature* wieder.[8]

bis drei Tassen grünem Tee findet sich viel EGCG im Blut und breitet sich durch die kleinen Kapillargefäße, die jede Körperzelle umgeben und ernähren, im ganzen Organismus aus. Das EGCG lagert sich auf der Oberfläche der Zelle ab und blockiert die Schalter (die »Rezeptoren«), deren Funktion es ist, das Signal zu geben, dass fremde Zellen wie etwa Krebszellen in das Gewebe eindringen dürfen.[9] ECGC ist auch in der Lage, die Rezeptoren zu blockieren, die das Signal für die Bildung neuer Blutgefäße aussenden.[1] Die Rezeptoren reagieren nicht mehr auf die Befehle, die ihnen die Krebszellen schicken (über die Entzündungsfaktoren), dass sie in benachbartes Gewebe vordringen und neue Blutgefäße bilden sollen, die für das Tumorwachstum nötig sind.

Richard Béliveau und sein Team haben in ihrem Labor in Montreal die Wirkungen des EGCG aus grünem Tee an verschiedenen Krebszelllinien getestet. Sie haben festgestellt, dass es das Wachstum der Krebszellen bei Leukämie, Brustkrebs, Prostatakrebs, Nieren-, Haut- und Mundhöhlenkrebs signifikant verlangsamte.[10]

Grüner Tee wirkt auch entgiftend auf den gesamten Organismus. Er aktiviert die Funktionen der Leber, die dadurch krebserzeugende Toxine rascher ausscheiden kann. Bei Mäusen blockierte grüner Tee sogar die Wirkungen kanzerogener Chemikalien, die für Brust-, Lungen-, Speiseröhren-, Magen- und Darmkrebs verantwortlich sind.[10]

Grüner Tee und Strahlentherapie

Es gibt nicht viele therapeutische Optionen für Kinder, die an einem Gehirntumor leiden. Die Bestrahlung, die bei Erwachsenen angewendet wird, ist für ihre noch in der Entwicklung befindlichen Gehirne oft zu gefährlich. Aber die Zellen des kindlichen Medulloblastoms reagieren sehr viel empfindlicher auf sehr schwache Strahlendosen, wenn sie zuvor für die Behandlung »sensibilisiert« wurden durch die aktiven – und absolut harmlosen – Moleküle des grünen Tees.[11]

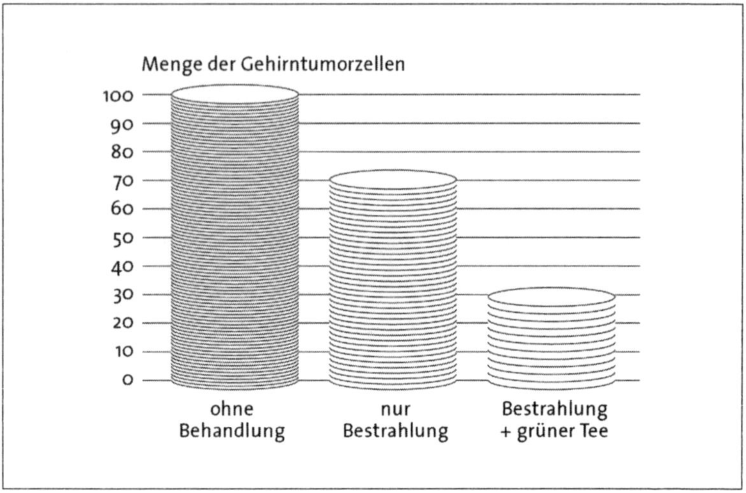

Abbildung 2: Aktive Moleküle des grünen Tees verstärken die Wirkung der Strahlentherapie auf Gehirntumorzellen, indem sie die Zellen für die Bestrahlung sensibilisieren.[11]

Schließlich ist die Wirkung von EGCG noch eindrucksvoller, wenn es mit anderen Molekülen kombiniert wird, die in der asiatischen Ernährung häufig vorkommen, zum Beispiel, wenn grüner Tee mit Soja kombiniert wird. Das Labor für Ernährung und Stoffwechsel in Harvard hat an Mäusen gezeigt, dass diese Kombination die Schutzwirkungen gegenüber der separaten Einnahme beider Stoffe noch verstärkt, und zwar sowohl bei Prostata- wie bei Brustkrebs.[12, 13] Die Forscher kommen zu dem Fazit: »Unsere Untersuchung legt nahe, dass die Kombination der sekundären Pflanzeninhaltsstoffe von Soja und grünem Tee als potenziell wirksames Ernährungsregime zur Wachstumshemmung bei östrogen-positivem Brustkrebs [das ist die häufigste Form] eingesetzt werden könnte.« In der extrem vorsichtigen Sprache, die für wissenschaftliche Artikel über Krebs charakteristisch ist (ganz zu schweigen vom Stil der Forscher in Harvard) sind das gewichtige Aussagen.

Soja blockiert gefährliche Hormone

Auch die sekundären Pflanzeninhaltsstoffe von Soja wirken stark gegen die Mechanismen, die für das Überleben und die Ausbreitung von Krebs notwendig sind. Es handelt sich um die Soja-Isoflavone Genistein, Daidzein und Glycitein. Sie heißen auch »Phytoöstrogene«, weil sie den natürlichen Östrogenen der Frau sehr ähnlich sind. Man weiß, dass ein Überfluss an (natürlichen und chemischen) Östrogenen bei Frauen in den westlichen Ländern eine der Hauptursachen für die Brustkrebsepidemie ist.[14] Deshalb ist man heute sehr zurückhaltend bei der Hormonersatztherapie für Frauen in den Wechseljahren.* Die Phytoöstrogene von Soja sind biologisch tausendmal *weniger* wirksam als die natürlichen Östrogene. Sie wirken nach dem gleichen Prinzip wie Tamoxifen, das üblicherweise zur Rezidivvorbeugung bei Brustkrebs eingesetzt wird. Ihr Vorhandensein im Blut vermindert die Überstimulation des Körpers durch Östrogene erheblich und *könnte* so das Wachstum von hormonabhängigen Tumoren *verlangsamen.* Allerdings ist anzumerken, dass die Schutzwirkung von Soja gegen Brustkrebs formell nur für Frauen nachgewiesen wurde, die es seit ihrer Jugend einnehmen. Die Schutzwirkung ist nicht bewiesen, wenn die Einnahme erst im Erwachsenenalter beginnt. Da ein Soja-Isoflavon, das Genistein, stark den männlichen Hormonen ähnelt, die das Wachstum von Prostatakrebs stimulieren, ist der gleiche Schutzmechanismus wahrscheinlich auch bei Männern am Werk, die regelmäßig Soja konsumieren.

Überdies blockieren die Soja-Isoflavone wie das EGCG im grünen Tee die Angiogenese. Sie spielen deshalb eine wichtige Rolle bei zahlreichen anderen Krebsarten außer Brust- und Prostatakrebs. Soja in seinen verschiedenen Formen (Tofu, Tempeh, Miso, Sojajoghurt, Sojabohnen, Sojasprossen usw.) ist darum ein wichtiger Bestandteil einer Ernährung, die vor Krebs schützt.

* In den Vereinigten Staaten ist die Brustkrebsrate erstmals seit mehreren Jahren zurückgegangen, seit drastisch weniger Hormonersatztherapie verordnet wird.[15]

Soja und Brustkrebs

Manchen Brustkrebspatientinnen wurde gesagt, sie sollten keine Sojaprodukte konsumieren. Tatsächlich besteht jedoch Konsens in der wissenschaftlichen Literatur zu dem Thema, dass Soja keine schädliche Wirkung bei Brustkrebs hat, ausgenommen einige Versuche mit hochdosierten Sojakapseln, deren Einnahme nicht empfohlen wird. Es scheint, dass der regelmäßige Verzehr von Soja (täglich) die gefährlichen Wirkungen der Xenoöstrogene (hormonell aktiver Substanzen in der Umwelt, die wie Östrogene wirken) reduzieren kann, vor allem im Rahmen einer Ernährung, die reich an krebshemmenden Stoffen ist (grüner Tee, Kreuzblütlergemüse usw.) und in normalen Verzehrmengen (keine Isoflavonkapseln). Solange keine genaueren wissenschaftlichen Angaben vorliegen, empfiehlt die französische Behörde für Lebensmittelsicherheit (AFSSA, Agence Française de Sécurité Sanitaire des Aliments), dass an Brustkrebs erkrankte Frauen nur moderate Mengen von Soja zu sich zu nehmen sollen (nicht mehr als einen Sojajoghurt am Tag oder ein Glas »Sojamilch«).[16] Auf der anderen Seite sind *konzentrierte Extrakte* von Isoflavonen, die als Nahrungsergänzungsmittel für Frauen in den Wechseljahren angeboten werden, in den Verdacht geraten, das Tumorwachstum zu fördern, und sollten deshalb vermieden werden.

Kurkuma hat eine stark entzündungshemmende Wirkung

Eine weiteres bemerkenswertes Beispiel für einen sehr wirksamen Pflanzeninhaltsstoff kommt ebenfalls aus Asien. Diesmal handelt es sich um ein Gewürz mit erstaunlichen Eigenschaften: Kurkuma.

Die Inder konsumieren im Durchschnitt 1,5 bis 2 Gramm Kurkuma pro Tag (ein viertel bis ein halber Teelöffel). Kurkuma ist der Hauptbestandteil der Gewürzmischung Curry und gibt ihr die orangegelbe Farbe. Wegen seiner entzündungshemmenden Eigenschaften ist es auch eines der wichtigsten Ingredienzien der ayurvedischen

Medizin. Kein anderer Pflanzenstoff ist so wirksam gegen Entzündungen wie das Pulver aus der Gelbwurz. Hauptsächlich verantwortlich für diese Wirkung ist das Molekül Curcumin. Im Laborversuch hemmt Curcumin das Wachstum einer Vielzahl von Krebstumoren: Dickdarm-, Leber-, Magen-, Brust-, Eierstock- und Blutkrebs. Es wirkt auch auf die Angiogenese und zwingt die Krebszellen zu sterben (durch »Apoptose«, auch programmierter Selbstmord der Zellen genannt). Bei Mäusen verhindert Curcumin das Auftreten verschiedener Typen von Tumoren, die durch krebserregende Chemikalien verursacht werden.[17] Es ist darum nicht überraschend, dass Inder achtmal weniger Lungenkrebs haben als gleich alte Menschen im Westen, neunmal weniger Dickdarmkrebs, fünfmal weniger Brustkrebs und zehnmal weniger Nierenkrebs.[18] Und das, obwohl sie zahlreichen krebserregenden Stoffen in der Umwelt ausgesetzt sind, oft in einem viel schlimmeren Ausmaß als die Menschen im Westen.

Professor Bharat Aggarwal vom M. D. Anderson Cancer Center in Houston gilt als ein brillanter Bilderstürmer. Er ist einer der weltweit am meisten zitierten Krebsforscher[19] und leitet eine Abteilung des Labors, das an experimentellen Krebstherapien arbeitet. Wie Dr. Béliveau in Montreal hat ihn die Tatsache, dass sein Schwerpunkt auf Biochemie und Pharmakologie liegt, nicht daran gehindert, offen für alles zu bleiben, was im Kampf gegen den Krebs hilfreich erschien. In seiner Jugend, die er im indischen Bundesstaat Punjab verbrachte, war ayurvedische Medizin »die einzige Medizin, die wir hatten«, sagt er. Und er hat nicht vergessen, wie wirksam sie war.

Nach seiner Promotion an der University of California in Berkeley wurde er als erster Biologe von Genentech eingestellt, einer bekannten Gentechnikfirma, mit der Aufgabe, neue molekulare Behandlungsmethoden für Krebs zu entwickeln. In den Neunzigerjahren entdeckte er bei Genentech, welche Rolle Entzündungsfaktoren, darunter der berühmte NF-Kappa B, bei der Entwicklung von Tumoren spielen. Er schrieb später, die Kontrolle der schädlichen Wirkungen von NF-Kappa B bei Krebs sei »eine Frage von Leben und Tod«.[20]

Seitdem sucht er unermüdlich nach einem Mittel, die krebsfördernden Mechanismen auszuschalten, die er entdeckt hat.

Kurkuma wird in medizinischen Texten aus Indien, China, Tibet und dem Mittleren Osten seit über 2000 Jahren erwähnt. Aggarwal erinnert sich, dass das gelbe Pulver in der Küche seiner Mutter in Indien allgegenwärtig war. Insofern war es ganz natürlich, dass er es als Erstes untersuchte. Aber es musste ganz genau so erforscht werden wie ein neues Molekül, das die Pharmaindustrie herausgebracht hatte.

Aggarwal zeigte zunächst, dass Kurkuma im Reagenzglas sehr wirksam gegen Krebszellen ist.[21] Dann führte er 2005 den Nachweis, dass es bei Mäusen, denen man Brustkrebszellen übertragen hatte, bei Tumoren wirkte, die auf eine Chemotherapie mit Taxol* nicht mehr reagierten. Bei diesen Mäusen verringert die Gabe verzehrsüblicher Dosen von Kurkuma auf eindrucksvolle Weise die Ausbreitung von Metastasen. Es ließen sich zwar immer noch disseminierte Mikrotumoren in den Lungen nachweisen, aber in den meisten Fällen wuchsen diese nicht weiter und stellten keine nennenswerte Bedrohung dar.[22]

In den Augen der Onkologen des durch und durch orthodoxen M. D. Anderson Cancer Center waren es diese durch traditionelle Heilmittel der Volksmedizin erzielten unwahrscheinlichen Ergebnisse nicht wert, dass man sich weiter damit beschäftigte. Aber vor Kurzem besuchte Dr. John Mendelsohn, der Präsident des Krebszentrums und einer der einflussreichsten Onkologen in den Vereinigten Staaten, zufällig eine Tagung, an der auch Aggarwal teilnahm, und blieb, um seinen Vortrag komplett anzuhören. Anschließend sprach er Aggarwal sofort an: »Ich hatte keine Ahnung, dass die wissenschaftlichen Belege Ihrer Hypothesen so solide sind!« Gleich nach der Rückkehr nach Houston beschloss Mendelsohn, drei klinische Versuche mit Kurkuma zu starten: einen bei der häufigsten Art von Blutkrebs (dem Mul-

* Taxol gilt als eines der wenigen Medikamente, die bei metastasierendem Brustkrebs wirksam sind, aber es hilft nur in weniger als 50 Prozent der Fälle.

tiplen Myelom), eine zweite bei einer gynäkologischen Krebserkrankung und eine dritte zu der Frage, inwieweit Kurkuma zur Prävention von Lungenkrebs bei Menschen mit einem besonders hohen Risiko eingesetzt werden kann. Die drei Studien laufen gegenwärtig, die Ergebnisse sind noch nicht bekannt.

Das Beispiel Kurkuma illustriert auch hervorragend die Rolle der großen kulinarischen Traditionen im Vergleich mit dem isolierten Konsum einzelner Substanzen. In Taiwan haben Forscher versucht, Krebstumoren mit Kurkuma-Kapseln zu behandeln, und mussten feststellen, dass das Kurkuma vom Verdauungsapparat sehr schlecht aufgenommen wurde.[23] Tatsächlich passiert Kurkuma, wenn es nicht mit Pfeffer vermischt wird – wie es beim Curry schon immer der Fall war –, nicht die Darmschranke. Pfeffer erhöht die Kurkuma-Absorption des Organismus *um das 2000-Fache.*[24] Die indische Weisheit war somit der modernen Wissenschaft weit voraus, was die Entwicklung von natürlichen Synergien zwischen Lebensmitteln betrifft.

Als ich Informationen zu meinem eigenen Krebs suchte, registrierte ich verblüfft, dass selbst so aggressive Hirntumoren wie das gefürchtete Glioblastom empfindlicher auf die Chemotherapie reagierten, wenn gleichzeitig der Verzehr von Kurkuma verschrieben wurde.[25]

Nach Auskunft von Aggarwals Team in Houston rührt die außerordentliche Wirksamkeit von Kurkuma zu einem großen Teil daher, dass es in der Lage ist, mit dem schwarzen Ritter des Krebses zu interagieren, den wir in Kapitel 4 kennengelernt haben: dem NF-Kappa B, der Krebszellen vor den Selbstverteidigungsmechanismen des Körpers schützt. Die gesamte pharmazeutische Industrie sucht nach neuen nicht toxischen Molekülen, die in der Lage sind, diesen gefährlichen Verbündeten der Tumoren zu bekämpfen. Nun wissen wir, dass Kurkuma ein machtvoller Gegenspieler von NF-Kappa B ist, und im Verlauf der 2000 Jahre, die es in der indischen Küche zum Einsatz kommt, hat es seine absolute Unschädlichkeit bewiesen. Man kann Kurkuma auch mit Sojaprodukten kombinieren, die als Ersatz für tierische Proteine dienen und das oben erwähnte Genistein liefern, das entgiftend wirkt und die Angiogenese in Schach hält. Trinken Sie dazu eine Tasse grünen Tee und stellen Sie sich vor, wie mächtig dieser Cocktail auf drei der wichtigsten Mechanismen des Tumorwachstums einwirkt, und das ganz ohne Nebenwirkungen.

Pilze, die das Immunsystem stimulieren

In Japan gehören die Pilzsorten Shiitake, Maitake, Kawaratake und Enokitake zu den gängigen Lebensmitteln. Selbst in Krankenhäusern werden sie ergänzend zu einer Chemotherapie verabreicht.[26–29] Diese Pilze enthalten ein Molekül namens Lentinan und außerdem reichlich andere Polysaccharide, die zusammen das Immunsystem direkt stimulieren. Japanische Bauern, die große Mengen dieser Pilze konsumieren, haben ein um 50 Prozent geringeres Risiko für Magenkrebs als jene, die das nicht tun.[30] Untersuchungen von japanischen Universitäten haben gezeigt, dass bei Patienten, die Pilzextrakte erhalten, Zahl und Aktivität der Immunzellen erheblich zunehmen, sogar im Inneren der Tumorzellen.[28, 31–34] Forscher von der Universität Kyushu haben nachgewiesen, dass Patienten mit Dickdarmkrebs länger überleben, wenn sie während oder nach der Chemotherapie Pilze bekommen.[28] Das hängt wahrscheinlich damit zusammen, dass die Aktivierung ihres Immunsystems das Tumorwachstum verlangsamt.

Im Labor von Richard Béliveau wurden verschiedene Pilze im Hinblick auf ihre Wirksamkeit auf Brustkrebszellen getestet. Nicht nur asiatische Pilze haben positive Effekte. Auch Seitlinge stoppen in Zellkulturen das Zellwachstum beinahe vollständig (Abbildung 3).

Beeren: Brombeeren, Himbeeren, Erdbeeren, Heidelbeeren …

Die zweite Spur, die die Pharmaindustrie im Kampf gegen den Krebs verfolgt, betrifft Wirkstoffe, die die Angiogenese unterbinden können.

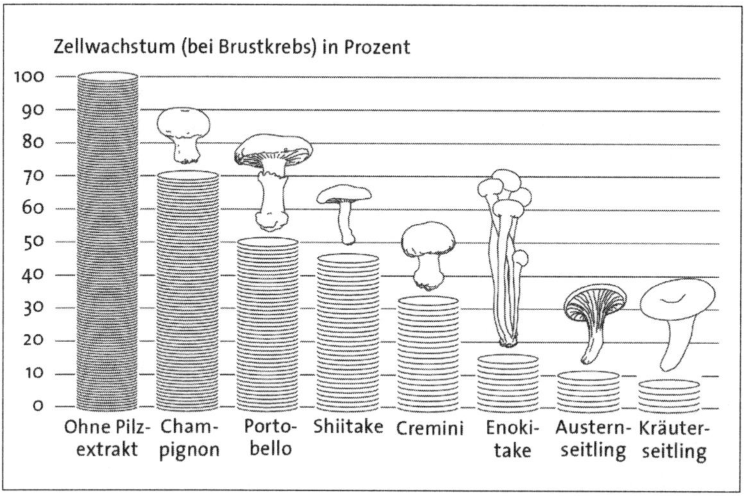

Abbildung 3: Verschiedene Pilze beeinflussen das Wachstum von Brustkrebszellen (MDA-231-Zelllinie).[35]

Richard Béliveau befasst sich seit Mitte der Neunzigerjahre mit Medikamenten gegen die Angiogenese, die er im Auftrag der Industrie in seinem Labor testet. Seine Arbeit besteht darin, dass er *in vitro* Blutgefäßzellen züchtet, die mit chemischen »Wachstumsbeschleunigern« stimuliert werden, wie sie Tumorzellen produzieren. Anschließend fügt man mittels einer Mikropipette eine kleine Dosis des zu testenden Medikaments hinzu, um messen zu können, in welchem Umfang es fähig ist, trotz der Stimulation die Bildung neuer Blutgefäße zu verhindern. Es dauert einige Tage, bis man die oft geringfügigen Wirkungen feststellen kann.

Béliveau erinnert sich an manchen Morgen, an dem er ungeduldig sein Labor betrat, um zu sehen, ob dieses oder jenes neue Molekül »den Test bestanden« hatte. Wenn er eine Wirkung registrierte, spürte er einen Adrenalinschub. Er griff zum Telefon, wählte die Nummer seines Ansprechpartners in der Pharmafirma und verkündete: »Wir haben einen Treffer gelandet!« Daraufhin faxte er die Ergebnisse umgehend an seinen elektrisierten Gesprächspartner und manchmal kam noch am selben Tag eine neue Geldspritze für ein neues, umfangreiches Forschungsprogramm. Doch auf dem rosigen Bild lag immer ein großer Schatten: 95 Prozent der vielversprechenden synthetischen Moleküle endeten nach den Tierversuchen und den klinischen Tests an Menschen in den Schubladen der Pharmafirmen. Selbst wenn sie im Reagenzglas gegen Krebszellen wirken, sind sie meistens zu toxisch, als dass man sie verschreiben könnte. Aber heute ist die Atmosphäre im Labor für Molekularmedizin des Krankenhauses Sainte Justine eine andere.

Statt ein neues chemisches Molekül zu untersuchen, hatte Béliveau vor Kurzem eine andere Idee und untersuchte das anti-angiogenetische Potenzial eines Himbeerextrakts. Ellagsäure ist ein Polyphenol, das in großen Mengen in Himbeeren und Erdbeeren vorkommt (und auch in Haselnüssen und Walnüssen zu finden ist). In Dosen, die dem entsprechen, was beim Verzehr normaler Mengen von Himbeeren und Erdbeeren aufgenommen wird, hatte diese Säure bereits bewiesen, dass sie das Wachstum von Krebstumoren bei Mäusen, die aggressiven Kanzerogenen ausgesetzt waren, erheblich bremsen konnte.

Béliveau testete die Ellagsäure der Himbeere mit derselben Strenge wie ein Medikament und sie war potenziell genauso wirksam wie die Medikamente, die erwiesenermaßen das Wachstum von Blutgefäßen verlangsamen. Tatsächlich wirkte die Ellagsäure stark hemmend auf die *beiden* für die Bildung neuer Blutgefäße wichtigsten Wachstumsfaktoren (VEGF und PGEF).[36] Richard Béliveau wusste, wie bedeutsam diese Entdeckung war. Hätte es sich um ein pharmazeutisches Molekül gehandelt, hätte sein Faxgerät den ganzen Tag geschnurrt, und von allen Seiten wäre Geld hereingekommen. Zumal in diesem Fall das Risiko, dass sich das magische Molekül beim zweiten Blick als zu giftig erweisen würde, ausgeschlossen war – schließlich essen die Menschen seit prähistorischer Zeit Himbeeren. Nur, wen sollte er anrufen? Man kann kein Patent auf Ellagsäure beantragen, weil man Himbeeren glücklicherweise nicht patentieren kann.

Am anderen Ende der Leitung war niemand, mit dem er seine Aufregung hätte teilen können, also gab es auch keine neuen Forschungsgelder.

Kleine Früchte wie Erdbeeren und Himbeeren (oder Walnüsse, Haselnüsse, Pecannüsse) sind sogar noch vielversprechender. Im Gegensatz zu klassischen pharmazeutischen Angiogenesehemmern beschränkt sich ihre Wirkung nicht auf einen einzigen Mechanismus. Ellagsäure entgiftet die Zellen auch: Sie blockiert den Umbau verschiedener krebserregender Substanzen aus der Umwelt in Substanzen, die für die Zelle giftig sind, und stimuliert die Ausscheidung der Toxine.[36] Die Toxine sind deshalb so gefährlich, weil sie auf die DNA einwirken und potenziell lebensbedrohliche Genmutationen auslösen können. Ellagsäure ist eine Art Supermolekül, das an mehreren Fronten wirkt und keine unerwünschten Nebenwirkungen hat.

Kirschen, ein weiteres Antikrebs-Lebensmittel, enthalten Glucarsäure, die in der Lage ist, den Körper zu entgiften, indem sie die Ausscheidung von Xenoöstrogenen aus Umweltchemikalien fördert.[37] Heidelbeeren enthalten Anthocyanidine und Proanthocyanidine, die Krebszellen zum programmierten Zelltod (Apoptose) zwingen können.[38] Im Laborversuch wirken diese Moleküle bei verschiedenen Krebszelllinien, ganz besonders bei Dickdarmkrebs. Andere reichhaltige Quellen für Proanthocyanidine sind Preiselbeeren, Zimt und dunkle Schokolade.[2]

Kräuter und Gewürze auf einer Stufe mit Glivec

Im Jahr 2001 brach die amerikanische Arzneimittelzulassungsbehörde alle Geschwindigkeitsrekorde bei der Zulassung eines neuen Antikrebs-Mittels: Glivec. Das Medikament wirkt bei einer verbreiteten Form von Leukämie (der Chronischen Myeloischen Leukämie, CML) und bei einer seltenen Form von Magenkrebs, die zuvor praktisch immer tödlich endete. In einem begeisterten Interview mit der *New York Times* sprach Dr. Larry Norton, der ehemalige Präsident der Amerikanischen Gesellschaft für Klinische Onkologie und einer der führenden Onkologen am Memorial Sloan-Kettering Cancer Center in New York, von einem »Wunder«.[39]

Tatsächlich brachte Glivec für die Onkologen einen ganz neuen Behandlungsansatz. Statt zu versuchen, die Krebszellen zu vergiften, wie es bei der Chemotherapie der Fall ist, blockiert Glivec Tag für Tag die Vorgänge in den Zellen, die dem Krebs erlauben zu wachsen. Es wirkt auf eines der Gene ein, die das Zellwachstum stimulieren, aber mittlerweile vermutet man, seine Hauptwirkung bestehe darin, dass es einen Mechanismus blockiert, der die Bildung neuer Blutgefäße stimuliert (den PDGF-Rezeptor). Die tägliche Einnahme von Glivec hält den Krebs »in Schach« und er stellt keine Gefahr mehr dar. Man kann dann von »Krebs ohne Krankheit« sprechen, wie es Judah Folkman, der Entdecker der Angiogenese, ausgedrückt hat.[40]

Nun wirken zahlreiche Kräuter und Gewürze nach dem gleichen Mechanismus, so etwa die Familie der Lippenblütler, zu der Minze, Thymian, Majoran, Oregano, Basilikum und Rosmarin gehören. Ihrem sehr hohen Gehalt an ätherischen Ölen aus der Gruppe der Terpene verdanken sie den intensiven Geruch. Terpene wirken auf eine Vielzahl von Tumoren, indem sie die Verbreitung der Krebszellen verhindern oder den programmierten Zelltod verursachen.

Ein Terpen, das Carnosol des Rosmarin, hemmt die Fähigkeit von Krebszellen, in benachbarte Gewebe einzudringen. Wenn der Krebs sich nicht ausbreiten kann, verliert er seine Gefährlichkeit. Außerdem haben die Forscher vom National Cancer Institute gezeigt, dass Rosmarinextrakte das Eindringen der bei der Chemotherapie eingesetzten Medikamente in die Krebszellen erleichtern. In Zellkulturen untergräbt es den Widerstand von Brustkrebszellen gegen die Chemotherapie.[41]

In Richard Béliveaus Experimenten hat Apigenin (das reichlich in Petersilie und Sellerie vorkommt) ähnlich starke Effekte auf die Bildung neuer, für das Tumorwachstum erforderlicher Blutgefäße gezeigt wie Glivec, und das in extrem niedrigen Konzentrationen, die den Werten entsprechen, die man nach dem Verzehr von Petersilie im Blut findet.[35]

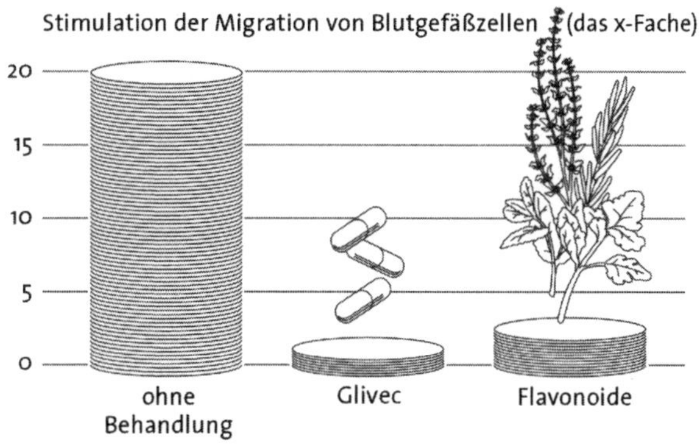

Abbildung 4: Die Migration von Blutgefäßzellen ist ein wesentlicher Faktor bei der Angiogenese. Flavonoide, wie sie in Kräutern wie Thymian, Minze, Rosmarin und Petersilie vorkommen, hemmen den Mechanismus, der neue Blutgefäße entstehen lässt, ähnlich wirksam wie das Medikament Glivec.

Synergien bei Lebensmitteln

Die Liste der Lebensmittel, deren Moleküle gegen Krebs wirken, ist glücklicherweise länger, als man sich das vorstellt. Eine (natürlich nicht vollständige) Liste gebe ich im Anhang zu diesem Kapitel (S. 190 ff.).*

Hier eine kurze Zusammenfassung der wichtigsten Ergebnisse dieser bemerkenswerten Forschungen:

1. Bestimmte Lebensmittel sind »Förderer« von Krebs. Wir haben sie in Kapitel 6 vorgestellt.
2. Andere Lebensmittel sind »Anti-Förderer«. Sie blockieren die

* Richard Béliveau und der Biochemiker Denis Gingras, der seit 20 Jahren mit Béliveau zusammenarbeitet, haben ein sehr schön illustriertes Buch vorgelegt, in dem es ausschließlich um »Nahrungsmittel gegen Krebs« geht. Ich empfehle es sehr.[2]

Mechanismen des Krebswachstums oder treiben die Zellen in den programmierten Selbstmord.

3. Die Ernährung wirkt jeden Tag, dreimal am Tag. Sie hat darum einen erheblichen Einfluss auf die biologischen Mechanismen, die das Fortschreiten von Krebs beschleunigen oder verlangsamen.

Medikamente wirken üblicherweise auf einen einzigen Faktor ein. Die jüngste Generation von Krebsmedikamenten nimmt sogar in Anspruch, eine »gezielte« Behandlung darzustellen, das heißt, sie setzen an einer ganz bestimmten molekularen Stufe an, weil man hofft, so die Nebenwirkungen möglichst gering zu halten. Die Antikrebs-Lebensmittel hingegen wirken gegen mehrere Mechanismen gleichzeitig. Und sie wirken sanft, ohne Nebenwirkungen. Durch die *Kombination* von Lebensmitteln, die wir bei jedem Essen zu uns nehmen, wirken wir gleichzeitig auf noch mehr Mechanismen ein, die bei Krebs eine Rolle spielen. Das macht die Erforschung dieser Lebensmittel im Labor so schwierig (die Zahl möglicher Kombinationen, die getestet werden können, ist potenziell unendlich), aber darin liegen auch ihr Reichtum und ihr Versprechen.

Im M. D. Anderson Cancer Center in Houston untersucht Professor Isaiah Fidler, der Leiter der Krebs-Biologie, unter welchen Bedingungen es Krebszellen gelingt – oder nicht –, in andere Gewebe einzudringen. Er zeigt seinen Kollegen und Kolleginnen unter dem Mikroskop aufgenommene Bilder von Bauchspeicheldrüsenkrebs. Seinem Team ist es gelungen, die Zellen nach den unterschiedlichen Wachstumsfaktoren – den »Düngern« – anzufärben, auf die sie reagieren. Wachstumsfaktoren ermöglichen dem Tumor, sich einzunisten, zu wachsen und den angewendeten Behandlungen zu widerstehen. Bestimmte Wachstumsfaktoren sind grün, andere rot, wieder andere gelb, und die Kerne sind blau. Ein Bauchspeicheldrüsenkrebs ist bunt, weil die meisten Zellen sich mehrerer Wachstumsfaktoren bedienen. »Was bedeutet das?«, fragt Fidler seine Zuhörer und deu-

Brustkrebs

Inzidenzrate, bezogen auf 100.000 Einwohner

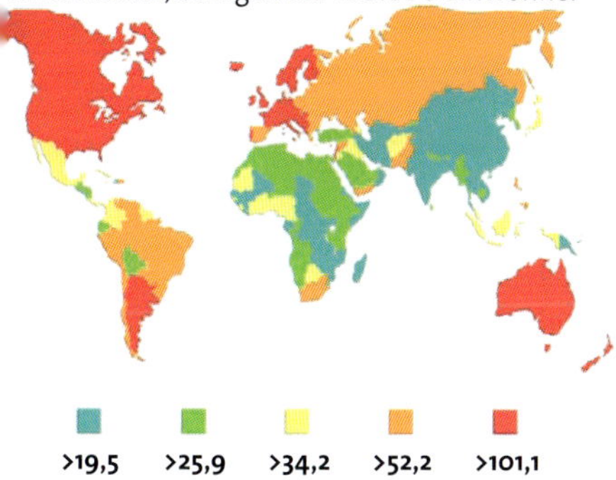

ɔbildung 1: Weltweite Verteilung der Brust-
ebserkrankungen (alterskorrigiert). Die west-
'hen Industrieländer sind am stärksten betrof-
n. Die gleiche Verteilung zeigt sich bei den
eisten Krebsarten (Eierstock-, Darm-, Bauch-
eicheldrüsen-, Hodenkrebs usw.), unabhängig
von, ob es Vorsorgeuntersuchungen gibt. (Da-
nbank des Internationalen Krebsforschungs-
ntrums, zugänglich unter www.iarc.fr.)

Prostatakrebs

Inzidenzrate, bezogen auf 100.000 Einwohner

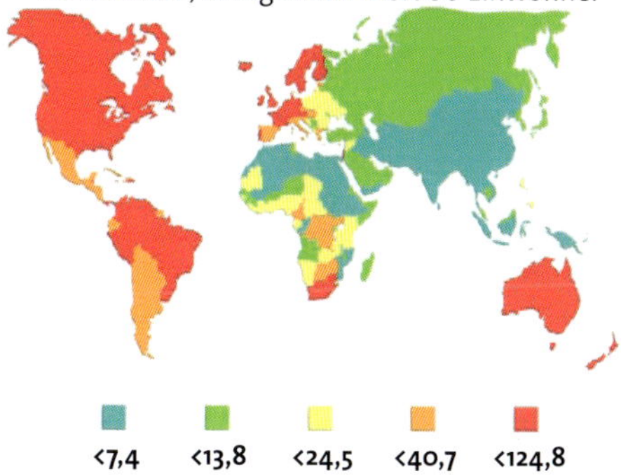

Abbildung 2: Weltweite Verteilung der Prostatakrebserkrankungen (alterskorrigiert). Die Verteilung ist der bei Brustkrebs sehr ähnlich. (Datenbank des Internationalen Krebsforschungszentrums, zugänglich unter www.iarc.fr.)

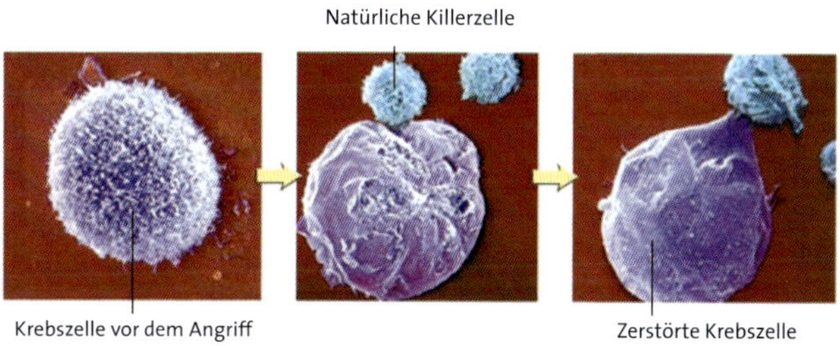

ɔbildung 3A
ı80-Krebszelle mit Mikrovilli
ıdenförmigen Zellfortsätzen)
der Bauchhöhle einer Maus,
e anfällig für Krebs ist.

Abbildung 3B
In der Bauchhöhle einer resistenten Maus: Die S-180-Krebszelle wird von natürlichen Killerzellen des Immunsystems angegriffen.

Abbildung 3C
Die Zelloberfläche wird glatt (Verlust der Mikrovilli) und löchrig. Die Zelle entleert sich und verliert ihre runde Form.

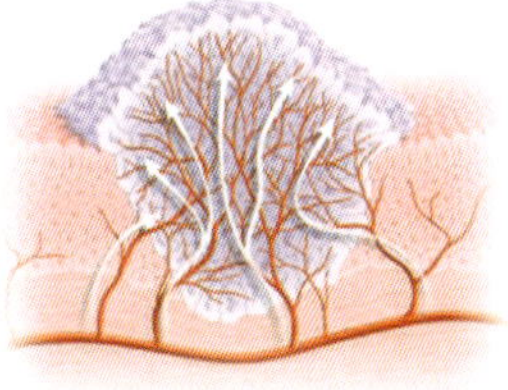

ɔbildung 4A: Die Angiogenese ist der Prozess,
i dem neue Blutgefäße gebildet werden. Da-
ırch wird aus einer kleinen Ansammlung von
ebszellen (man nennt das einen Tumor *in situ)*
ı großer Zellhaufen, der sich ausbreiten und
dere Organe befallen kann.

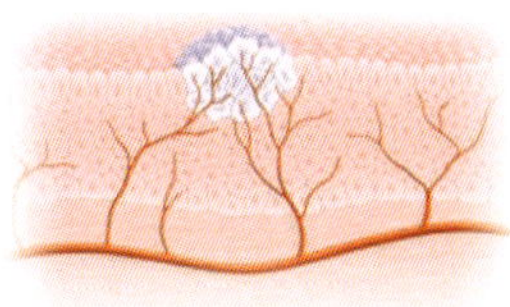

Abbildung 4B: Die Prozesse, die die Angiogenese hemmen, können Tumoren verkleinern und in einem Ruhestadium halten.

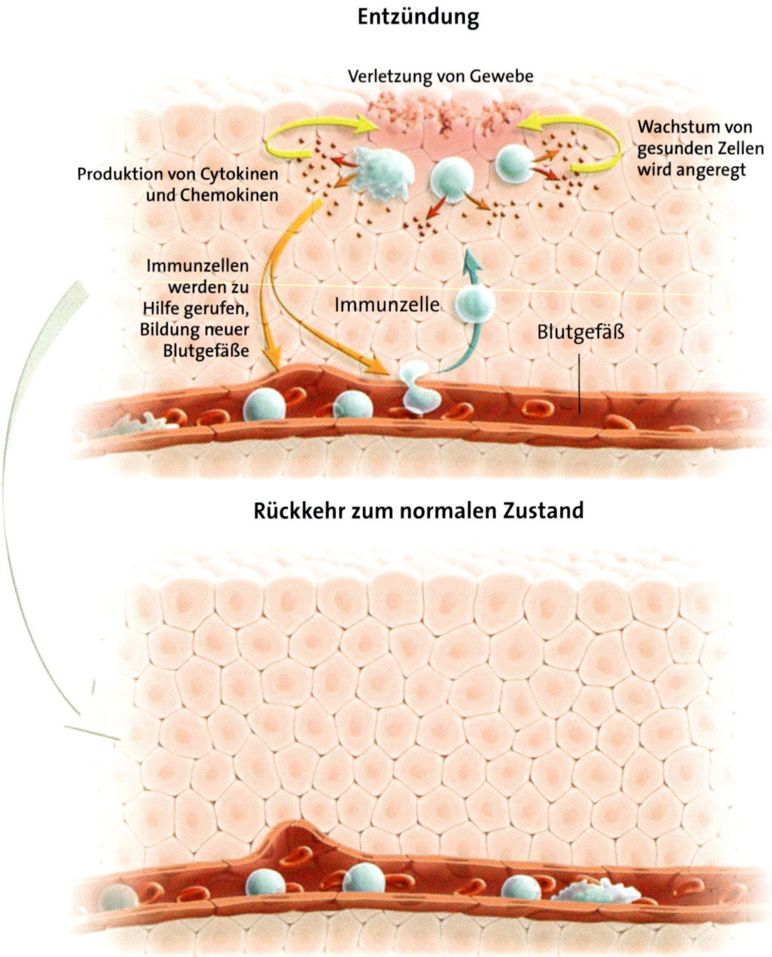

Abbildung 5
Ablauf einer normalen Entzündung. Eine Gewebsverletzung lockt Immunzellen an. Sie machen die Bakterien ausfindig, zerstören sie und stimulieren das Wachstum von Zellen und Blutgefäßen, um die verletzte Stelle zu reparieren. Sobald die Reparatur abgeschlossen ist, erfolgt rasch die Rückkehr zum normalen Zustand.

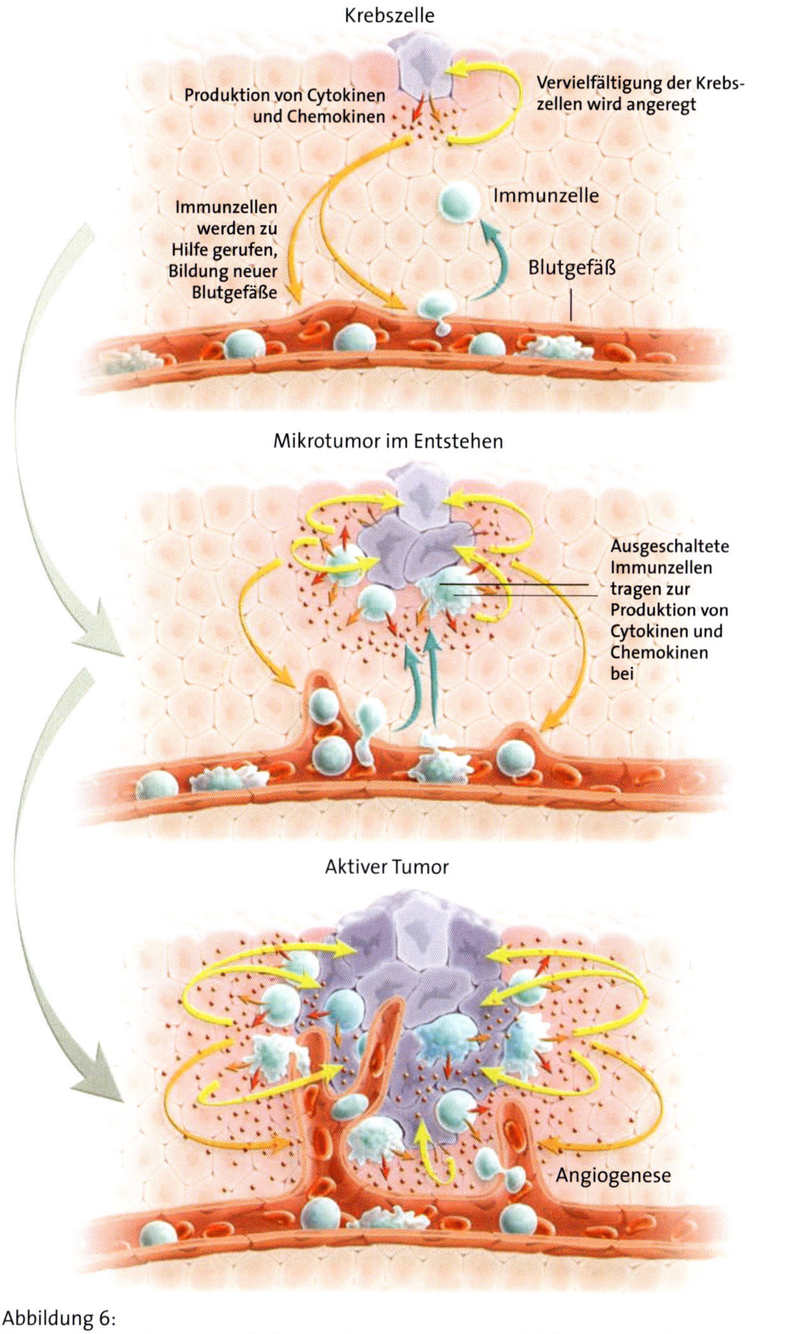

Abbildung 6:
Der Teufelskreis bei Krebs. Die Krebszellen nutzen den natürlichen Entzündungsvorgang aus, um ihr eigenes Wachstum zu fördern. Sie verhalten sich wie eine Wunde, die nicht heilt: Sie produzieren selbst entzündungsfördernde Stoffe. Diese Stoffe regen wiederum das Tumorwachstum an, lassen neue Blutgefäße sprießen, die der Tumor braucht, und locken »ausgeschaltete« Immunzellen herbei, die ihrerseits noch mehr dieser Stoffe bilden.

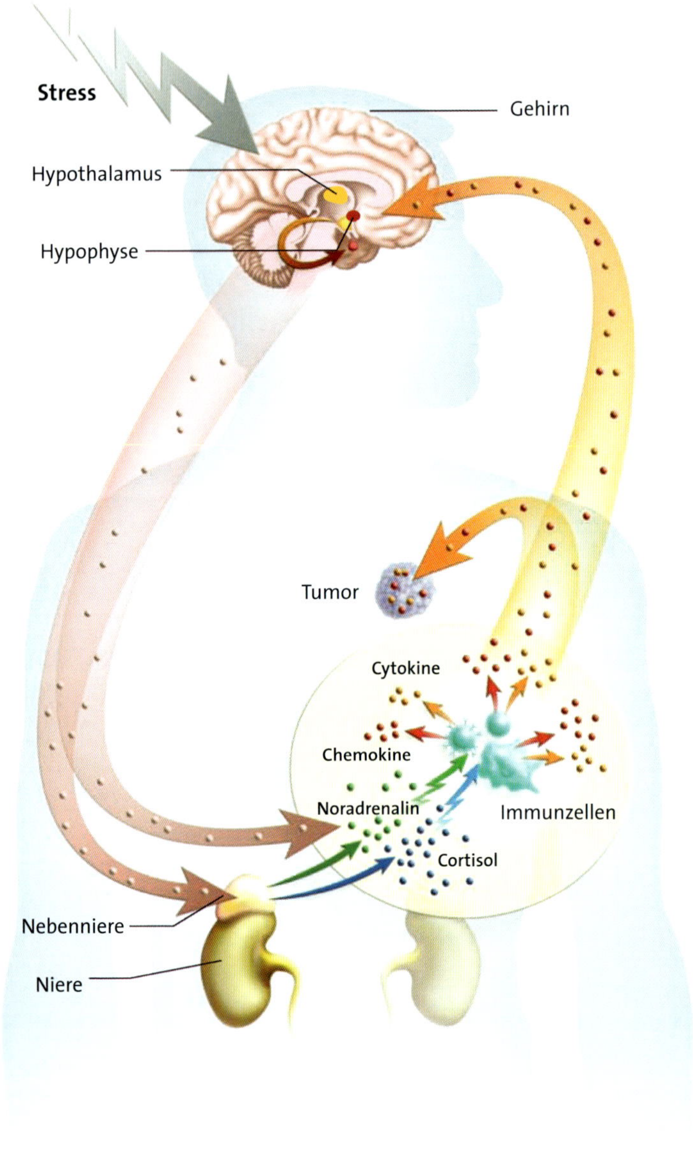

Abbildung 7
Das »mobile Gehirn« entgleist: Seelischer Stress führt zur Ausschüttung von Noradrenalin und Cortisol. Diese stören das Gleichgewicht der Immunzellen: Überproduktion von entzündungsfördernden Substanzen und Hemmung des Kampfs gegen Krebszellen. Die Substanzen, die von den in ihrer Aktivität gestörten Immunzellen produziert werden, wirken wieder auf das Gehirn.

tet mit dem Laserpointer auf das Bild. »Wenn Sie das Rote ausschalten, kann Sie immer noch das Grüne töten. Wenn Sie gegen das Grüne vorgehen, wird das Rote Sie erwischen. Es gibt nur eine Lösung: alle gleichzeitig angreifen.«[42]

Forscher vom University College of Medical Sciences in Neu-Delhi haben, sicher unter dem Einfluss der großen Tradition der ayurvedischen Medizin, gezeigt, in welchem Ausmaß bestimmte Kombinationen von Lebensmitteln Synergieeffekte entfalten können, um den Organismus vor kanzerogenen Stoffen zu schützen.[43] Wenn weibliche Mäuse permanent einer bekannten krebserregenden Substanz ausgesetzt sind, dem DMBA, entwickeln sie innerhalb von Wochen zu 100 Prozent Brustkrebs – es sei denn, man führt ihnen bestimmte Stoffe zu, die üblicherweise in einer gesunden Ernährung enthalten sind. Dabei handelt es sich um Selen (enthalten hauptsächlich in Gemüse und Getreideprodukten aus biologischem Anbau, auch in Fischen und Krustentieren), Magnesium (in Spinat, Walnüssen, Haselnüssen, Mandeln, Vollkorn und einigen Mineralwässern), Vitamin C (in den meisten Früchten und Gemüsen, vor allem in Zitrusfrüchten und grünen Gemüsen, in Kohl und Erdbeeren), Vitamin A (in allen bunten Gemüsen und Früchten sowie in Eiern). Von den Mäusen, die in der täglichen Ernährung nur *einen* dieser Stoffe erhielten und gleichzeitig die krebserregende Substanz, entwickelte die Hälfte einen Tumor. Von denen, die *zwei* Stoffe gleichzeitig erhielten, bekam nur ein Drittel einen Tumor. Bei einer Kombination von *drei* Stoffen fiel die Tumorrate auf ein Fünftel und bei allen *vier* Stoffen auf ein Zehntel. Diese Mäuse reduzierten ihr Erkrankungsrisiko von 100 Prozent auf eine Chance von 90 Prozent, dem Krebs zu *entgehen*, nur indem sie eine Kombination von Stoffen fraßen, die in üblichen Lebensmitteln vorkommen.[43] Der verblüffende Effekt ist wohl dadurch zu erklären, dass die einzelnen Stoffe gemeinsam mit den anderen Synergieeffekte entwickelten, die die verschiedenen Mechanismen des Tumorwachstums verlangsamten oder blockierten. Synergien sind genau das, was Dr. Fidler empfahl.

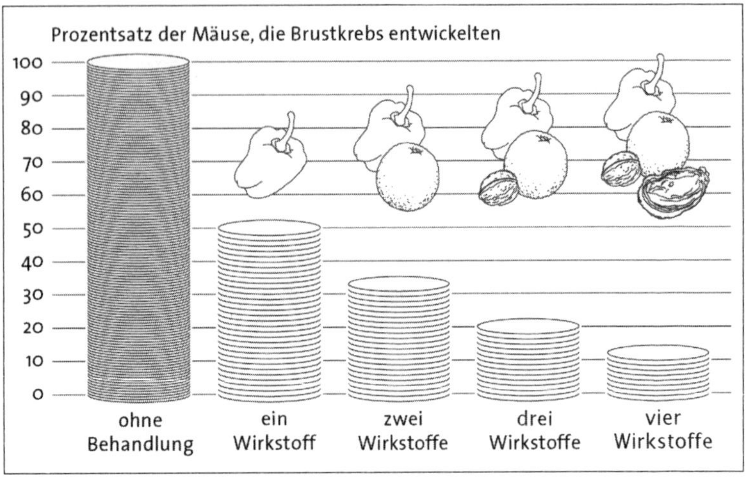

Abbildung 5: Eine Kombination von Wirkstoffen aus Nahrungsmitteln hat einen viel größeren Effekt als ein einzelner Wirkstoff. Ein Wirkstoff allein reduziert bei Mäusen, die einer stark krebserregenden Substanz ausgesetzt wurden, das Risiko, an Brustkrebs zu sterben, um 50 Prozent. Die Kombination von vier Wirkstoffen verringert das Risiko um 90 Prozent.[43]

Ein Gemüsecocktail gegen den Krebs

Wenn die Hypothese von Dr. Béliveau zutrifft, müssten die Synergien beim täglichen Verzehr von Antikrebs-Lebensmitteln die Entwicklung von Krebs beträchtlich bremsen. Insofern ist es sinnvoll, aus all diesen Lebensmitteln einen Gemüsecocktail zu mixen.

Dr. Béliveau und sein Team haben in ihrem Labor im Sainte-Justine-Krankenhaus die Wirkung eines solchen Gemüsecocktails bei schwer krebskranken Mäusen untersucht. »Nacktmäuse« haben einen Gendefekt, der ihr Immunsystem und gleichzeitig die Fellbildung unterdrückt. Sie können sich gegen Infektionen nicht wehren und noch weniger gegen menschliche Krebszellen, die ihnen übertragen werden. Wenn man ihnen menschliche Lungenkrebszellen unter die Haut injiziert, entwickeln sie innerhalb von Tagen riesige Tumoren, die bis zu 5 Prozent ihres Körpergewichts erreichen können – beim Menschen wären das 3 bis 4 Kilogramm Tumormasse.

Dr. Béliveaus Mitarbeiter erinnern sich, dass der Cocktail einen appetitlichen Duft im Labor verströmte, der sich angenehm von den vertrauten Gerüchten der Chemikalien und der Reinigungsmittel unterschied. Die Mischung enthielt Rosenkohl, Brokkoli, Knoblauch, Schalotten, Kurkuma, schwarzen Pfeffer, Preiselbeeren, Grapefruit und sogar ein bisschen grünen Tee. Die Mengen orientierten sich proportional an dem, was ein durchschnittlicher Mensch am Tag ohne Schwierigkeiten zu sich nehmen kann: 100 Gramm Kohl, 100 Gramm Preiselbeeren, ein Aufguss mit 2 Gramm Tee und so weiter.*

Angetan mit sterilen Masken und Handschuhen, um die extrem empfindlichen Mäuse nicht zu infizieren, fütterten und wogen die Forscher sie täglich. Bei den Mäusen, die den Cocktail nicht erhielten, erschienen innerhalb von höchstens einer Woche große Tumoren unter der Haut. Die Mäuse, die den Antikrebs-Cocktail bekamen, wirkten sehr viel fitter. Sie liefen mehr herum, waren neugieriger, fraßen besser. Und vor allem dauerte es bei ihnen trotz ausgeschaltetem Immunsystem sehr viel länger, bis die Tumoren auftauchten, und sie wuchsen dann sehr viel langsamer (Abbildung 6).

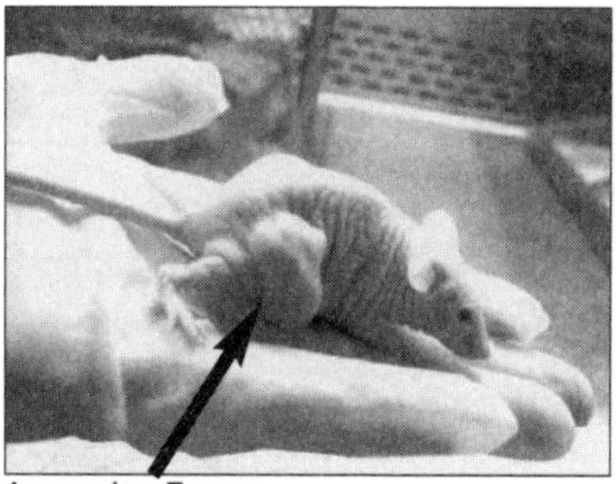

Aggressiver Tumor, unbehandelt

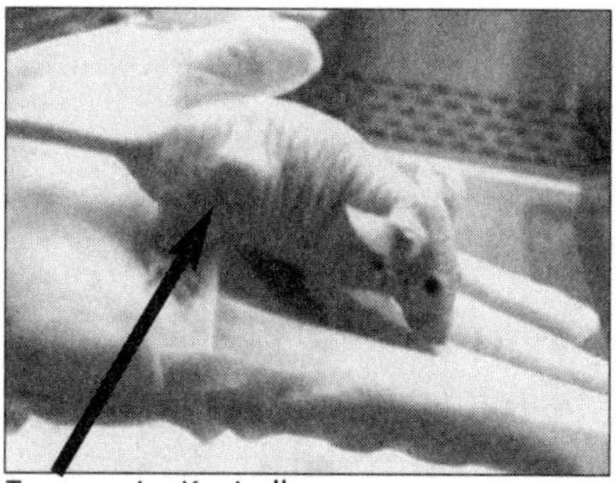

Tumor unter Kontrolle, behandelt mit Antikrebs-Cocktail

Abbildung 6: Mäuse mit ausgeschaltetem Immunsystem, die jeden Tag den »Antikrebs«-Gemüsecocktail bekommen (zusätzlich zu ihrem üblichen Futter), sind in besserer Verfassung (rechts) und entwickeln weniger schwerwiegende bösartige Tumoren als die Mäuse, die nur das übliche Futter bekommen (links).[44]

* Die genaue Zusammensetzung des Cocktails findet sich im Anhang zu diesem Kapitel, S. 203.

Ist das der Mechanismus, wie Lenny einen so aggressiven Krebs so lange überlebt hat? Haben die Speisen, die seine Frau dreimal täglich speziell für ihn zubereitete, den Krebs in Schach gehalten, indem sie die verschiedenen Wachstumsfaktoren seines Bauchspeicheldrüsenkrebses blockierten? Wir können es nicht mit Sicherheit sagen, aber sicher ist, dass er mit dieser Form der Ernährung keinerlei Risiko für seine Gesundheit einging.

Jeden Tag, mit jeder Mahlzeit, können wir die Lebensmittel zu uns nehmen, die uns vor Krebs schützen, indem sie

- krebserregende Stoffe aus unserer Umwelt unschädlich machen;
- unser Immunsystem auf Trab bringen;
- die Bildung neuer Blutgefäße blockieren, die Tumore für ihr Wachstum brauchen;
- die Tumoren hindern, die Entzündungsprozesse auszulösen, die sie als »Dünger« brauchen;
- die Mechanismen blockieren, die dem Krebs erlauben, in benachbartes Gewebe vorzudringen;
- Krebszellen zum programmierten Selbstmord bringen.

Lebensmittel: stärker als Schadstoffe

Der Tatsache, dass Antikrebs-Lebensmittel in der Lage sind, den Körper von zahlreichen krebserregenden Stoffen zu entgiften, kommt besonderes Gewicht zu. Aus ihr folgt unter anderem, *dass der positive Effekt der Antikrebs-Moleküle den negativen Effekt krebserregender Stoffe wettmacht*, selbst wenn bestimmte Gemüse und Früchte aus konventionellem Anbau mit Pestiziden belastet sind. Wie T. Colin Campbell von der Cornell-Universität sagt: Im Hinblick auf Krebs »tragen die Lebensmittel gegenüber den Schadstoffen auf ganzer Linie den Sieg davon«.[3]

Teil 2
Warum sind Ernährungsempfehlungen noch nicht Bestandteil der konventionellen Krebstherapie?

Seit 5000 Jahren setzen die großen medizinischen Traditionen auf die Ernährung, um den Verlauf von Krankheiten zu beeinflussen. Unsere Tradition macht da keine Ausnahme, denn im 5. Jahrhundert vor Christus hat Hippokrates gesagt: »Lass die Nahrung deine Medizin sein und Medizin deine Nahrung.«[45] 2003 brachte die Zeitschrift *Nature* einen großen Artikel, der zum selben Fazit kam – formuliert in einem sehr viel weniger poetischen Stil: »Die Chemoprävention durch essbare sekundäre Pflanzeninhaltsstoffe gilt mittlerweile als ein kostengünstiger, leicht anzuwendender, akzeptabler und praktikabler Ansatz für die Kontrolle von und den Umgang mit Krebs.«[8]

Dennoch ist die Ernährung bis heute nur in der ayurvedischen, der chinesischen und der arabischen Medizin ein Pfeiler. Welcher westliche Arzt berücksichtigt sie in der Praxis?

Als ich nach der zweiten Operation, der ich mich nach der Rückkehr meines Gehirntumors unterziehen musste, wieder meinen Onkologen aufsuchte, richtete ich mich auf ein Jahr Chemotherapie ein. Ich fragte ihn, ob ich meine Ernährung ändern sollte, um maximal von der Behandlung zu profitieren und einen weiteren Rückfall zu vermeiden. Trotz der Aufmerksamkeit, mit der er sich um mich gekümmert hatte, trotz seiner Geduld und Freundlichkeit, die er im Laufe vieler Jahre am Krankenbett von Patienten in höchster Not erworben hatte, fiel seine Antwort ganz stereotyp aus: »Essen Sie, was Sie wollen. Es spielt keine Rolle. Aber achten Sie vor allem darauf, dass Sie nicht abnehmen.«

Ich studierte daraufhin onkologische Handbücher, die viele meiner Kollegen in der Ausbildung gelesen haben. Das beste Beispiel ist das Standardwerk *Cancer: Principles and Practice of Oncology*[46], herausgegeben von Professor Vincent T. DeVita, dem ehemaligen Direktor des National Cancer Institute, der berühmt wurde als Entdecker der kombinierten Chemotherapie zur Behandlung der Hodgkin-Krankheit. Auch in der neuesten Auflage dieses bemerkenswerten Buches, das weltweit wegweisend für die Onkologie ist, gibt es nicht ein einziges Kapitel über die Rolle der Ernährung in der Behandlung von Krebs und bei der Vorbeugung von Rezidiven.

Wie alle Krebspatienten unterziehe ich mich alle sechs Monate einem Ritual: Ich lasse überprüfen, ob die natürliche Abwehr meines Körpers immer noch die Krebszellen in Schach hält, die fatalerweise der Chirurgie und der Chemotherapie entgangen sind. Im Wartezimmer der großen amerikanischen Universitätsklinik, in die ich zu den Kontrolluntersuchungen gehe, liegen alle möglichen Broschüren für die Patienten aus. Bei meiner letzten Untersuchung habe ich mir eine davon genauer angesehen. Sie trug den Titel *Ernährung während der Behandlung von Krebspatienten – ein Leitfaden für Betroffene und ihre Angehörigen.*[47] Dort fand ich viele sinnvolle Ratschläge wie den, mehr Gemüse und Obst zu essen, mehrmals pro Woche auf Fleisch zu verzichten und den Konsum von fetten Speisen und von Alkohol einzuschränken. Und dann, in dem Abschnitt über »Ernährung nach Abschluss der Behandlung«, las ich den lapidaren Satz: »Es gibt wenig Untersuchungen, die darauf hindeuten, dass Lebensmittel die Rückkehr Ihrer Krebserkrankung verhindern können.«*

* In derselben Broschüre fand ich noch eine Liste mit »nahrhaften Kleinigkeiten«, die mich während der Chemotherapie bei Kräften halten sollten. Diese Liste enthielt bunt gemischt Kekse, Eiscreme, Weißbrot, Brezel, Muffins, Milchshakes und sogar »Eiermilch«. Die Absicht ist lobenswert: den Gewichtsverlust zu vermeiden, der oft bei der Chemotherapie eintritt. Aber all das sind Lebensmittel mit hohem glykämischen Index und reich an gesättigten tierischen Fetten, die direkt die Entzündungsprozesse stimulieren. Auf insgesamt 97 Seiten fand ich nicht ein Wort über Kurkuma, grünen Tee, Soja, Heidelbeeren und das Immunsystem stimulierende Pilze.

Meine onkologischen Kollegen haben mir das Leben gerettet und ich habe große Hochachtung vor ihrem täglichen Engagement für Patienten mit dieser besonders belastenden Krankheit. Aber wie ist es möglich, dass diese außergewöhnlichen Ärzte weiterhin eine derart falsche Vorstellung verbreiten? In Gesprächen mit einigen von ihnen, die ich zu meinen Freunden zähle, habe ich eine Antwort auf diese Frage gefunden. Tatsächlich handelt es sich um mehrere Antworten.

»Wenn es stimmen würde, wüssten wir davon«

Wie alle Ärzte sind auch die Onkologen ständig auf der Suche nach wissenschaftlichen Fortschritten, die ihren Patienten helfen können. Sie reisen alljährlich zu Tagungen, um sich über neue Behandlungsmethoden auf dem Laufenden zu halten. Sie abonnieren wissenschaftliche Zeitschriften, in denen die neuen Studien veröffentlicht werden, und eher kommerzielle Zeitschriften ihres Fachgebiets, in denen die Studien und die Empfehlungen der Meinungsführer journalistisch aufbereitet sind. Mehrmals pro Monat erhalten sie Besuch von Pharmavertretern, die ihnen die neuesten Medikamente auf dem Markt vorstellen. Sie haben das Gefühl, über alles auf dem Laufenden zu sein, was in ihr Fachgebiet fällt. Und alles in allem sind sie das auch.

Aber in der medizinischen Kultur erwägt man nur in einem einzigen Fall, die Empfehlungen für die Patienten zu verändern: wenn eine Reihe von »Doppelblindstudien« die Wirksamkeit einer Behandlung am Menschen erwiesen hat. Das bezeichnet man völlig zu Recht als »evidenzbasierte Medizin«.

Verglichen mit diesen experimentellen Studien an Menschen gilt die Epidemiologie nur als eine Quelle von Hypothesen. Außerdem nimmt ein Onkologe, der Tag für Tag mit Patienten zu tun hat, Laborexperimente mit Krebszellen oder Versuche an Mäusen erst dann zur Kenntnis, wenn sie durch klinische Studien an Menschen in großem Stil bestätigt wurden. Bis dahin besitzen sie noch keine »Evidenz«. Selbst wenn sie in *Nature* oder *Science* veröffentlicht werden, tauchen sie im Allgemeinen noch nicht auf dem Radar der Spezialisten auf, die absolut nicht die Zeit haben, die ungeheuer vielen Untersuchungen zu studieren, die im Labor durchgeführt werden. Und solange sie nicht aus ihren üblichen Quellen davon erfahren, haben sie das Gefühl, »es kann nicht stimmen, denn sonst wüsste ich davon«.

Die Überprüfung eines Antikrebs-Mittels bis zum Stadium der Erprobung an einer ausreichend großen Zahl von Menschen kostet zwischen 500 Millionen und einer Milliarde Dollar. Eine Investition in dieser Größenordnung erscheint gerechtfertigt, wenn man weiß, dass ein Medikament wie Taxol dem Unternehmen, das das Patent dafür hält, eine Milliarde Dollar *pro Jahr* einbringt. Auf der anderen Seite ist es absolut unmöglich, vergleichbare Summen zu investieren, um die Nützlichkeit von Brokkoli, Himbeeren oder grünem Tee nachzuweisen, weil es darauf keine Patente gibt und ihre Kommerzialisierung die Investition niemals einspielen kann. Wir werden für die Wirksamkeit von Lebensmitteln bei Krebs nie vergleichbare Studien mit Menschen haben wie für Medikamente. Tierversuche sind einfacher und kosten weniger und können uns in die richtige Richtung führen. Dennoch hört man oft: »All das sind nur Versuche mit Mäusen, für Menschen beweisen sie nichts.« Und das stimmt leider auch.

Deshalb ist es entscheidend wichtig, staatliche Stellen und Stiftungen zu ermuntern, die Forschung über die Antikrebswirkungen von Lebensmitteln bei Menschen zu finanzieren. Unabhängig davon bin ich überzeugt, dass man nicht erst die Ergebnisse abwarten muss, bis man Antikrebslebensmittel in die Ernährung einbezieht. Warum? Weil absolut erwiesen ist, dass die Art von Ernährung, die ich selbst gewählt habe und die ich Ihnen hier empfehle, keinerlei Risiko für die Menschen darstellt, die sie befolgen, sondern stattdessen positive Auswirkungen auf die Gesundheit hat, die weit über Krebs hinausgehen. Sie kann bei Arthritis helfen, bei Herz-Kreislauf-Erkrankungen, bei Alzheimer, um nur einige zu nennen.[3, 48–53]

»Lass uns mit deiner Diät in Ruhe!«

Noch schlimmer ist vielleicht, dass Ernährungslehre an den medizinischen Fakultäten praktisch nicht vorkommt. An vielen Fakultäten werden Ernährungskonzepte bei anderen Fächern wie etwa Biochemie oder Epidemiologie mit eingestreut. Bevor die tibetischen Ärzte mein Interesse für diesen faszinierenden Zweig der Medizin weckten, wusste ich nicht mehr über Ernährung als die durchschnittliche Leserin einer Frauenzeitschrift. Ich übertreibe kaum, wenn ich mein Wissen so zusammenfasse:

- Lebensmittel bestehen aus Kohlenhydraten, Fetten, Proteinen, Vitaminen und Mineralstoffen.
- Übergewichtige müssen die Kalorienzufuhr reduzieren.
- Bei Diabetes muss man auf den Zucker achten, bei Bluthochdruck auf das Salz und bei einer Herzerkrankung auf das Cholesterin.

Mein Unwissen über Ernährung hat mich lange veranlasst, voller Verachtung auf die therapeutische Bedeutung der Lebensmittel zu blicken. Auch ich zog Behandlungen aus dem edlen Zweig der Medizin vor: Medikamente. Sehr gut erinnere ich mich an ein Abendessen mit Kardiologen in den Neunzigerjahren, zu dem ich eingeladen war, weil ich einen Vortrag über den Zusammenhang von Depression und Herzkrankheiten halten sollte. Um die vielbeschäftigten Ärzte dazu zu bringen, dass sie wirklich zu der Veranstaltung erschienen, hatte das organisierende Pharmaunternehmen in eines der renommiertesten Steakrestaurants von Pittsburgh eingeladen – alles drehte sich um amerikanisches Rindfleisch. Eine Kardiologin lehnte die Empfehlung des Küchenchefs ab und bestellte nicht das großartige 700-Gramm-Châteaubriand. Sie teilte ihm diplomatisch mit, dass sie auf das Cholesterin achte, und fragte ihn, ob sie stattdessen ein Fischgericht bekommen könne. Die Kollegen am Tisch machten sich sofort über sie lustig: »Nimm dein Lipitor und lass uns mit deiner Diät in Ruhe!«*

Damals hat mich diese Reaktion nicht sonderlich erstaunt. Sie bringt perfekt die Einstellung zum Ausdruck, die uns Ärzten in Fleisch und Blut übergegangen ist: Wo ein Problem ist, gibt es ein Medikament. Selbst bei Kardiologen, die bereitwillig einräumen, dass man durch eine Umstellung der Ernährungsgewohnheiten sein Risiko für eine Herzerkrankung reduzieren kann, führt unsere medizinische Kultur dazu, dass sie diesen Ansatz vernachlässigen und eine pharmazeutische Intervention vorziehen, die besser kontrollierbar ist.

»Die Experten sind sich selbst nicht einig«

Im Jahr 1977 begleitete ich meinen Vater zu einem Treffen mit Senator George McGovern in dessen Senatsbüro in Washington. Ich erinnere mich, dass mir das Büro ziemlich klein vorkam für einen Senator, der demokratischer Präsidentschaftskandidat der Vereinigten Staaten war. Ich erinnere mich auch an die seltsame Karte von Süddakota, dem Bundesstaat, den er repräsentierte, an der Wand hinter seinem Sessel. Es war ein großes, beinahe leeres Rechteck mit einer Handvoll kleiner Städte darauf, deren Namen ich noch nie gehört hatte. McGovern wirkte niedergeschlagen und besorgt. Er sah sich einer Revolte gegenüber, die schlimmer war als Nixons Anschlag auf sein ehemaliges Hauptquartier im Watergate-Komplex in dem verlorenen Wahlkampf 1972. »Ich habe gerade den größten Fehler meiner politischen Karriere gemacht«, sagte er zu uns. Er hatte zugestimmt, den Vorsitz der parlamentarischen Kommission zu übernehmen, die Ernährungsempfehlungen im Interesse der allgemeinen Gesundheit erarbeiten sollte. Die Experten, die von der Kommission berichteten,

* Lipitor (auf dem deutschsprachigen Markt Sortis) ist die größte Geldmaschine in der Geschichte der Pharmaindustrie. Auf dem Höhepunkt der Verkäufe brachte es über eine Million Dollar pro Stunde ein, 365 Tage im Jahr (9 Milliarden Dollar jährlich).

hatten eindeutige Fakten vorgelegt: Die Zahl der Herz-Kreislauf-Erkrankungen war seit dem Zweiten Weltkrieg steil angestiegen, aber in den Ländern, in denen mehr Gemüse als tierische Produkte gegessen wurde, spielten diese Erkrankungen praktisch keine Rolle. Die Epidemiologen hatten ferner beobachtet, dass während der Rationierung von Fleisch und Milchprodukten im Krieg die Fälle von Herzkrankheiten beträchtlich zurückgegangen waren.

In bester Absicht hatte die Kommission daraufhin ein Dokument herausgegeben, zu dem offensichtlich der gesunde Menschenverstand riet. In den »Ernährungszielen für die Vereinigten Staaten« empfahl sie ganz naiv, »den Konsum von Fleisch und Milchprodukten einzuschränken«.

Seit dieser Veröffentlichung war ein politischer Orkan über McGovern hereingebrochen, gegen den er machtlos war. Er hatte den Zorn der gesamten Fleisch- und Milchindustrie des Landes auf sich gezogen. In den endlosen Weiten von Süddakota lebten nicht viel mehr Menschen als Rinder und Kühe. McGovern erklärte uns an jenem Tag, es gebe Dinge, an die man besser nicht rühren solle.

Drei Jahre später flossen die Gelder dieser mächtigen Industrie an seinen politischen Gegner und beendeten McGoverns Karriere als Senator. Seine traurige Miene ließ vermuten, dass er verstanden hatte, was passiert war. Finanziert von der Industrie, gaben Experten aller Richtungen zu Protokoll, es wäre ein großer Fehler, ein bestimmtes Lebensmittel zu verteufeln. Die »gesättigten Fette«, um die es dabei ging, kämen nicht nur in Fleisch und Milchprodukten vor, erklärten sie besserwisserisch, sondern auch in Fisch (was stimmt, aber in sehr geringen Mengen). Die Industrie erreichte, dass die Empfehlungen so abgeändert wurden, dass an keiner Stelle mehr explizit geraten wurde, den Konsum eines bestimmten Lebensmittels einzuschränken. Damit erzeugten sie Verwirrung in der Öffentlichkeit, möglicherweise für Jahrzehnte. Was eine einfache und klare Botschaft hätte werden sollen, wurde ein undurchsichtiges Sammelsurium, das schließlich wirkungslos blieb. Wie Michael Pollan, Professor für

Journalismus an der Universität Berkeley, in der *New York Times* schrieb, kam bei der Öffentlichkeit die Botschaft an, die man verbreitet, wenn man sicherstellen will, dass sich nichts ändert: »Die Experten sind sich nicht einig.«[54]

Wie die Patienten sind auch die Ärzte in der Zwickmühle zwischen zwei mächtigen Industrien. Auf der einen Seite steht die Pharmaindustrie, deren natürlicher Logik es entspricht, dass sie eher einfache pharmakologische Lösungen empfiehlt, als die Patienten zu ermutigen, dass sie die Sache selbst in die Hand nehmen. Auf der anderen Seite wacht die Nahrungsmittelindustrie eifersüchtig über ihre Interessen und verhindert die Verbreitung zu eindeutigen Empfehlungen über den Zusammenhang von Krankheiten und Ernährung. Gemeinsam ist beiden der Wunsch, dass sich nichts ändert.

Aber Menschen, die sich wie ich vor Krebs schützen wollen, können es nicht hinnehmen, die passiven Opfer solcher wirtschaftlichen Kräfte zu bleiben. Darum gibt es nur die Möglichkeit, sich alle verfügbaren Informationen über all das zu beschaffen, was helfen kann, die Krankheit zu beherrschen, ohne dem Körper zu schaden. Glücklicherweise liegen mittlerweile so reichlich Daten über die Antikrebswirkungen von Lebensmitteln vor, dass jeder diese Behandlung für sich selbst beginnen kann.

»Die Leute wollen nichts ändern«

Aber sind wir wirklich bereit, uns selbst zu helfen? Ich erinnere mich an ein Gespräch mit einem Arztkollegen am Rande eines Kongresses, bei dem ich Zahlen über die Verschlechterung der Essgewohnheiten in den westlichen Ländern seit dem Zweiten Weltkrieg vorgelegt hatte. Ich hatte nachdrücklich betont, wie dringlich es sei, dass wir unsere Gewohnheiten veränderten. »Du hast vielleicht recht, David«, sagte er zu mir, »aber die Leute wollen nichts ändern. Es nützt nichts, ihnen all das zu sagen. Sie wollen ein Medikament schlucken und nicht weiter daran denken.«

Ich weiß nicht, ob er recht hat. Ich weiß nur, dass es in meinem Fall nicht stimmte. Und ich glaube lieber, dass ich nicht als Einziger so denke.

Gewiss ist, dass Institutionen sich nicht gerne ändern. Nach meinem letzten Check im Krebszentrum der Universität setzte ich mich in die Cafeteria, die einen hübschen Platz unter einem Glasdach nahe beim Eingang hat. Auf der Karte fand ich acht Arten von Tee: Darjeeling, Earl Grey, Kamille und mehrere Früchtetees. Eindeutig eine große Auswahl für eine Krankenhauscafeteria – aber grüner Tee fehlte.

Anhang
Zusammenfassung: Antikrebs-Lebensmittel im Alltag

Ein typisches Essen

Die Antikrebs-Ernährung besteht vor allem aus Gemüse und Hülsenfrüchten und dazu Olivenöl (oder Leinöl oder Biobutter), Knoblauch, Kräuter und Gewürze. Fleisch und Eier stehen nicht im Mittelpunkt, sondern kommen nur gelegentlich als Beilage des Geschmacks wegen auf den Tisch. Ein solches Essen ist das genaue Gegenteil der typischen westlichen Mahlzeit (ein großes Stück Fleisch in der Mitte und ein bisschen Gemüse darum herum).

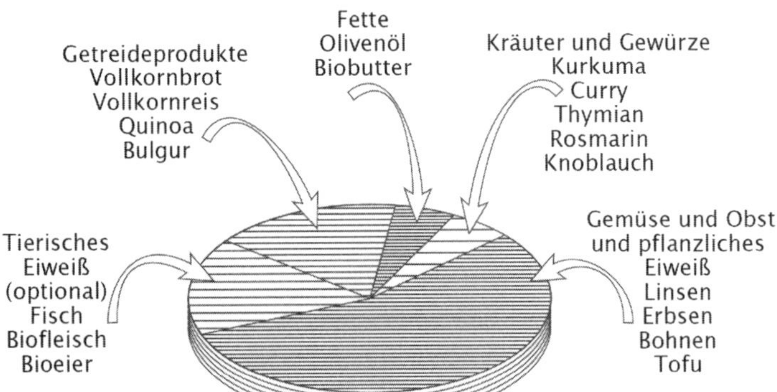

Grüner Tee

Grüner Tee ist reich an Polyphenolen, darunter Katechinen, und besonders an Epigallokatechin-3-Gallat (EGCG), das die Bildung neuer Blutgefäße unterbindet, die für das Wachstum der Tumoren und Metastasen nötig sind. EGCG hat auch ein starke anitioxidative und entgiftende Wirkung (es aktiviert die Leberenzyme, die Giftstoffe aus dem Körper heraustransportieren) und fördert den programmierten Tod von Krebszellen durch Apoptose. Im Laborversuch steigert es die Wirkung der Strahlentherapie auf Krebszellen.

Achtung: Schwarzer Tee ist fermentiert und die Fermentation zerstört einen großen Teil der Polyphenole. Oolong-Tee ist eine Zwischenstufe zwischen grünem und schwarzem Tee. Entkoffeinierter grüner Tee enthält noch alle Polyphenole.

Japanischer grüner Tee (Sencha, Gyokuro, Matcha und so weiter) ist noch reicher an EGCG als chinesischer grüner Tee.

Damit die Katechine freigesetzt werden, muss der Tee länger ziehen, mindestens 5 bis 8 Minuten, besser noch 10 Minuten.

Empfohlene Verwendung: 2 Gramm Tee 10 Minuten in einer Teekanne ziehen lassen und im Lauf der nächsten Stunde trinken (nach einer Stunde verschwinden die Polyphenole); sechs Tassen am Tag.

ACHTUNG: Wer empfindlich auf das Koffein aus grünem Tee reagiert, leidet womöglich unter Schlafstörungen, wenn er nach 16 Uhr Tee trinkt. In dem Fall sollte man entkoffeinierten grünen Tee nehmen.

Kurkuma und Curry

Kurkuma (ein gelbes Pulver, das ein Bestandteil von Curry ist) ist das stärkste natürliche entzündungshemmende Mittel, das man bis heute kennt. Es trägt auch zum programmierten Zelltod von Krebszellen bei (Apoptose) und hemmt die Angiogenese. Im Laborversuch erhöht es die Wirksamkeit der Chemotherapie und bremst das Tumorwachstum.

ACHTUNG: Damit Kurkuma vom Körper aufgenommen werden kann, muss es mit schwarzem Pfeffer vermischt werden (nicht einfach irgendeinem Pfeffer). Idealerweise sollte es in Öl gelöst werden (bevorzugt Olivenöl oder Leinöl). Die verschiedenen Currymischungen enthalten unter Umständen nur 20 Prozent oder noch weniger Kurkuma. Am besten ist es, wenn man direkt Kurkumapulver kauft.

Empfohlene Verwendung: Einen halben Teelöffel Kurkumapulver vermischen mit einem Teelöffel Olivenöl, einer ordentlichen Prise schwarzen Pfeffer und ein wenig Agavendicksaft (zur Abmilderung des leicht bitteren Geschmacks). Diese Mischung kann man an Gemüse, Suppen und Salatsoßen geben.

Ingwer

Die Ingwerwurzel wirkt ebenfalls stark entzündungshemmend, antioxidativ (noch mehr als beispielsweise Vitamin E) und gegen bestimmte Krebszellen. Sie hemmt auch die Bildung neuer Blutgefäße.

Ingwertee hilft gegen die Übelkeit bei der Chemotherapie oder Bestrahlung.[12, 55–56]

Empfohlene Verwendung: Ein Stück Ingwer in Gemüse reiben, die im Wok oder in der Pfanne mit ein wenig Öl gedünstet werden. Oder Früchte mit Zitronensaft und geriebenem Ingwer marinieren (wer es lieber etwas süßer hat, kann noch Agavendicksaft hinzufügen). Als Tee: Ein kleines Stück Ingwer in Scheiben schneiden und 10 bis 15 Minuten in kochendem Wasser ziehen lassen. Kann heiß oder kalt getrunken werden.

Kreuzblütlergemüse

Kohlgemüse (Rosenkohl, Mangold, Brokkoli, Blumenkohl usw.) enthalten Sulforaphan, Glucosinulate und Indol-3-Carbinole (I3C), allesamt hochwirksame Antikrebsmoleküle. Sulforaphan und I3C sind in der Lage, bestimmte krebserregende Stoffe zu neutralisieren. Sie verhindern, dass Krebsvorstufen sich zu bösartigen Tumoren entwickeln können. Außerdem fördern sie den programmierten Tod von Krebszellen und hemmen die Angiogenese.[57–59]

ACHTUNG: Kohlsorten und Brokkoli sollten nicht in Wasser gekocht werden, weil dabei das Sulforaphan und die I3C zerstört werden können.

Empfohlene Verwendung: Kurz im Dampf garen mit Deckel auf dem Topf oder im Wok mit ein wenig Olivenöl schwenken.

Knoblauch, Zwiebeln, Lauch, Schalotten, Schnittlauch

Knoblauch gehört zu den ältesten Medizinpflanzen (man findet Verschreibungen von Knoblauch auf sumerischen Schrifttafeln aus der Zeit um 3000 v. Chr.). Louis Pasteur hat 1858 die antibakterielle Wirkung des Knoblauchs beobachtet. Im Ersten Weltkrieg wurde Knoblauch in Verbänden zur Verhinderung von Infektionen eingesetzt und im Zweiten Weltkrieg von den russischen Soldaten, die keine Antibiotika hatten. Sie verwendeten so viel Knoblauch, dass man vom »russischen Penizillin« sprach.

Die Schwefelverbindungen dieser Gewächse (der Allium-Familie) verringern die krebserregende Wirkung der Nitrosamine und Nitrite, die sich in zu scharf gebratenem Fleisch bilden oder beim Verbrennen von Tabak. Sie fördern den programmierten Zelltod (Apoptose) beim Krebs des Dickdarms, der Brust, der Lunge, der Prostata und bei Leukämie.

Epidemiologische Studien deuten darauf hin, dass Personen, die viel davon verzehren, seltener Nieren- und Prostatakrebs bekommen.

Außerdem tragen diese Gemüse zur Regulierung des Zuckerspiegels im Blut bei, was die Ausschüttung von Insulin und IGF vermindert und damit das Wachstum von Krebszellen hemmt.

ACHTUNG: Die aktiven Moleküle des Knoblauchs werden beim Zerdrücken freigesetzt und sehr viel besser aufgenommen, wenn sie in ein wenig Öl gelöst sind.

Empfohlene Verwendung: Klein geschnittenen Knoblauch und Zwiebeln kurz in ein wenig Olivenöl anschwitzen, unter gedünstetes oder angebratenes Gemüse mischen und mit Curry oder Kurkuma würzen. Knoblauch und Zwiebeln können auch roh verzehrt werden: zum Salat geben oder auf ein mit Biobutter bestrichenes (oder mit Olivenöl beträufeltes) Vollkornbrot streuen.

Gemüse und Früchte, die reich an Carotinoiden sind

Karotten, Süßkartoffeln, die verschiedenen Kürbissorten, Hokkaidokürbisse, Tomaten, Kakifrüchte, Aprikosen, Rote Beete und alle bunten – orangegelben, roten, gelben und grünen – Früchte und Gemüsesorten enthalten Vitamin A und Lycopin, die nachgewiesenermaßen das Wachstum bestimmter Krebszellen bei mehreren besonders aggressiven Zelllinien (wie Gliomen des Gehirns) hemmen.

Lutein, Lycopin, Phytoen und Canthaxanthin stimulieren die Bildung von Zellen des Immunsystems und erhöhen ihre Fähigkeit, Tumorzellen anzugreifen. Sie machen die NK-Zellen aggressiver. Eine sechsjährige Studie mit Brustkrebspatientinnen hat gezeigt, dass die Frauen, die Nahrungsmittel mit viel Carotinoiden konsumierten, länger überlebten als diejenigen, die das nicht taten.[60]

Tomaten

Das in Tomaten enthaltene Lycopin verlängert die Überlebenszeit bei Prostatakrebs bei den Männern, die mindestens zwei Mahlzeiten pro Woche mit Tomatensoße zu sich nehmen.[61]

ACHTUNG: Damit das Lycopin freigesetzt wird, müssen die Tomaten gekocht werden und Olivenöl verbessert die Lycopin-Aufnahme.

Empfohlene Verwendung: Tomatensoße aus der Dose (mit Olivenöl und ohne Zuckerzusatz). Oder man stellt sie selbst her: Tomaten in einer Pfanne mit ein wenig Olivenöl bei milder Hitze dünsten. Man kann Zwiebeln und Knoblauch hinzufügen, Tofu oder Bioeier mit hohem Omega-3-Gehalt, Kümmel, Kurkuma, Pfeffer und so weiter.

Soja

Die Soja-Isoflavone (darunter Genistein, Daidzein und Glycitein) blockieren die Stimulierung von Krebszellen durch Sexualhormone (wie Östrogene und Testosteron). Sie hemmen auch die Angiogenese. Asiatinnen, die von klein auf Soja konsumieren, erkranken sehr viel seltener an Brustkrebs. Und wenn sie erkranken, haben sie im Allgemeinen weniger aggressive Tumoren und bessere Überlebenschancen.

ACHTUNG: Isoflavone als Nahrungsergänzungsmittel (in Kapseln) wurden mit einer *Verschlimmerung* bestimmter Brustkrebsformen in Verbindung gebracht, aber nicht der Sojakonsum über die Nahrung.

ACHTUNG: In vielen Regionen der Erde wird heute Gensoja angebaut. Wie diese gentechnisch veränderten Pflanzen auf die Entwicklung von Krebs wirken, ist nicht bekannt. Solange dies so ist, sollten am besten Biosoja und Soja aus gentechnikfreiem Anbau verwendet werden.

Soja und Taxol

Es scheint eine Wechselwirkung zwischen Genistein aus Soja und Taxol zu geben. Bis dies in klinischen Versuchen bestätigt ist, sollte man besser während einer Chemotherapie mit Taxol Sojaprodukte meiden (einige Tage vorher mit dem Konsum aufhören und erst einige Tage danach wieder anfangen).

Empfohlene Verwendung: Sojamilch und -joghurt zum Frühstück ersetzen konventionelle Milchprodukte. Sojabohnen und Mungobohnen werden wie Erbsen gekocht oder als Sprossen gegessen. Weitere Sojaprodukte sind Tofu, Tempeh und Miso. Tofu wird roh oder gekocht konsumiert; er nimmt den Geschmack von anderen Lebensmitteln an wie Zwiebeln, Knoblauch, Curry usw. sowie der Soßen, mit denen er in der Pfanne oder im Wok zubereitet wird. Tofu lässt sich gut in Suppen geben. Er ist eine hervorragende Quelle für vollständige Proteine und kann Fleisch ersetzen.

Pilze

Shiitakepilze, Maitake, Enokitake, Cremini, Portobello, Champignons, Austernseitlinge und Kräuterseitlinge enthalten alle Polysaccharide und Lentinan, das Reproduktion und Aktivität der Immunzellen stimuliert. In Japan setzt man sie häufig begleitend zur Chemotherapie ein, um das Immunsystem zu stärken (Maitakepilze und Schmetterlingstramete haben wahrscheinlich den stärksten Einfluss auf das Immunsystem).

Empfohlene Verwendung: in einer Gemüsesuppe oder Geflügelbrühe, im Ofen gegrillt oder im Wok mit anderen Gemüsen gedünstet.

Kräuter und Gewürze

Küchenkräuter wie Rosmarin, Thymian, Oregano, Basilikum und Minze sind reich an ätherischen Ölen (denen sie ihren Duft verdanken) aus der Familie der Terpene.

Sie fördern die Apoptose von Krebszellen und hemmen ihre Ausbreitung, indem sie die Enzyme blockieren, die nötig sind, damit Krebszellen in benachbartes Gewebe vordringen können.

Das Carnosol von Rosmarin hat außerdem eine stark antioxidative und entzündungshemmende Wirkung. Es ist nachgewiesenermaßen in der Lage, die Wirksamkeit bestimmter Chemotherapien zu erhöhen.

Petersilie und Sellerie enthalten Apigenin, das entzündungshemmend wirkt, die Apoptose fördert und die Angiogenese auf eine ähnliche Weise hemmt wie das Medikament Glivec.

Algen

Verschiedene Meeresalgenarten, die in Asien zur alltäglichen Ernährung gehören, enthalten Moleküle, die das Krebswachstum verlangsamen, vor allem bei Brustkrebs, Prostatakrebs, Haut- und Dickdarmkrebs. Braunalgen verlängern außerdem den Menstruationszyklus durch eine antiöstrogene Wirkung. Fucoidan, das in Kombu und Wakame vorkommt, fördert den programmierten Zelltod durch Apoptose und stimuliert die Zellen des Immunsystems einschließlich der NK-Zellen.[62,63] Fucoxanthin gibt manchen Algenarten ihre braune Farbe. Es ist ein Carotinoid (aus derselben Familie wie das Lycopin in Tomaten) und hemmt noch viel stärker als sein Verwandter, das Lycopin, das Wachstum der Krebszellen bei Prostatakrebs.

Die wichtigsten essbaren Algensorten sind Nori, Kombu, Wakame, Arame und Dulse.

Nori zählt zu den ganz wenigen Pflanzenarten, die Omega-3-Fettsäuren *in langen Ketten* enthalten – das sind die wirksamsten gegen Entzündungen und unverzichtbar für die Funktion von Neuronen.

Empfohlene Verwendung: Algen können Suppen und Salaten zugesetzt werden oder man kocht sie zusammen mit Hülsenfrüchten wie Bohnen und Linsen (insbesondere Kombu soll die Kochzeit von Hülsenfrüchten verkürzen und sie besser verdaulich machen).

Omega-3-Fettsäuren

Omega-3-Fettsäuren in langen Ketten kommen in fettem Fisch vor (und in hochwertigen gereinigten Fischölen zur Nahrungsergänzung) und haben eine entzündungshemmende Wirkung. In Zellkulturen verlangsamen sie bei einer großen Zahl von Tumoren (Lunge, Brust, Dickdarm, Prostata, Niere usw.) das Wachstum der Krebszellen. Außerdem bremsen sie die Ausbreitung von Tumoren in Form von Metastasen. Mehrere klinische Studien zeigen, dass Personen, die mindestens zweimal pro Woche Fisch essen, ein signifikant geringeres Risiko für bestimmte Krebsarten haben.* [61, 64–70]

ACHTUNG: Je größer die Fische sind (Thunfisch, aber vor allem Katzenhai und Schwertfisch), desto höher stehen sie in der Nahrungskette und desto stärker sind sie mit Quecksilber, PCB und Dioxin belastet, Schadstoffen, die am Meeresgrund reichlich vorkommen. Die besten Quellen für Fischöl sind deshalb kleine Fische wie Sardinen (einschließlich Sardinen in Büchsen, sofern sie in Olivenöl eingelegt sind und nicht in Sonnenblumenöl, das zu viel Omega-6-Fettsäuren enthält), ganze Anchovis und kleine Makrelen. Lachs ist

* Zwei wichtige Artikel aus dem Jahr 2006 haben Zweifel angemeldet, dass die Verringerung des Krebsrisikos tatsächlich mit dem Fischverzehr in Zusammenhang steht.[71,72] Gegen diese Studien wurden Einwände erhoben, vor allem weil sie ganz neue Untersuchungen nicht berücksichtigten, wie die große europäische EPIC-Studie an 475.000 Personen, die die protektive Wirkung eines hohen Fischkonsums bestätigte.[64]

ebenfalls eine gute Omega-3-Quelle und die Schadstoffbelastung ist bei Lachs noch akzeptabel. Tiefgekühlte Fische verlieren mit der Zeit ihren Omega-3-Gehalt.

Leinsamenkörner sind reich an pflanzlichem Omega-3 (mit »kurzen Ketten«) und Lignanen. Diese Phytoöstrogene vermindern die schädliche Wirkung von Hormonen, die das Krebswachstum fördern. In einer aktuellen Studien der Duke University zeigte sich, dass der tägliche Verzehr von 30 Gramm Leinsamen das Wachstum von manifesten Prostatatumoren um 30 bis 40 Prozent hemmen konnte.

Empfohlene Verwendung: Leinsamenkörner in der Kaffeemühle mahlen und mit Biomilch oder Sojamilch vermischen (oder Biojoghurt oder Sojajoghurt). Das Pulver kann auch morgens unter das Müsli oder einen Obstsalat gemischt werden, dem es einen nussigen Geschmack verleiht. Statt Leinsamenkörnern kann man auch Leinöl nehmen (obwohl es weniger Lignane enthält). Leinöl muss unbedingt in einer dunklen Flasche im Kühlschrank aufbewahrt werden, um Oxidation (und einen ranzigen Geruch) zu verhindern. Es sollte möglichst innerhalb von drei Monaten verbraucht werden.

Nahrungsmittel mit hohem Gehalt an Selen

Selen ist ein Spurenelement, das im Boden vorkommt. Man findet es reichlich in Gemüsen und Getreidesorten aus biologischem Anbau (die intensive konventionelle Landwirtschaft entzieht dem Boden Selen, weshalb es in Europa in Gemüse und Getreide selten geworden ist).[73] Fische enthalten ebenfalls Selen, auch Meeresfrüchte und Schlachtabfälle. Selen regt die Aktivität der Immunzellen an, besonders der NK-Zellen (nach einer Untersuchung um bis zu 80 Prozent).[74] Selen stimuliert auch die antioxidativen Mechanismen des Körpers.

Vitamin D

Hautzellen produzieren Vitamin D, wenn sie Sonnenstrahlen ausgesetzt sind. Menschen, die weit weg vom Äquator leben, produzieren weniger Vitamin D und haben manchmal einen Mangel. Deshalb hat man lange Zeit empfohlen, dass Kinder in nördlichen Ländern täglich einen Löffel Lebertran bekommen sollen, zur Vorbeugung gegen Rachitis. Kürzlich wurde nachgewiesen, dass eine reichliche Versorgung mit Vitamin D das Risiko für mehrere Krebsarten signifikant vermindert (nach einer 2007 veröffentlichten Studie der Creighton University um mehr als 75 Prozent bei einer täglichen Einnahme von 1000 IU in Form von 25-Hydroxyvitamin D[75]).

Die kanadische Krebsgesellschaft empfiehlt mittlerweile allen Kanadiern, in den Herbst- und Wintermonaten (wenn die Sonne wenig scheint) 1000 IU Vitamin D pro Tag einzunehmen, alte Leute und Menschen, die wenig in die Sonne gehen, sollten das ganze Jahr über 1000 IU pro Tag nehmen.[76] 20 Minuten Exposition des gesamten Körpers in der Mittagssonne bringen allein 8000 bis 10.000 IU (aber Vorsicht vor Sonnenbrand, der eindeutig das Risiko für Hautkrebs erhöht).

Besonders viel Vitamin D enthalten: Lebertran (1460 IU pro Suppenlöffel), Lachs (360 IU pro 100 g), Makrele (345 IU pro 100 g), Sardinen (270 IU pro 100 g) und Aal (200 IU pro 100 g). Mit Vitamin D angereicherte Milch enthält nur 98 IU pro Glas, ein Ei 25 IU und Kalbsleber 20 IU pro 100 g.

Probiotika

Der Darm enthält normalerweise »freundliche« Bakterien, die die Verdauung unterstützen und für eine regelmäßige Darmpassage sorgen. Sie spielen auch eine wichtige Rolle für das Gleichgewicht des Immunsystems. Am häufigsten sind Lactobacillus acidophilus und Lactobacillus bifidus.

Es wurde nachgewiesen, dass diese Probiotika das Wachstum von Krebszellen des Dickdarms hemmen. Die Beschleunigung der Darmpassage verringert außerdem das Risiko für Dickdarmkrebs, weil sich die Verweildauer der krebserregenden Stoffe aus Nahrungsmitteln im Darm verkürzt. Probiotika spielen darum auch eine wichtige Rolle bei der Entgiftung.[77]

Biojoghurt und Kefir sind gute Quellen für Probiotika. Sojajoghurt wird im Allgemeinen mit Probiotika angereichert. Diese wertvollen Bakterien sind auch in Sauerkraut und Kimchee (eingelegter Chinakohl, ein traditionelles koreanisches Gericht) enthalten.

Und schließlich sind bestimmte Lebensmittel *Prä*biotika, das heißt, sie enthalten Fruktose-Polymere, die das Wachstum von probiotischen Bakterien anregen. Es handelt sich um Knoblauch, Zwiebeln, Tomaten, Spargel, Bananen und Weizen.

Beeren

Erdbeeren, Himbeeren, Heidelbeeren, Brombeeren und Preiselbeeren enthalten Ellagsäure und viele Polyphenole. Sie stimulieren die Ausscheidung krebserregender Stoffe und hemmen die Angiogenese. Die Anthocyanidine und Proanthocyanidine fördern außerdem die Apoptose der Krebszellen.

Empfohlene Verwendung: zum Frühstück Früchte, gemischt mit Sojamilch und Getreideprodukten aus Vollkorn, die anders als die kommerziellen Frühstücksflocken (Cornflakes und Co.) den Zuckerspiegel, das Insulin und IGF im Blut nicht ansteigen lassen (die besten Getreideprodukte sind Müsli oder Mischungen aus Hafer, Kleie, Leinsaat, Roggen, Gerste und Dinkel).

Fruchtsalaten oder kleinen Zwischenmahlzeiten geben Beeren einen frischen, süßen Geschmack, ohne einen starken glykämischen Anstieg im Blut auszulösen. Im Winter kann man rote Früchte aus der Tiefkühltruhe verwenden, denn die Antikrebsmoleküle überstehen das Einfrieren problemlos.

Zitrusfrüchte

Orangen, Mandarinen, Zitronen und Grapefruit enthalten entzündungshemmende Flavonoide. Außerdem stimulieren sie die Entgiftung über die Leber. Es wurde sogar nachgewiesen, dass die Flavonoide aus der Mandarinenschale – Tangeretin und Nobiletin – in die Zellen von Gehirntumoren eindringen, ihren Tod durch Apoptose fördern und ihre Fähigkeit herabsetzen, sich in benachbartes Gewebe auszubreiten. (Achtung: Wenn Sie die Schale verzehren, sollten Sie Biomandarinen kaufen.)[78,79]

Empfohlene Verwendung: Geriebene Schale von Biozitrusfrüchten kann man zur Salatsoße geben, über das Frühstücksmüsli streuen, über Fruchtsalat oder in heißes Wasser oder Tee.

Granatapfelsaft

Granatapfelsaft wird in der persischen Medizin seit Jahrtausenden verwendet. Seine entzündungshemmenden und antioxidativen Eigenschaften sind bewiesen, außerdem seine Fähigkeit, das Wachstum von (unter anderem) Prostatakrebs erheblich zu verlangsamen, auch bei den besonders aggressiven Formen. Bei Männern, die täglich Granatapfelsaft tranken, hat die Ausbreitungsgeschwindigkeit eines festgestellten Prostatakarzinoms um 67 Prozent abgenommen.[80]

Empfohlene Verwendung: ein Glas (225 ml) Granatapfelsaft pro Tag, morgens zum Frühstück.

Rotwein

Rotwein enthält zahlreiche Polyphenole, unter anderem das berühmte Resveratrol. Da die Polyphenole durch Vergärung extrahiert werden, ist ihre Konzentration im Wein höher als im Traubensaft. Sie stammen aus der Haut und den Kernen der Traube, deshalb enthält Weißwein viel weniger. Die Konservierung von Wein (er wird vor dem Kontakt mit Sauerstoff geschützt) verhindert ihre rasche Oxidation, anders als bei getrockneten Weinbeeren, die ihre Polyphenole verloren haben.

Resveratrol wirkt auf Gene (die Sirtuine), von denen wir wissen, dass sie gesunde Zellen vor dem Altern schützen. Es hat auch die Fähigkeit, die drei Stadien der Krebsentwicklung – Initiation, Promotion, Progression – zu verlangsamen, indem es die Wirkung von NF-Kappa B blockiert.[81,82]

Empfohlene Verwendung: Diese Ergebnisse wurde bei Konzentrationen beobachtet, die einem Glas Rotwein pro Tag entsprechen (größere Mengen werden nicht empfohlen, denn nach einigen Studien erhöhen sie das Krebsrisiko). Wein aus Burgund, wo das Klima feucht ist, enthält besonders viel Resveratrol.

Schwarze Schokolade

Schwarze Schokolade (über 70 Prozent Kakaoanteil) enthält zahlreiche Antioxidantien, Proanthocyanidine und viele Polyphenole (in einem Stück Schokolade doppelt so viel wie in einem Glas Rotwein und fast so viel wie in einer Tasse gut gezogenem grünen Tee). Diese Moleküle bremsen das Wachstum der Krebszellen und hemmen die Angiogenese.

Der Verzehr von bis zu 20 Gramm täglich (ein Fünftel einer Tafel) liefert nicht übermäßig viele Kalorien. Die dabei empfundene Befriedigung ist oft größer als bei einer Süßigkeit oder einem Dessert und zugleich wird der Appetit auf Süßes besser gestillt. Der glykämische Index (die Fähigkeit, den Glukosespiegel im Blut steigen zu lassen und schädliche Spitzen bei der Ausschüttung von Insulin und IGF auszulösen) ist moderat, deutlich niedriger als bei Weißbrot.

ACHTUNG: Die Mischung von Schokolade und Milch macht die positiven Wirkungen der im Kakao enthaltenen Moleküle zunichte. Deshalb ist Milchschokolade nicht empfehlenswert.

Empfohlene Verwendung: Einige Stücke dunkle Schokolade nach einer Mahlzeit ersetzen das Dessert (zusammen mit grünem Tee). Oder Schokolade im Wasserbad schmelzen und über Birnen oder Obstsalat gießen. Schmeckt auch hervorragend mit geriebenem Ingwer oder geriebener Mandarinenschale.

Gemüsecocktail, der im Labor von Richard Béliveau in dem Experiment mit Mäusen verwendet wird

100 g Knoblauch
100 g Rosenkohl
100 g Rote Beete
100 g Preiselbeeren
100 g Schalotten
100 g Brokkoli
100 g Spinat
100 g dicke Bohnen
100 g Grapefruit
2 Teelöffel Kurkumapulver, vermischt mit 10 ml Leinöl
2,4 g Polyphenole aus grünem Tee (das entspricht etwa 6 Tassen Tee aus 2 g Teeblättern)
2 Teelöffel schwarzer Pfeffer

Der Extrakt aus 900 g rohen Früchten und Gemüse ergibt 270 ml Flüssigkeit (etwas mehr als eine Tasse). Die Mäuse bekommen 100 Mikroliter pro Tag zusätzlich zu ihrer üblichen Nahrung; das entspricht ungefähr 240 ml (etwa eine Tasse) für einen Menschen. Die Pfeffermenge erscheint nicht unbedingt erforderlich; eine Messerspitze genügt, um die Aufnahme des Kurkuma zu verbessern. Achtung: Dieser Cocktail wurde nicht an Menschen ausprobiert und kann deshalb noch nicht als ergänzende Behandlung bei Krebs empfohlen werden.

Lebensmittel mit hohem Omega-3-Gehalt*

Fischart		Erforderliche Verzehrmenge (um 1 g der beiden wichtigsten Omega-3-Fettsäuren EPA und DHA zu sich zu nehmen)**
Thunfisch	weiß, in Dosen frisch	120 g 75–350 g
Sardinen		60–100 g
Lachs	Atlantik, gezüchtet Atlantik, wild	45–75 g 60-100 g
Makrele		60–250 g
Hering	Atlantik Pazifik	60 g 45 g
Forelle	gezüchtet wild	100 g 120 g
Heilbutt		100–225 g
Kabeljau	Atlantik Pazifik	400 g 700 g
Schellfisch		450 g
Süßwasser-dorsch	gezüchtet wild	600 g 450 g
Rotzunge/Seezunge		200 g
Austern	Atlantik Pazifik	80 g 200 g
Hummer		250 g–1,3 kg
Königskrabbe		250 g
Venusmuscheln		350 g
Jakobsmuscheln		550 g

Fische sind die Hauptquelle für Omega-3-Fettsäuren in langen Ketten (EPA und DHA). Je nach Art, Herkunft, Haltung und Fischereisaison enthalten sie mehr oder weniger davon.

* Angaben von www.nalusda.gov/fnic/foodcomp/ und Empfehlungen der Amerikanischen Herzgesellschaft.[83, 84]

** Der Gehalt an Omega-3-Fettsäuren variiert je nach Unterart, Jahreszeit, Ernährung, Konservierung und Zubereitung um bis zu 300 Prozent. Die empfohlenen Verzehrmengen sind darum nur grobe Schätzungen. Auffallend ist, dass manchmal die Zuchtfische mehr Omega-3 enthalten als die wild lebenden: Sie bewegen sich mehr und haben darum weniger Fett.

Bestimmte Lebensmittel gegen bestimmte Krebsarten

Bestimmte Lebensmittel hemmen ganz besonders das Zellwachstum bei bestimmten Krebsarten. Dr. Béliveaus Labor konnte die Wirkung der rohen Extrakte verschiedener Lebensmittel bei mehreren Krebsarten testen.

Dies erlaubt, eine Liste von Lebensmitteln aufzustellen, die für die Ernährung bei den jeweiligen Krebsarten besonders empfehlenswert sind (vgl. Ernährungsplaner im Beiheft zu diesem Buch). Beachten Sie, dass Knoblauch, Zwiebeln und Lauch (die Allium-Familie) bei allen Krebsarten ganz oben auf der Liste stehen.

KAPITEL 9
DIE ANTIKREBS-PSYCHE*

Teil 1
Die Verbindung zwischen Körper und Geist

Ist es mein Fehler?

MIT 55 JAHREN, auf dem Höhepunkt einer bemerkenswerten Schauspielerkarriere, erfuhr Bernard, dass er Nierenkrebs hatte. Die Behandlung brachte den Krebs in Remission, aber fünf Jahre später war er wieder da. Wenn Bernard heute über seine Krankheit spricht, scheinen die Ursachen für ihn klar zu sein:

»Es wird Sie vielleicht wundern: Ich habe damit gerechnet. Die Nachricht hat mich nicht so sehr schockiert. Ich war in einem total verrückten Lebensstil gefangen, der mich in einem Zustand permanenter Existenzangst hielt, wie sie in unserem Beruf häufig vorkommt. Ich spürte instinktiv, dass mir etwas zustoßen würde. Nach meiner ersten Operation beschloss ich, alles zu tun, um meine Lebensqualität zu verbessern: mir mehr Zeit nehmen für die Menschen, die ich liebe, jeden Augenblick mehr auskosten. Aber sehr schnell holte mich der stressige, hektische Rhythmus des Schauspielerdaseins wieder ein, der äußere Schein, und ich versackte wieder in einer ungesunden Lebensweise. Fünf Jahre später kam der zweite Schock: Ich hatte eine Lungenmetastase. Ich bat einen befreundeten Arzt, mit dem ich viel sprach, sich die Ergebnisse der Bluttests anzusehen, die

* Für die Gedanken, die in diesem Kapitel vorgestellt werden, bedanke ich mich ganz besonders bei Michael Lerner, Rachel Naomi Remen, David Spiegel, Francine Shapiro und Jon Kabat-Zinn. Meine Begegnungen mit ihnen und ihren Schriften haben mich dazu angeregt.

ich seit Jahren aufbewahrte. Er sagte mir: ›Jedes Mal, wenn du dich auf einen Theaterauftritt vorbereitest, steigen deine Stresshormone wahnsinnig an und dein Stoffwechsel entgleist.‹ Ich sagte mir: Jetzt hast du keine Wahl mehr, du musst sehr schnell dein Verhalten ändern und dir eine andere Lebenseinstellung zulegen, wenn du noch etwas von deinem Leben haben willst.«

Fast die Hälfte der Brustkrebspatientinnen sind überzeugt, dass ihre Krankheit die Folge eines Stressereignisses ist, das sie nicht bewältigen konnten: eine Abtreibung, eine Scheidung, die Krankheit eines Kindes oder der Verlust einer Arbeit, die ihnen wichtig war.[1] Auch die Ärzte haben Krebs immer schon auf psychologische Ursachen zurückgeführt. Vor 2000 Jahren beobachtete der griechische Arzt Galenus, dass Krebs sich vor allem bei deprimierten Menschen entwickelte. 1759 schrieb ein englischer Chirurg, Krebs begleite »die Katastrophen des Lebens, die viel Ärger und Kummer auslösen«[2]. 1846 stellten englische Ärzte fest: »Seelisches Elend, eine plötzliche Wende des Glücks und eine Neigung zu düsteren Stimmungen … sind die wichtigste Ursache der Krankheit.« Der Verfasser des Artikels, Dr. Walter Hyle Walshe, ein großer Chirurg und Mitte des 19. Jahrhunderts die maßgebliche Autorität für Krebs, fügte noch eine persönliche Beobachtung hinzu: »Ich habe selbst Fälle gesehen, wo der Zusammenhang so offensichtlich schien, dass es wider alle Vernunft wäre, ihn in Frage zu stellen.«

Die Onkologen sind heute weiterhin geteilter Meinung, wie solche Beobachtungen zu beurteilen sind. Die Wissenschaft hat noch keine klare Antwort auf die Frage: Kann man sich wirklich Krebs »machen«?

Es dauert im Allgemeinen mehr als zehn Jahre und manchmal bis zu 40 Jahren, bis aus einer Zellanomalie – dem »Samenkorn« – ein nachweisbarer Krebstumor wird. Am Anfang geraten gesunde Zellen massiv aus dem Gleichgewicht, sei es unter dem Einfluss abnormer Gene, sei es, weil sie Strahlung, Umweltgiften oder sonstigen krebserregenden Stoffen ausgesetzt sind, wie dem Benzo(a)pyren aus Zigarettenrauch. *Aber es ist kein psychologischer Faktor bekannt, der von sich aus diese Krebssaat produzieren kann.*

Hingegen beeinflussen psychische Stressfaktoren genau wie die Ernährung, fehlende Bewegung, die Qualität von Luft und Wasser massiv den *Boden, auf dem sich die Saat entwickeln kann.* Wie Bernard erinnern sich die meisten Patienten, die ich kennengelernt habe, an eine besonders stressreiche Lebensphase in den Monaten oder Jahren vor ihrer Krebsdiagnose. Es handelt sich nicht um irgendwelchen Stress, sondern meistens um eine Belastung, die uns mit einem schrecklichen Gefühl von *Ohnmacht* erfüllt. Viele von uns kennen das: Wir sind mit einem chronischen Konflikt konfrontiert, der unlösbar erscheint, oder wie im Falle von Bernard mit Verpflichtungen, die so schwer lasten, dass sie uns die Luft abschnüren. Solche Situationen lösen nicht Krebs aus, aber wir wissen heute, wie in einem Artikel in *Nature Reviews Cancer* aus dem Jahr 2006 nachzulesen ist, dass sie einem Krebs ermöglichen können, sich zu entwickeln.[3] Die Faktoren, die an Krebs beteiligt sind, sind so zahlreich und so unterschiedlich, dass niemand sich sagen kann: »Es ist meine Schuld, dass ich diese Krankheit bekommen habe.« Wenn Ihre Katze Krebs bekäme, würde es Ihnen nicht im Traum einfallen zu sagen, es sei ihre Schuld. Aber jeder kann nach einer Krebsdiagnose lernen, anders zu leben, in der berechtigten Hoffnung, dass es zur Heilung beiträgt. Genau das musste ich tun.

Unterdrückte Gefühle

Ich bin als ältester Sohn eines ältesten Sohnes auf die Welt gekommen. Kaum aus dem Bauch meiner Mutter geschlüpft, nahm man mich aus ihren Armen und von ihrer Brust, die unzulänglich schienen, und vertraute mich Kinderschwestern, Kinderkrippen und Flaschennahrung an, weil das als »moderner« galt und als besser geeignet, dieses Kind zu beschützen, das der Stammhalter der Familie war. Ich weinte viel, teils, wie ich denke, weil ich wie alle Babys der Welt lieber in den

Armen meiner Mutter gelegen hätte als in einer Art Brutkasten hinter einer Scheibe aus Schallschutzglas. Meine Mutter war bei meiner Geburt 22 Jahre alt. Trotz ihrer Intelligenz und Charakterstärke war sie noch ein Kind im Vergleich zu ihrem 37-jährigen Ehemann, der die am meisten beachtete Wochenzeitschrift des Landes leitete. Meine Großmutter väterlicherseits hatte meine Mutter sehr schnell für unfähig befunden, sich um etwas so Kostbares zu kümmern, wie es der Sohn ihres Sohnes war. Ich wurde also einer Kinderfrau übergeben, die im Haus wohnte. Meine Mutter litt schrecklich unter der Trennung. Sie erinnert sich, dass ihr nachts die Milch in die Brüste einschoss, sie aber nicht zu mir gelassen wurde. In späteren Jahren gelang es uns nicht, diese schmerzhafte Beziehung zu kitten, in der auf beiden Seiten so viel Leid und Mangel geherrscht hatten.

Ich bekam rasch drei Brüder und meine Mutter wandte sich ganz ihnen zu. Meine gesamte Kindheit hindurch litt ich unter der Abwesenheit meiner Mutter. Bis heute weiß ich, wenn jemand mir bewegt davon erzählt, was seine Mutter für ihn bedeutet hat, dass ich es nicht richtig nachvollziehen kann. Mein Körper hat nur die Erinnerung an die schmerzvolle Leere bewahrt, die ich als Kind empfand. Dass ich beim Heranwachsen trotzdem mein Gleichgewicht fand, verdanke ich zu einem großen Teil dem Kindermädchen, das mich ab meinem vierten Lebensmonat versorgt hat. Ihre Liebe war manchmal unbeholfen (sie war gerade achtzehn), aber ehrlich und verlässlich und gab mir den Sauerstoff, den ich angesichts der großen emotionalen Leere in meinem Innern brauchte. Aber ich habe niemals vergessen, dass sie manchmal Gehorsam erzwang, indem sie mir drohte, sie werde das Haus verlassen, wenn ich nicht brav sei. Solche Drohungen versetzten mich in einen schrecklichen Zustand der Ohnmacht und Verzweiflung. Ich lernte schnell, so zu sein, wie man es vom Erstgeborenen erwartete: keine Wutausbrüche, kein Geschrei, dafür Fügsamkeit, Disziplin und immer den Schein wahren. Ich glaube, ich habe meine Rolle gut erfüllt – und dabei meine Gefühle unterdrückt, um meinen Platz zu behaupten.

Als ich 30 Jahre später Anna begegnete, hatte ich es immer noch nicht geschafft, einer Frau vollkommen zu vertrauen. Ganz sicher hatte ich kein Zutrauen, dass sie in der Lage sein würde, meine Fehler zu ertragen, ohne damit zu drohen, sie werde weggehen. Doch Anna verließ mich nicht, als wir beide erfuhren, dass ich eine wahrscheinlich tödliche Krankheit in mir trug, und ich glaubte in ihrem so ruhigen und so schönen Gesicht die totale, bedingungslose mütterliche Liebe zu sehen, die ich nie kennengelernt hatte. Sie wurde der Fels, auf den ich mein Leben als junger Erwachsener gebaut habe. Wenn ich allein war und die Augen schloss, hatte ich ihr Bild vor mir und spürte ihre Gegenwart. Ein Teil von ihr war in mich eingedrungen und lebte in meinem Körper. Die Yanomani-Indianer am Amazonas sagen, wenn sie »Ich liebe dich« meinen, »Ya pihi irakeme«, was bedeutet »Ich bin von deinem Sein kontaminiert worden« – ein Teil von dir ist in mich eingedrungen, lebt dort und wächst. Genau das fühlte ich: Ein Teil von Anna lebte in mir. Als ich meine erste Operation kaum überstanden hatte, fragte ich sie mit meinem kahlen Schädel und der großen L-förmigen Narbe darauf schüchtern, ob sie mich heiraten wolle. Ihre Antwort kam direkt, ohne Zögern, aus ganzem Herzen und war für mich einer der schönsten Augenblicke meines Lebens. Mit dem Verstand konnte ich nicht begreifen, warum diese so kluge, so starke, so lebensfrohe Frau einwilligte, sich an einen so schwachen und wenig anziehenden Menschen zu binden, wie ich es damals war. Aber mein Herz wusste, dass sie es mit jeder Faser wollte und dass uns etwas verband, das stärker war als der Tod. Die Liebe, unsere Liebe, wischte alle Ängste weg.

Ich erinnere mich an unsere Hochzeitsreise mit einem Hausboot in der Flussmündung vor Cape Fear. Ich bin kein guter Skipper und in praktischen Dingen nicht sehr begabt und wir verbrachten einen guten Teil der wenigen Tage ohne Strom, Wasser und Benzin. Aber Anna war so fröhlich, und wir waren so verliebt, dass wir bei jeder neuen Panne, wenn wir wieder einmal weit vom Kurs abgekommen festsaßen, nur in verrücktes Gelächter ausbrachen, kochten, uns liebten und abends die Sterne anschauten, während wir warteten, dass der nächste Morgen und damit Hilfe kommen würde. Danach schien unser ganzes gemeinsames Leben von dieser Leichtigkeit durchdrungen und wir erlebten »zwei Jahre Flitterwochen«. Ich fühlte mich unbesiegbar. Wenn wir nur zusammen waren, konnten wir mit allem fertig werden. Zum ersten Mal hatte ich das Gefühl, das Leben von seiner schönen Seite zu erleben.

Und dann wollte Anna ein Kind. Ich hätte den Wunsch nie auszusprechen gewagt. Ich wollte nicht, dass sie das Kind womöglich allein großziehen musste, dass das Kind mit dem Gedanken an einen Vater heranwuchs, den es kaum gekannt hatte. Deshalb war ich tief gerührt, als sie mir sagte, sie sei bereit dafür, sie habe keine Angst und sie wolle ein Kind von mir, egal, was kommen werde. Anna war nicht impulsiv, und ich wusste auch, dass sie die Stärke besaß, allein ein Kind aufzuziehen. Sie wurde sofort schwanger.

Die Geburt meines Sohnes war der zweitschönste Tag in meinem Leben. Anna wollte eine möglichst natürliche Geburt, und ich sah ihr zu, wie man einem Athleten bei den Olympischen Spielen zuschaut, der einen Marathonlauf gewinnen will. Sie war vollkommen konzentriert auf die gewaltige und großartige Aufgabe, Leben zu schenken. Manchmal blickte sie mich zwischen den Wehen kurz an oder drückte meine Hand. Sascha kam an dem Abend ganz zu Beginn des Frühlings auf die Welt, als die Birnbäume, die Pittsburghs Straßen säumen, ihre ersten weißen Blüten trugen. Er lag die ganze Nacht auf ihrer Brust. Ich wusste noch nicht, dass diese Liebe, die ich so schön fand, das Ende unserer Liebe ankündigte.

Sascha schlief sehr schlecht. Nachts nahmen wir ihn zu uns ins Bett, und Anna wollte dann, dass es so blieb. Tagsüber schlummerte er nur in ihren Armen. Sie wollte keinen Babysitter und in fünf Jahren Eheleben verbrachten wir nicht ein einziges Wochenende nur zu zweit. Ein Teil von mir bewunderte Annas unglaubliche Hingabe an die Mutterliebe, aber ein anderer Teil hatte Schwierigkeiten, die Intensität dieser Beziehung zu akzeptieren, die uns voneinander entfernte. Sehr schnell stand ich wieder genauso allein da wie vor unserer Begegnung. Erschöpft von ihrem Tag wartete sie abends auf mich, um ein wenig von ihrer Last an mich abzugeben, aber sie verlangte von mir ein Maß an Aufmerksamkeit für Sascha, das meine Möglichkeiten überstieg. Ich fühlte mich von ihr abgeschnitten und der Energie beraubt, die mir unsere Beziehung gegeben hatte. Langsam geriet ich auch mit meiner Forschungsarbeit in bedenklichen Rückstand – Arbeit, die zu Hause nicht endet. Immer öfter schlief ich in meinem Arbeitszimmer, neben dem Hund. Die Situation war nicht mehr tragbar. Ich verlor gleichzeitig alles, was meinem Leben einen Sinn gegeben hatte: den beruflichen Erfolg, die Liebe meiner Frau und die Verbindung zu meinem eigenen Sohn. Mehrere Jahre zwang ich mich zu tun, was von mir erwartet wurde, obwohl es absolut unbefriedigend war. Ich hatte alle Hoffnung verloren, dass unsere Ehe noch zu retten wäre. In gewisser Weise hatte sich mein Leben wieder nach dem Muster meiner Kindheit geordnet: gerade genug Liebe, um zu überleben, und Verpflichtungen, die ich erfüllte, so gut ich konnte, um den Schein zu wahren. In dem Augenblick, als ich nicht mehr konnte, zwei Wochen nach der Entscheidung, unser Haus und diese Ehe zu verlassen, die keine Ehe mehr war, erfuhr ich, dass mein Krebs zurückgekehrt war. Und wie für Bernard war es auch für mich fast keine Überraschung.

Gibt es so etwas wie eine Krebspersönlichkeit?

An der psychologischen Fakultät der Universität von Kalifornien in San Francisco haben die Forscher Lydia Temoshok und Andrew Kneier die emotionalen Reaktionen von Krebspatienten mit denen von Herzpatienten verglichen. Sie fügten beiden Gruppen kleine Elektroschocks zu, maßen ihre physiologischen Reaktionen und baten die Versuchspersonen anschließend zu berichten, wie sie das Experiment empfunden hatten. Physisch reagierten die Krebspatienten auf die Elektroschocks stärker als die Herzpatienten, aber bei der anschließenden Befragung neigten sie dazu, ihre Empfindungen herunterzuspielen.[4] Temoshok hat den Begriff »Typ-C-Persönlichkeit« für die Krebspatienten vorgeschlagen (im Gegensatz zur Typ-A-Persönlichkeit für die tendenziell aggressiveren und ungeduldigeren Herzpatienten).[5] Die meisten Psychotherapeuten, die mit Krebspatienten gearbeitet haben – wie Carl O. und Stéphanie Simonton, Dr. Lawrence LeShan und Ian Gawler –, haben übereinstimmende psychische Merkmale gefunden, nicht bei allen, aber doch bei vielen.[6–8]

Bei den Typ-C-Persönlichkeiten handelt es sich oft um Menschen, die sich zu Recht oder zu Unrecht als Kinder nicht ganz willkommen gefühlt haben. Ihre Eltern waren vielleicht gewalttätig oder jähzornig oder einfach kalt, distanziert und fordernd. Diese Kinder bekamen oft wenig Zuspruch und entwickelten ein Gefühl von Verwundbarkeit oder Schwäche. Um sicher sein zu können, dass sie geliebt werden, beschließen sie später, sich so gut wie möglich den an sie gerichteten Erwartungen zu fügen, statt ihren eigenen Neigungen zu folgen. Sie werden selten wütend (manche nie!) und sind »richtig nette« Erwachsene, »immer hilfsbereit«, »ein Heiliger/eine Heilige!«. Sie gehen Konflikten aus dem Weg und sperren ihre Wünsche und Bedürfnisse tief in sich ein, manchmal für den Rest ihres Lebens. Um für die emotionale Sicherheit zu sorgen, die ihnen so wichtig ist, stürzen sie sich unter Umständen ganz auf einen einzigen Aspekt in ihrem Leben: den Beruf, die Ehe oder ihre Kinder. Wenn dieser plötzlich bedroht ist oder verloren geht – durch einen beruflichen Misserfolg, eine Scheidung oder einfach den Auszug der Kinder aus dem Elternhaus –, lebt der Schmerz aus der Kindheit wieder auf. Oft ist er noch viel schlimmer, weil er sich mit dem Gefühl verbindet, dass man ihm nicht entkommen kann, egal, was immer man auch versucht. Das zweite Trauma weckt Gefühle von Ohnmacht, Verzweiflung, Verlassenheit. Und genau diese Gefühle – die Ohnmacht vor allem – können das seelische und körperliche Gleichgewicht schwer stören.

Einer meiner Therapeutenkollegen spricht von dem Phänomen »Treffer versenkt« in Anlehnung an das Kinderspiel Schiffe versenken.

Die erste Verletzung in der Kindheit tut weh, ist aber noch erträglich. Doch wenn ein zweiter Schlag genau dieselbe Stelle trifft, kann das gesamte seelische, *aber auch physische* Gebäude einstürzen.* An der Emory University in Atlanta hat das Institut von Professor Charles B. Nemeroff kürzlich eine Studie veröffentlicht, die die »Treffer-versenkt«-Hypothese bestätigt: Bei depressiven erwachsenen Patienten mit einem frühkindlichen Trauma reagieren die Entzündungsfaktoren (die die Entwicklung von Krebs begünstigen) besonders heftig auf Stress in einer Versuchsanordnung.** [10]

Ein Laborexperiment mit Ratten illustriert sehr gut, wie Stress den Verlauf der Krankheit beeinflusst. Im Labor von Professor Martin Seligman an der Universität von Pennsylvania wurde Ratten genau die Menge Krebszellen übertragen, von der man wusste, dass sie bei 50 Prozent einen tödlichen Tumor verursachen würde. Ein Teil der Ratten blieb dann sich selbst überlassen und tatsächlich starb die Hälfte von ihnen innerhalb von drei Monaten an der Krankheit. Eine zweite Gruppe wurde überdies leichten Elektroschocks ausgesetzt, denen sie zu entgehen lernten, indem sie auf einen Knopf in ihrem Käfig drückten. Und schließlich erhielt eine dritte Gruppe dieselbe Anzahl von Elektroschocks, aber keine Möglichkeit, ihnen zu entgehen.

Die Ergebnisse, die in *Science* veröffentlicht wurden, hätten nicht eindeutiger sein können: Einen Monat nach der Übertragung der Krebszellen waren 63 Prozent der Ratten, die gelernt hatten, durch Knopfdruck den Elektroschocks zu entgehen (mit anderen Worten, die Situation zu kontrollieren), tumorfrei. Die Überlebensrate in dieser Gruppe war höher als in der Kontrollgruppe, die keine Elektroschocks bekommen hatte. Andererseits überwanden nur 23 Prozent der Ratten, die keine Möglichkeit der Reaktion auf die Elektro-

* Freud, wie so oft ein Pionier, hat bereits ein ähnliches Phänomen bei psychischen Traumata beschrieben, das er »Nachträglichkeit« nannte.[9]

** In dem Fall beobachtet man vor allem eine deutliche Aktivierung von NF-Kappa B, dem Faktor, der zum Wachstum und zur Ausbreitung von Krebs beiträgt und den wir in Kapitel 4 vorgestellt haben.

schocks gehabt hatten, den Krebs. Die Ohnmacht in ihrer Situation hatte allem Anschein nach das Fortschreiten des Tumors beschleunigt.[11] Die Lehre aus diesem Versuch ist von entscheidender Wichtigkeit: Nicht der Stress an sich – die »Elektroschocks«, die das Leben uns unweigerlich versetzt – begünstigt den Vormarsch des Krebses, sondern die Art, wie wir darauf reagieren: ob wir Ohnmacht empfinden oder das Gefühl haben, die Situation zu kontrollieren.

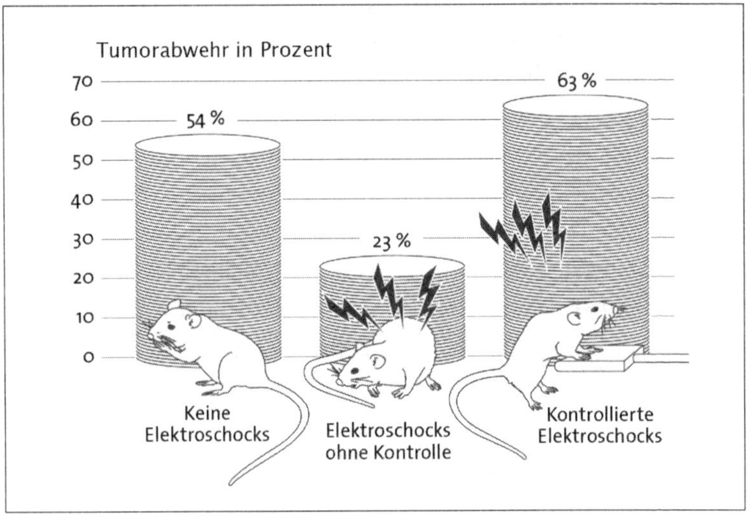

Abbildung 1: Ratten, die Elektroschocks ausgesetzt sind und ihnen nicht entgehen können, entwickeln aggressive Tumoren. Die Ratten, die die Elektroschocks kontrollieren können, widerstehen den Tumoren wirksam.[11]

Die große Ruhe des Ian Gawler

Wenn die Erfahrung von Ohnmacht und Verzweiflung das Krebswachstum fördert, können wir dann umgekehrt folgern, dass innere Ausgeglichenheit das Wachstum hemmt? Einige außergewöhnliche Fälle legen das nahe. Ein junger Tierarzt im australischen Melbourne erfuhr kurz nach Abschluss seines Studiums, dass er an einem sehr gefährlichen Osteosarkom (einer Form von Knochenkrebs) erkrankt war, das bereits sein Bein erfasst hatte. Die Amputation des Beines und anschließend ein Jahr konventioneller Behandlungen konnten das Tumorwachstum nicht aufhalten. Er breitete sich weiter aus und erfasste Hüfte und Thorax, wo er sich durch unförmige Auswüchse manifestierte. Der Onkologe gab Ian Gawler nur noch ein paar Wochen zu leben, höchstens einen Monat. Weil Ian nichts mehr zu verlieren hatte, widmete er sich mit Unterstützung seiner Frau intensiv dem Meditieren, um die Ruhe zu finden, die er beim Yoga entdeckt hatte. Sein Arzt, Dr. Meares, der selbst in Indien in die Meditation eingeführt worden war und große Mystiker kennengelernt hatte, war höchst beeindruckt, welche Ruhe sein junger Patient erreichen konnte. Er führte sie auf die Gelassenheit zurück, die für Sterbende in den letzten Tagen vor dem Tod charakteristisch ist. Aber nach einigen Wochen schien es Ian zur allgemeinen Verblüffung besser zu gehen. Nach einigen Monaten intensiver Meditation (dreimal täglich eine Stunde!), begleitet von einer sehr strengen Diät, kam Ian wieder zu Kräften. Die schrecklichen knöchernen Auswüchse, die seine Brust entstellten, bildeten sich langsam zurück, und einige Monate später waren sie ganz verschwunden. Dr. Meares fragte Ian, worauf er den außergewöhnlichen Rückzug seines Krebses zurückführte. »Ich denke, das hängt damit zusammen, wie wir unser Leben empfinden«, antwortete Ian und meinte sich und seine Frau. Als wäre dieser Patient, erklärt Dr. Meares, in jedem Augenblick seines Lebens von dem Frieden durchdrungen gewesen, den er in den intensiven Meditationsphasen gefunden hatte.[12] Ian Gawler lebt heute noch, 30 Jahre nach der Diagnose. Seit seiner Heilung hat er den größten Teil seiner Zeit der Aufgabe gewidmet, mit Gruppen von Krebspatienten zu arbeiten und ihnen zu helfen, Meditation und andere Formen einer gesunden Lebensführung in ihr Leben zu integrieren.*

* Ian Gawler erzählt in einem sehr schönen Buch von seiner außergewöhnlichen Heilung: *You Can Conquer Cancer*. Er hat nicht nur auf Meditation und eine möglichst natürliche Ernährung gesetzt, sondern auch verschiedene naturheilkundliche, psychologische und psychospirituelle Behandlungsformen mit einbezogen. Doch in erster Linie schreibt er seine Heilung seiner inneren Ruhe zu.

Beweise für die Verbindung von Körper und Geist

Für einen modernen rationalistischen Geist sind diese Ergebnisse nicht leicht zu verdauen. Michael Lerner berichtet, dass ein prominenter Wissenschaftler, der sich auf den Zusammenhang von Stress und Krebs spezialisiert hatte, in den Achtzigerjahren des letzten Jahrhunderts seinen Medizinerkollegen eine Untersuchung vorstellte, die einen unbestreitbaren Einfluss psychischer Faktoren auf das Voranschreiten von Krebs gezeigt habe. Nach ein paar Minuten explodierte ein ziemlich aufbrausender Chirurg desselben Krankenhauses: »Diesen ganzen Quatsch glauben Sie doch selber nicht!«[2] Es stimmt, dass man damals noch ganz und gar nicht verstand, wie rein psychische Faktoren auch nur den geringsten Einfluss auf die biologischen Vorgänge des Körpers und damit auf die Krankheit haben konnten. Wie konnten das Gefühl von Ohnmacht, die Unfähigkeit, seine Gefühle auszudrücken, *niemals* zu tiefer innerer Ruhe zu gelangen – wie konnte all dies das Wachstum eine Tumors beschleunigen oder die positiven Wirkungen der Chemotherapie beeinträchtigen?

Ein Psychiater von der Universität Stanford erschütterte beinahe wider Willen die überkommenen Vorstellungen vom Zusammenhang zwischen Stress und Überlebenschancen bei besonders schlimmen Formen von Krebs. Dr. David Spiegel hatte zunächst Philosophie an der Universität Yale studiert. Die Gedanken von Kierkegaard und Sartre faszinierten ihn, und er fand dort eine zentrale Idee, die ihn seine gesamte Karriere hindurch begleitete: Um vollständig menschlich zu sein, müssen wir eine möglichst authentische Beziehung zu anderen haben. Deshalb müssen wir das Bild überwinden, das wir von uns selbst haben und das wir uns von anderen machen. Wir müssen im tiefsten Inneren wissen, dass wir frei sind, uns neu zu erschaffen, uns zu verwandeln, und wir müssen lernen, den anderen die gleiche Freiheit zuzugestehen.

Nach dem Studium der Medizin und Psychiatrie in Harvard konzentrierte sich David Spiegel in seinen Forschungen auf die Frage, welche Bedingungen es erlauben, diese machtvolle Authentizität des Seins und die Öffnung zu anderen hin zu verwirklichen. Wie Sartre glaubte er fest, dass der Mensch im Angesicht der Todesangst ganz er selbst wird. Als ganz junger Psychiater hatte David Spiegel die Chance, zu dem großen Psychotherapeuten Irvin Yalom an die Universität Stanford zu gehen, der diese Idee testete. Gemeinsam leiteten sie wöchentliche Gesprächsgruppen für Frauen, die schwer krank waren und denen man nur noch wenige Jahre oder sogar nur Monate zu leben gegeben hatte. Wenn ihre Hypothesen zutrafen, waren diese Frauen »an der richtigen Stelle«, um zu lernen, ganz sie selbst zu werden.

In diesen Gruppen erzählten jede Woche acht bis zehn Frauen, die an metastasierendem Brustkrebs litten, von ihrer Angst, ihrer Einsamkeit, ihrem Ärger, auch von ihren Wünschen und davon, wie sie mit der Krankheit umgingen. Sie lernten sehr schnell eine der wichtigsten Lektionen des Lebens: Wir sind alle mehr oder weniger verwundet, und wir haben alle gelernt, uns dafür zu schämen. In diesen Gruppen waren alle Teilnehmerinnen schwer krank und es gab nichts mehr zu verbergen. Diese Frauen konnten sich vertrauensvoll öffnen und ihre intimsten Gedanken aussprechen.

Für manche war es das erste Mal im Leben, dass sie die wohltuende Wirkung solchen Vertrauens erfuhren. Auf ganz natürliche Weise vollzog sich etwas Wundersames. Die Treffen verliefen weder tragisch noch pathetisch, im Gegenteil, es wurde viel gelacht. Als hätte die schlichte Tatsache, dass sie ihre Verletzungen akzeptiert hatten, den Weg zur Freisetzung positiver Gefühle geebnet: Freude, Lust am Leben, Spaß daran, zusammen zu sein, hier und jetzt.

Natürlich kam es auch vor, dass die eine oder andere der Krankheit erlag. Dann sprachen die Frauen darüber, was sie mit dem Abschied dieser Freundin verloren hatten. Sie erinnerten sich an ihr tiefes Lachen, wenn sie von der Ungeschicklichkeit ihres Ehemanns erzählt hatte, an ihren aufmerksamen Blick, wenn eine andere Frau von Problemen bei ihrer letzten Operation berichtet hatte, und daran, wie gut sie sich immer gehalten hatte, auch wenn sie gelitten hatte. Die Frauen erlaubten sich, die ganze Traurigkeit dieses Verlustes zu spüren. Diese Augenblicke waren sehr hart, aber jede fühlte, dass die Abwesende in den Herzen aller durch solche Erinnerungen weiterlebte. Implizit spürten sie auch, dass ihnen, wenn sie an der Reihe wären, ebenfalls die Ehre eines solchen Gedenkens zuteil werden würde und dass sie weiter in den Herzen ihrer Gefährtinnen einen Platz haben würden.

Eine Patientin, Emily, schilderte die Erfahrung der Konfrontation mit dem Tod so: »Was ich in der Gruppe gefunden habe, ist so ähnlich wie die Angst, wenn man oben auf einem Wolkenkratzer oder an einem Abgrund im Grand Canyon steht. Zuerst wagst du nicht einmal, einen Blick nach unten zu werfen (ich habe Höhenangst), aber nach und nach lernt man es, und man sieht, dass es eine Katastrophe wäre, hinunterzufallen. Dennoch fühlt man sich gestärkt, weil man hinsehen kann. Das empfinde ich, wenn wir in der Gruppe über den Tod sprechen: Ich bin mittlerweile in der Lage hinzusehen. Ich kann nicht sagen, dass ich mich gut dabei fühle, aber ich kann hinsehen.«

Ein Jahr lang trafen sich die Frauen regelmäßig und dann ging jede ihren Weg. David Spiegel verglich zunächst den psychischen Zustand der Teilnehmerinnen mit dem von Frauen, die die gleiche Diagnose und die gleichen medizinischen Behandlungen bekommen, aber nicht an den Gruppentreffen teilgenommen hatten. Die Frauen, die durch die Unterstützung in der Gruppe gelernt hatten, sich ihrer Angst zu stellen, ihre intimsten Gefühle auszudrücken und Beziehungen authentischer zu leben, litten weniger an Depressionen, Angst und sogar weniger an körperlichen Schmerzen.[13, 14]

Ihre gesamte emotionale Verfassung hatte sich verbessert, genau wie von David Spiegel erwartet. Aber er hätte sich nie vorgestellt, welchen Effekt das auf die Entwicklung der Krankheit hatte, und noch weniger, wie es die Lebenserwartung beeinflusste. Spiegel war sogar vom Gegenteil überzeugt gewesen: dass es *keinen Zusammenhang* zwischen dem seelischen Zustand und dem Fortschreiten von Krebs gibt. Er ärgerte sich sehr über Stimmen, die Krebs auf psychische Konflikte zurückführten, weil sie den Betroffenen das schmerzhafte Gefühl geben, es sei ein Stück weit ihre eigene Schuld. Um ein für alle Mal zu beweisen, dass alle, die das behaupteten, unrecht hatten, wollte er zeigen, dass die Teilnehmerinnen solcher Gesprächsgruppen, deren seelische Verfassung sich deutlich verbessert hatte, *nicht* länger überlebten als die Frauen der Kontrollgruppe. Doch bei der Beschäftigung mit den Krankenakten erwartete ihn eine größere Überraschung.

Zunächst einmal hatte er, als er die Familien anrief, drei Frauen (von 50) selbst am Apparat – zehn Jahre nach der Diagnose! In Anbetracht der Schwere ihrer Erkrankung war das ganz einfach unglaublich. Nicht eine der 36 Frauen aus der Kontrollgruppe hatte so lange überlebt. Als Nächstes fragte er die Angehörigen, wie lange die Frauen jeweils überlebt hatten, und musste feststellen, dass die Teilnehmerinnen der Gesprächsgruppe doppelt so lange überlebt hatten wie die anderen. Es gab sogar einen Unterschied zwischen den Frauen, die regelmäßig teilgenommen hatten, und denen, die nur hin und wieder gekommen waren: Je regelmäßiger sie teilgenommen hatten, desto länger hatten sie überlebt.*

Diese Ergebnisse erregten großes Aufsehen, als sie in *Lancet* veröffentlicht wurden, denn sie widersprachen der gängigen Lehrmeinung komplett. Troy Thompson, Professor für Psychiatrie am Jefferson Medical College in Philadelphia, fasst die damals herrschende Ansicht so zusammen: »Ich hätte den Gegenwert der Hypothek auf meinem Haus verwettet, dass niemand solche Ergebnisse vorlegen könnte.«[15] Dank dieser Untersuchung war der Zusammenhang von

* Es ist wichtig zu betonen, dass zu Studienbeginn alle Patientinnen ähnliche Diagnosen hatten und dass die Auswahl der Teilnehmerinnen für die Therapiegruppe und die Kontrollgruppe zufällig erfolgte. Damit ist gewährleistet, dass das längere Überleben der Teilnehmerinnen der Therapiegruppe nicht damit zusammenhing, dass sie zu Beginn bei besserer Gesundheit waren oder dass die psychische Disposition in beiden Gruppen sich unterschied.

seelischer Verfassung und Entwicklung der Krankheit auf einmal keine etwas versponnene *New-Age*-Idee mehr, sondern rückte in den Status einer ernst zu nehmenden wissenschaftlichen Hypothese auf.*

David Spiegel ist heute stellvertretender Direktor der Abteilung Psychiatrie an der Universität Stanford und einer der bekanntesten akademischen Psychiater in den Vereinigten Staaten. Als man ihn vor 15 Jahren bat, in einfachen Worten dieses auf den ersten Blick so überraschende Resultat zu erklären, antwortete er: »Gefühle, die man nicht ausdrücken kann, werden zu einem inneren Hindernis. Indem wir uns bemühen, sie außerhalb unseres Bewusstseins zu halten, vervielfachen wir oft den Stress, durch den sie entstanden sind, und wir erschöpfen psychische Ressourcen, über die wir noch nicht viel wissen. Wenn wir die Gefühle akzeptieren und zum Ausdruck bringen, müssen wir diese Ressourcen nicht mehr vergeuden. Wie sich das auf die Fähigkeit des Körpers auswirkt, die Krankheit zu bekämpfen, ist immer noch ein Rätsel. Aber ich habe die Überzeugung gewonnen, dass es so abläuft, und wir beginnen langsam, die Mechanismen zu verstehen.«[27]

* Seither wurde diese Hypothese in mehreren weiteren Studien überprüft. Vier kamen zu ähnlichen Ergebnissen wie die Studie aus Stanford.[16–19] Sechs registrierten keinen Effekt. Aber in drei davon gab es keine psychische Verbesserung bei den Patienten, deshalb konnte man auch keine Auswirkung auf die Überlebenszeit erwarten. Insgesamt wurde also in fünf Studien eine Verlängerung der Überlebenszeit beobachtet, in drei Studien nicht.[20–25] David Spiegel und sein Forschungsteam haben kürzlich seine Studie (an 125 Patienten) wiederholt und eine *Verdreifachung* der Überlebenszeit bei den Frauen festgestellt, die an der Gruppe teilnahmen, allerdings nur bei denjenigen, deren Krebs negativ auf Östrogenrezeptoren getestet war. Die Frauen, die Tamoxifen oder einen anderen Östrogenantagonisten erhielten, wiesen keine Verlängerung der Überlebenszeit (die mit der Teilnahme an der Gruppe korrelierte) auf – als hätten die Medikamente ihnen bereits den Schutz gegeben, den man von der psychologischen Behandlung erwarten konnte. (Als die ursprüngliche Studie durchgeführt wurde, 1989, hatte es noch keine Antagonisten für Östrogenrezeptoren gegeben.)[26]

Das »mobile Gehirn« der Psychoneuroimmunologie

Heute verstehen wir sehr viel genauer, wie Stress sich auf die Entwicklung von Krebs auswirken kann. Wir wissen, dass Stress bestimmte Hormone freisetzt, die das »Notfallprogramm« des Organismus aktivieren – wie die Entzündungsmechanismen –, und so den Vormarsch von Tumoren begünstigt.[3,28] Gleichzeitig hemmt Stress vorübergehend alle Funktionen, »die warten können«, wie Verdauung, die Reparatur von Geweben und, auch das wissen wir heute, das Immunsystem.

In den letzten 20 Jahren ist eine neue Forschungsrichtung entstanden, die Psychoneuroimmunologie, die sich explizit mit der Verbindung zwischen psychischen Faktoren und der Aktivität des Immunsystems beschäftigt. Skizzieren wir kurz die drei Dimensionen dieses neuen Ansatzes, Psychologie, Neurologie und Immunologie. Wenn wir das Gefühl haben, dass unser Leben uns entgleitet oder dass es uns mehr Leiden als Freude beschert (der »Psycho«-Teil), dann setzt unser Gehirn Stresshormone wie Noradrenalin und Cortisol frei. Die aktivieren das Nervensystem, beschleunigen den Herzrhythmus, lassen den Blutdruck steigen und spannen die Muskeln an, damit sie bereit sind für eine Anstrengung oder für die Abwehr eines Schlages (der »neurologische« Aspekt). Dies wird häufig als »Kampf-oder-Flucht«-Reaktion bezeichnet. Aber heute wissen wir, dass die Wirkungen weit darüber hinaus spürbar sind. Dieselben chemischen Substanzen, die neurologische und körperliche Stressreflexe aktivieren, wirken auch auf die Zellen des Immunsystems. Die weißen Blutkörperchen haben auf der Oberfläche Rezeptoren, die das Vorhandensein von Stresshormonen registrieren und auf Schwankungen des Hormonspiegels im Blut reagieren. Bestimmte Zellen setzen entzündungsfördernde Cytokine und Chemokine frei. Umgekehrt werden die NK-Zellen durch Noradrenalin und Cortisol blockiert. Sie bleiben passiv an den Gefäßwänden kleben, anstatt Viren oder anormale Zellen, die Vorstufen von Krebs sind, anzugreifen. Das ist die »immunologische« Dimension der neuen Wissenschaft.

Die Professorin Candace Pert, die die Abteilung für Biochemie des Gehirns am National Institute of Mental Health leitete, hat als eine der Ersten den Zusammenhang zwischen den chemischen Stoffen des emotionalen Gehirns (den »Neuropeptiden«) und der Aktivität des Immunsystems erkannt. Sie ging sogar noch weiter, denn es gelang ihr zu zeigen, dass die Zellen des Immunsystems ihrerseits ständig chemische Botschaften an das emotionale Gehirn senden.

Die modernen Neurowissenschaften definieren das Denken – oder den »Geist« – als Ergebnis von Interaktionen zwischen Zellen, die Informationen austauschen. Bis zu den Studien von Candace Pert dachte man immer, es seien allein Neuronen des Gehirns daran beteiligt, und der Geist sitze im Schädel. Ihre Entdeckungen zwingen uns anzuerkennen, dass der »Geist« auch eine Sache des Immunsystems ist. In dem Buch, das ihre Entdeckung schildert, erklärt sie, dass sie in Abkehr von allem, was sie bis dahin gedacht hatte, habe folgern müssen, dass die vielfältigen Interaktionen zwischen den Molekülen der Emotionen und dem Immunsystem ein »mobiles Gehirn« darstellen, wie sie es nannte.[29, 30] Aber welche Rolle spielt das »mobile Gehirn« bei Krebs?

Die Immunzellen und der Lebenswille

In Kapitel 4, in dem es um die Schwächen des Krebses ging, haben wir gesehen, dass die Mäusenachkommen von »Supermaus«, die in der Lage sind, ihre Immunzellen ganz zu mobilisieren, »resistent« gegen Krebs sind, selbst wenn man ihnen hohe Dosen besonders aggressiver Zellen injiziert. In dieselbe Richtung geht eine Erkenntnis, zu der Professor Ron Herberman am National Cancer Institute gelangte (inzwischen leitet er das Institut für Krebsforschung der University of Pittsburgh): Er hat gezeigt, dass Brustkrebspatientinnen umso bessere langfristige Überlebenschancen hatten, je aktiver bei ihnen die NK-Zellen in den Wochen nach der Operation waren.[31, 32] *

* Eine japanische Forschergruppe am Saitama Cancer Research Institute hat diese Ergebnisse zehn Jahre später an größeren Patientengruppen bestätigt.[33, 34]

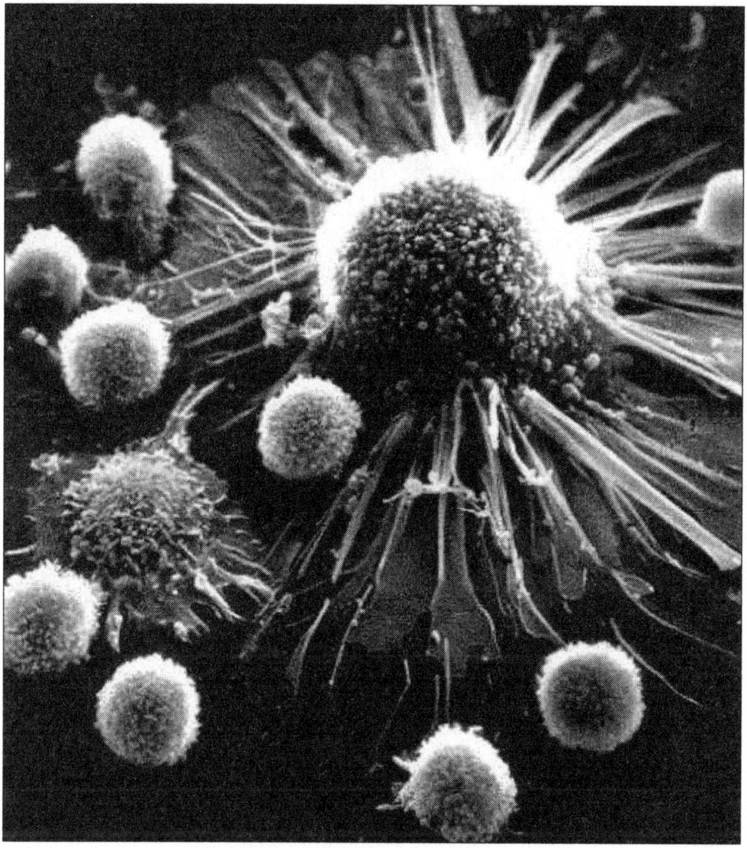

Abbildung 2: Weiße Blutkörperchen des Immunsystems attackieren eine Krebszelle. Sie erhalten Signale vom emotionalen Gehirn und antworten, indem sie wiederum Signale zurücksenden. Die Zellen des Immunsystems sind darum Teil dessen, was Candace Pert als »mobiles Gehirn« bezeichnet hat.

In der Nähe von Washington, im Nachbarlabor von Candace Pert am National Cancer Institute, hat derselbe Ron Herberman auch herausgefunden, dass die Brustkrebspatientinnen, die mit der Krankheit psychisch besser zurechtkamen, viel *aktivere* NK-Zellen hatten als jene, die in Hilflosigkeit und Depression versanken.[35] 2005 bestätigte Dr. Susan Lutgendorf an der Universität Iowa die Ergebnisse für Frauen mit Eierstockkrebs. Diejenigen, die sich geliebt und unterstützt fühlten und zuversichtlich blieben, hatten kämpferischere NK-Zellen als jene, die sich allein und verlassen und verzweifelt fühlten.[36]

Es sieht ganz danach aus, dass die weißen Blutkörperchen des Immunsystems – wie die NK-Zellen und die T- und B-Lymphozyten – sensibel für Ohnmachtsgefühle und den daraus resultierenden Verlust des Lebenswillens sind. Bei den Ratten von Martin Seligman, die den Elektroschocks nicht entgehen konnten, manifestierte sich die Ohnmacht in ganz ähnlichen Symptomen wie bei traumatisierten Menschen: Anscheinend hatten sie alles Vertrauen in ihre Fähigkeiten verloren und sie blieben auch in allen anderen schwierigen Situationen passiv: In Konkurrenzsituationen verhielten sie sich unterwürfig, wenn sie angegriffen wurden, verteidigten sie sich nicht. Und genau dann kapitulierte auch ihr Immunsystem. Offenbar spiegelte sich der emotionale Zustand, den man von außen nur durch das Verhalten des Individuums beobachten kann, identisch im internen Verhältnis der Immunzellen wider. Wenn die Ratte – oder der Mensch – aufgibt mit dem Gefühl, dass das Leben nicht mehr lebenswert ist, streckt auch das Immunsystem die Waffen. Wie es Candace Pert so schön beschrieben hat, sind das zwei Aspekte desselben »Gehirns«.

Umgekehrt signalisiert es oft einen entscheidenden Wendepunkt im Verlauf der Krankheit, wenn man in sich neuen Lebenswillen entdeckt.

Helen war zweiundfünfzig, als sie erfuhr, dass sie an einem aggressiven Lymphom litt. Die obligatorischen ersten sechs Zyklen Chemotherapie hatten keinen Erfolg gebracht und zwei zusätzliche Behandlungen erhöhten die Aggressivität der Krebszellen noch. Als einzige Hoffnung blieb nur ein besonders gefährlicher Eingriff: die autologe Knochenmarktransplantation (dabei werden patienteneigene Knochenmarkzellen übertragen). Bei diesem Verfahren kommen so stark toxische Substanzen zum Einsatz, dass das gesamte Immunsystem zerstört wird. Nach der Transplantation musste Helen drei Wochen in völliger Isolation verbringen, Besucher durften nur nach strengen Sterilisierungsprozeduren und in einer Art Astronautenkleidung zu ihr. Helen hatte das schmerzliche Gefühl, dass sie nicht mehr auf demselben Planeten lebte wie diese seltsamen Besucher und dass sie nie wieder nach Hause zurückkehren werde.

Nach drei Wochen hatte sich ihr Zustand verschlechtert und sie konnte die Isolationsstation nicht verlassen. Bei ihrem Anblick, so mager und zerbrechlich, fragten sich ihre Besucher unwillkürlich, ob sie sie wohl noch einmal sehen würden. Und sie konnten ihr weder die Hand geben noch sie in die Arme schließen, ihr nicht einmal zulächeln, weil sie einen sterilen Mundschutz tragen mussten. Aber in dem Augenblick, als die Hoffnung nur noch an einem dünnen Faden hin, wo ihr Körper bereit schien aufzugeben, klammerte sich Helen an die einzige Sache, die immer da gewesen war wie ein treuer Freund: das Gefühl ihres Atems in der Brust, das Zeichen des Lebens, das doch weiterging, trotz der Zweifel, der Ängste, der Übelkeit, auch trotz der Schmerzen. Konzentriert auf ihre Atmung, einen Atemzug nach dem anderen, fand sie tief im Innern den Lebenswillen wieder, der aus jeder Zelle kam und der sie mit all dem verband, was um sie herum lebendig war: mit dem Baum und seinen Blättern, die sie durch das Fenster sehen konnte, dem Lachen und Weinen der Kinder draußen auf dem Flur, manchmal mit den Sternen in der Dunkelheit. Das erfüllte sie mit einem seltsamen Gefühl von Frieden, als könnte sie nichts mehr wirklich treffen, was auch geschehen mochte – das Leben, das durch sie hindurchfloss, würde weitergehen.

Heute, zwölf Jahre später, ist sie zu ihrer Arbeit und in ein normales Leben zurückgekehrt. Sie staunt immer noch über die Stärke, die ihr diese tiefe, beinahe animalische Verbindung mit der Lebenskraft gegeben hat, die uns alle eint.

Die Schamanen und der Lebenswille

In allen Kulturen und in allen Zeiten bis zum Beginn der modernen Ära wurde die Kunst, die darin besteht, die Kranken zur Gesundheit zu führen, von außergewöhnlichen Einzelnen praktiziert, die »Medizinmänner« oder »Schamanen« hießen. Ihre Praktiken sind, wie Carl Gustav Jung feststellte, von Kontinent zu Kontinent erstaunlich ähnlich, als gehörten sie zu den wenigen Universalien der menschlichen Kultur. Im Zentrum dieser uralten Lehre finden wir immer ein unabänderliches Prinzip: *Die Behandlung des Patienten muss sich vor allem darauf richten, seine Lebenskraft zu stärken.*[2] Um das zu erreichen, nutzt jede schamanische Tradition bestimmte Methoden, die den Kranken von den »Dämonen« heilen sollen, die seinen Lebenswillen bedrohen. Die meisten Methoden basieren auf Ritualen, die transpersonale mystische Kräfte zu Hilfe rufen (»Geister«, »Ahnen«, »Totemtiere« usw.), die der Seele des Leidenden ermöglichen sollen, ihre Ganzheit wiederzufinden.

Die Psychotherapeuten, die heute mit Krebspatienten arbeiten, glauben nicht mehr an Dämonen, aber auch sie haben verstanden, wie wichtig es ist, den Lebenswillen bei ihren Patienten wiederzubeleben. Der erste Schritt besteht im Allgemeinen darin, zu den Traumata der Vergangenheit, deren schlecht vernarbte Wunden weiterhin Lebenskraft absorbieren, zurückzugehen und sie zu heilen. Im zweiten Schritt muss jeder lernen, einen Zustand von Frieden und innerer Ruhe zu erreichen und zu erhalten, so den psychologischen Stress zu reduzieren und den Heilungsprozess zu fördern.

Es gibt viele Wege, diesen Zustand psychischen Wohlbefindens zu kultivieren. Ich habe einige ausprobiert und sie haben mich mit viel Respekt und Dankbarkeit erfüllt. Ich möchte hier die vorstellen, die mir am wichtigsten erscheinen.

Teil 2
Die Wunden der Vergangenheit heilen

Maries Verlassenheit

Marie hatte fast mit der Nachricht gerechnet, als ihr gesagt wurde, dass ihre Tumormarker im Anstieg begriffen waren. In den letzten Monaten war sie so verzweifelt gewesen, dass sie manchmal an Selbstmord gedacht hatte. Wenn ihr Körper das für sie übernahm, wäre es letztlich einfacher. Sie war 55 Jahre und hatte soeben die größte Liebe ihres Lebens erlebt mit einem 20 Jahre jüngeren Mann. Er hatte ihr unermüdlich versichert, dass sie seine große Liebe sei, dass er sich überhaupt nicht mehr vorstellen könne, mit jemand anderem zu leben, dass sie ihn verändert und zur Entfaltung gebracht habe, ja, für das Leben geöffnet habe ... Und Marie hatte fest an die Ehrlichkeit dieser unerwarteten Liebe geglaubt. Zum ersten Mal in ihrem Leben hatte sie sich ganz dieser sanften, beschützenden Liebe hingegeben – so weit, dass sie sich in den sechs gemeinsamen Jahren vom Rest der Welt abgeschnitten hatte. Und dann war Jacques eines Tages Knall auf Fall gegangen. Er dankte ihr dafür, dass sie ihm geholfen habe, sich selbst besser zu verstehen, und teilte ihr mit, dass er Kinder wolle und eine andere Frau gefunden habe, mit der er das Projekt verwirklichen könne. Marie war am Boden zerstört und fühlte sich vollkommen ohnmächtig. Schon früher hatte ein Mann sie verlassen: Ihr Vater war gegangen, als sie noch klein war, und hatte sich nicht mehr um sie gekümmert. Später hatte ihr junger Ehemann eine Geliebte gefunden und ihre Ehe endete mit der Scheidung. Wie die Ratten von Professor Seligman, die den Elektroschocks nicht entkommen konnten, hatte Marie durch diese Erlebnisse »gelernt«, dass es zwecklos war, wenn sie versuchte, sich zu schützen. Auch jetzt wusste sie wieder, dass sie nichts tun konnte, dass ihr Leben seinen Inhalt verlor. Das Gefühl der Hilflosigkeit und Unausweichlichkeit weckte Selbstmordgedanken – und trug wohl auch zum Anstieg ihrer Tumormarker bei.

An der Universität Helsinki hat Professor Kirsi Lillberg in einer Studie mit mehr als 10.000 Frauen gezeigt, dass der Verlust einer wichtigen emotionalen Beziehung das Risiko für Brustkrebs verdoppelt. Schmerzhafte Trennungen und Scheidungen korrelierten direkter mit dem Krebs als der Tod des Ehepartners.[37] Der Verlust einer Liebe löst bei vielen Menschen starke Gefühle von Hilflosigkeit aus, vielleicht weil solche Ereignisse alte Wunden wieder aufreißen, die durch Zurückweisung oder Kritik in der Kindheit entstanden sind.

Ohnmachtsgefühle lassen aus einem schmerzlichen Ereignis ein echtes Trauma werden. Soldaten, die im Krieg gewesen sind, wissen das gut. Die schlimmsten Erinnerungen sind nicht solche, wo sie gekämpft haben, denn da gingen sie in der Aktion auf. Am schlimmsten sind die Erinnerungen an Situationen, in denen sie nichts tun konnten, um einem verletzten Kameraden zu helfen, oder wenn sie unter nicht enden wollendem Beschuss irgendwo allein festsaßen.

Wenn ein Trauma besonders schlimm ist und wenn, wie bei Marie, niemand da ist, der bei der Bewältigung helfen kann – denn sie hatte den Kontakt zu ihren Freunden vernachlässigt –, ist das Risiko, eine Krankheit zu entwickeln, hoch. Nach einer Studie sieht es so aus, dass sich das Risiko für Brustkrebs verneunfacht bei Menschen, die mit einer solchen emotionalen und psychischen Herausforderung konfrontiert sind.[38] Darum ist es für die Verhinderung von Krebs entscheidend wichtig, den psychologischen Mechanismus der Hilflosigkeit außer Kraft zu setzen.*

* Allgemein gehen Zustände von Trauer und posttraumatischem Stress mit einer Schwächung der Immunabwehr und verminderter Aktivität der weißen Blutkörperchen und der NK-Zellen einher.[39–41] Noch signifikanter ist, dass psychische Traumata mit einer Fülle von medizinischen Problemen in Verbindung gebracht werden, mit einer verminderten Überlebenszeit nach einer Herz-

Das Gefühl der Ohnmacht traumatisiert

Wir sprechen von einem »Trauma«, wenn ein Schock (oder eine Reihe von Schocks) ein schmerzhaftes, tiefes Mal in unserem Gehirn hinterlässt. Im Lauf des normalen Lebens können uns eine missglückte Prüfung oder ein Streit mit einer uns nahestehenden Person ein paar Tage durcheinanderbringen, aber das Gehirn ist in der Lage, so etwas »heilen« zu lassen. Genau wie ein Schnitt in den Finger von allein zu bluten aufhört und spurenlos abheilt, besitzt auch das Gehirn einen natürlichen Mechanismus, emotionale Wunden heilen zu lassen. Von solchen Wunden bleiben keine Narben und oft geben sie einen Anstoß zu Reifung und persönlichem Wachstum.

Aber manche Ereignisse sind so schmerzhaft, dass sie unser Bild von uns selbst zerstören oder unser Vertrauen in die Welt um uns herum. Das gilt für Angriffe, Vergewaltigung, schreckliche oder lebensbedrohliche Unfälle und sogar für manche Trennungen. Es gilt auch, wenn in der Kindheit die Liebe gefehlt hat oder wiederholte Demütigungen vorgekommen sind, denn in diesem Alter sind wir am stärksten verwundbar. Solche Verletzungen neigen dazu, eine Art Abszess zu bilden: Unser Gehirn versucht sie von unserem übrigen psychischen Leben zu isolieren und sorgt dafür, dass wir sie weitestgehend vermeiden, unter Umständen »verdrängen« wir sie. Aber genau wie der Arzt auf einen Abszess drückt, um zu sehen, ob er noch empfindlich ist, spüren wir, dass auch dieser Abszess noch da ist, wenn das Leben uns auf einmal an einen Schmerz der Vergangenheit erinnert.

Wenn ein traumatisches Erlebnis reaktiviert wird, kann es die Kontrolle über unser Denken, unser Fühlen, über die Reaktionen un-

transplantation und einem häufigeren Auftreten von Krebserkrankungen.[42–45] Glücklicherweise können Traumata mit Kurzzeittherapien wie der kognitiven Verhaltenstherapie oder EMDR (Eye-Movement Desensitization and Reprocessing, siehe unten) gut behandelt werden.[46–49] seres Körpers übernehmen. Für Marie werden in dem Augenblick, als Jacques sie verließ, die traumatischen Erinnerungen an den Weggang ihres Vaters 50 Jahre zuvor und den ihres Ehemannes 20 Jahre zuvor wieder zur Realität des Augenblicks: Sie denkt, dass sie es nicht wert ist, geliebt zu werden, dass sie nutzlos ist, immer scheitern wird. Sie fühlt die gleiche Traurigkeit und weint die gleichen Tränen, und ihr Körper produziert die gleichen Bauchkrämpfe und nimmt sogar die gleiche Position ein wie damals, als sie als kleines Mädchen zusammengekauert in einem Sessel hockte, die Arme um die Knie geschlungen.

Im Innern wirkt sich die psychische Verletzung auf vitale physiologische Vorgänge aus. Genau wie eine Verletzung der Haut Reparaturmechanismen aktiviert, löst eine psychische Verletzung Stressreaktionen aus: Ausschüttung von Cortisol, Adrenalin und Entzündungsfaktoren, das Immunsystem wird gebremst. Wie Beiträge in den Zeitschriften *Nature Reviews Cancer* und *Lancet* gezeigt haben, können all diese Mechanismen die Ausbreitung des Krebses begünstigen.[3, 50]

Nun muss man wissen, dass die nicht vernarbten seelischen Verletzungen uns zu einem *falschen* Gefühl von Hilflosigkeit zurückführen. Es mag in der Vergangenheit zutreffend gewesen sein, aber es passt nicht mehr in die Gegenwart. Den Patienten das erkennen zu lassen, ist der Schlüssel der Therapie.

Maries Arzt fand einen einfachen, direkten Weg, sie wieder in Kontakt mit ihrer Lebenskraft zu bringen. Da sie Journalistin war und auch schon ein Buch veröffentlicht hatte, ermutigte er sie, die Geschichte dieser Leidenschaft und des schrecklichen Scheiterns niederzuschreiben. Trotz ihrer Deprimiertheit faszinierte sie das Projekt. Kaum saß sie vor der Tastatur, da spürte sie, wie das Leben langsam zurückkehrte. Als ihr neues Buch gedruckt vorlag, ging sie wieder zu ihrem Arzt. Nicht nur hatte sie keine Selbstmordgedanken mehr, auch ihre Tumormarker hatten sich vollständig normalisiert. Sie hatte sich ein Ziel gesetzt, das ihre Kräfte mobilisierte, und das hatte sie aus der

Ohnmacht herausgeholt. Indem sie ihren Lebenswillen wiederentdeckte, gewann ihre natürliche Abwehr die Oberhand über die Krankheit.* Ihr ganzes Leben änderte sich, denn sie wurde Schriftstellerin. Das Schreiben war die Energiequelle für Marie, eine Art Lebensquell. Für andere kann es die Vorbereitung einer lang ersehnten Reise sein oder der Bau des Traumhauses oder die Wanderung auf dem Jakobsweg. Oder einfach mehr Anteilnahme am Leben von Familie und Freunden. Es müssen Aktivitäten sein, die dem Betreffenden viel bedeuten und die ihn wieder in Kontakt mit seiner Lebenskraft bringen können.

Michaels Lächeln

Für mich war es der Blick eines Freundes. Nach meinem Rückfall und der anschließenden einjährigen Chemotherapie verlor auch ich langsam den Boden unter den Füßen. Ich musste aufhören zu arbeiten, weil ich nicht mehr die physische Kraft hatte, meine psychiatrische Abteilung zu leiten und das Zentrum für Komplementärmedizin an der Universität, nicht einmal mehr mit Patienten konnte ich mich beschäftigen. Anna und ich konnten uns über nichts mehr einigen, was mit der Erziehung unseres Sohnes zusammenhing. Die Spannungen durch diese Uneinigkeit waren so schlimm, dass sie sich schließlich zu einer Paartherapie bereit erklärte. Vielleicht hing es mit dem Stress zusammen, den meine Krankheit verursachte und der Kompromisse schwierig machte – es gelang uns jedenfalls nicht, unsere Ehe zu retten, wir steuerten auf die Trennung zu. Ich verlor meine Frau und meinen Sohn, die ich angebetet hatte, meine Arbeit, wegen der ich jeden Morgen gern aufgestanden war, und meine Gesundheit, alles

* An der medizinischen Fakultät der Universität Auckland in Neuseeland haben Dr. Keith Petrie und seine Kollegen gezeigt, dass allein die Tatsache, vier Tage hintereinander über besonders schwierige Ereignisse im Leben zu schreiben, die Fähigkeit des Immunsystems steigert, in Reaktion auf einen Hepatitisimpfstoff Antikörper zu bilden.[51]

gleichzeitig. Ich spürte, wie mir das Leben zwischen den Fingern zerrann. Ich fürchtete, dass das die erhofften positiven Wirkungen der Behandlung zunichte machen könnte. Und dann traf ich Michael Lerner.

Michael ist nicht Arzt, sondern Soziologe und Psychotherapeut und leitet außerdem mehrere Nichtregierungsorganisationen. Er war Professor für Soziologie an der Universität Yale, hat das Commonweal Cancer Center in Kalifornien gegründet und ein Standardwerk über die verschiedenen Arten des Umgangs mit Krebs geschrieben; er zählt mittlerweile zu den größten amerikanischen Denkern, die sich mit der Verbindung zwischen Medizin und dem Individuum in der modernen Welt befasst haben.[2] Die Begegnung mit Hunderten von Patienten in seinen Seminaren hat ihn zu einer Art Weisen gemacht.

Er stellte mir ein paar Schlüsselfragen. Statt sich auf das zu konzentrieren, was nicht funktionierte, ließ er mich über das sprechen, was mir am meisten Befriedigung bereitete. Was war für mich die »Musik meines Lebens«, zu der ich Lust hatte zu tanzen? Und welches war das einzigartige, persönliche »Lied«, das ich in meinem Leben unbedingt wenigstens einmal gesungen haben wollte? Bei diesen zugleich direkten und sehr taktvollen Fragen schlug mein Herz schneller. Leicht zögernd sprach ich von einem Projekt, das mir im Kopf herumging – und von der Angst, dass es sich um eine anmaßende Fantasie handeln könnte. Ich dachte manchmal daran, ebenfalls ein Buch zu schreiben über das, was ich als Wissenschaftler in der Anwendung natürlicher Behandlungsmethoden bei Angst und Depression gelernt hatte. Aber ich hatte noch nie ein Buch geschrieben und das Projekt erschien mir außer Reichweite, vor allem in dem Zustand der Erschöpfung, in dem ich mich nach einem Jahr Behandlung befand. Als ich den Blick hob, sah ich, dass er mich lächelnd anblickte. Er sah glücklich aus, er hatte gefunden, wonach er suchte. »David«, sagte er, »ich weiß nicht, was du sonst noch mit deinem Leben anfangen solltest, aber ich weiß, dass du dieses Buch schreiben musst.« Wenig später begann ich zu schreiben, begleitet von Michaels Worten und seinem Lächeln. Und wie Marie fand auch ich meinen Weg, indem ich mein erstes Buch schrieb. Wie einem Schamanen war es Michael gelungen, die kleine Lebensflamme tief in mir anzufachen, die nur Monate zuvor begonnen hatte, bedenklich zu flackern.

EMDR gegen das Gefühl der Ohnmacht

Von allen Therapieansätzen, um die Lebenskraft freizusetzen, hat mich keiner so beeindruckt wie EMDR (Eye-Movement Desensitization and Reprocessing, Desensibilisierung und Neuorientierung durch Augenbewegung). Die Methode mit dem komplizierten Namen setzt bei den Augenbewegungen an, die üblicherweise die Behandlung begleiten. Sie wurde von der kalifornischen Psychologin Francine Shapiro Ende der Achtzigerjahren entwickelt und ist innerhalb von knapp 20 Jahren zu der am häufigsten praktizierten Behandlung für psychische Traumata geworden.

Wie alle Psychiater wusste ich über posttraumatische Belastungsstörungen gut Bescheid, und ich fürchtete sie, weil die meisten Behandlungen bei den großen Verletzungen des Lebens nur wenig Erfolg zeigten. Selbst Medikamente, die langfristig verschrieben werden müssen, damit sie überhaupt etwas nützen, verringern im Allgemeinen nur bei 30 bis 50 Prozent der Patienten die Symptome.[52–55] Ich war deshalb äußerst skeptisch, als ich von einer Behandlungsmethode hörte, die darin bestand, dass man die Augen des Patienten von rechts nach links und wieder zurück wandern lässt, während er von der schmerzlichsten Erfahrung seines Lebens erzählt. Aber alle Untersuchungen zeigen, dass man bei EMDR tatsächlich von »Heilung« sprechen kann, weil mehr als 60 Prozent der Patienten nach einigen Sitzungen keine Symptome mehr in Zusammenhang mit ihren schmerzhaften Erinnerungen haben, manche Studien berichten sogar von 80 Prozent Erfolg (das entspricht der Wirksamkeit von Antibiotika bei einer Lungenentzündung).[46, 48–49, 56–61]

Bald nach Abschluss meiner Ausbildung in EMDR konnte ich

feststellen, wie sehr die rasche Befreiung von einem Trauma den körperlichen Zustand eines Patienten beeinflusst. Ich erinnere mich besonders an eine 65-jährige Patientin, die innerhalb einer Woche dreimal ins Krankenhaus gebracht wurde, weil sie wegen einer dekompensierten chronischen Bronchitis unter schwerer Atemnot litt. Bei der dritten Aufnahme vermuteten die Lungenspezialisten des Krankenhauses psychische Faktoren und baten mich um ein Konsil. Ich machte nur meine Arbeit als Psychiater: Ich fragte sie, ob kürzlich in ihrem Leben etwas vorgefallen sei. Sie sagte mir, was niemand im Krankenhaus wusste: dass ihr Ehemann vor ihren Augen an einem Herzinfarkt gestorben war, eine Woche bevor ihr erster Erstickungsanfall auftrat. Kaum hatte sie den Vorfall erwähnt, da schossen ihr die Tränen in die Augen, und sie atmete schwer. Ich stellte mir schon vor, wie verärgert meine Kollegen sein würden, dass ich sie in diesen Zustand gebracht hatte.

Da sie am selben Nachmittag entlassen werden sollte, beschloss ich, auf der Stelle eine Sitzung EMDR mit ihr durchzuführen und zu dem schrecklichen Bild ihres toten Ehemanns zurückzukehren. Unter den skeptischen Blicken der Assistenzärzte bat ich sie, mit den Augen den Bewegungen meiner Hand von rechts nach links zu folgen und sich dabei auf das zu konzentrieren, was sie in ihrem Körper fühlte. Die Sitzung war besonders eindrucksvoll. Sie durchlebte den Augenblick in ihrem Haus noch einmal, als das Gesicht ihres Mannes erst rot geworden war und dann blau – und dann war er tot. Nach einigen Sekunden Augenbewegungen stieß sie einen Schrei aus, und alle Spannung wich aus ihrem Körper. Sie schaute uns an, ein wenig verwirrt, und sagte: »Es ist vorbei, das Bild ist weg.« Sie wirkte sehr erleichtert und atmete normal. Ihre Erstickungsanfälle hörten auf und sie kam nicht mehr ins Krankenhaus. Indem sie ihre Ohnmacht überwunden hatte, hatte sie gelöst, was ihr die Bronchien zusammenschnürte.

Von da an wendete ich EMDR bei Krebspatienten praktisch systematisch an. Ich bat sie, die zehn schmerzlichsten Erlebnisse ihres Lebens aufzuschreiben. Diese Erlebnisse sind wie Schrauben an einer großen Metallplatte, die ihren Lebenswillen unterdrückt. Wenn es gelingt, eine Schraube nach der anderen »herauszudrehen«, erlebt man oft, dass die Patienten einen ganz neuen Zugang zu ihrem Leben finden. Wenn sie von dem Gewicht befreit sind, das sie manchmal schon sehr lange mit sich herumtragen, können sie das ganze Leben anders betrachten. Natürlich reicht das nicht aus, um Krebs zu heilen, aber oft gibt es den natürlichen Abwehrkräften wieder Auftrieb.

Lilian überwindet ihre Angst

Lilian war Schauspielerin und unterrichtete ihre Kunst in einem renommierten Universitätsprogramm. Sie war auf vielen Bühnen der Welt aufgetreten, kannte die Angst und wusste, wie man sie unter Kontrolle bringt. Doch nun saß sie in meinem Sprechzimmer vor mir, weil die alte Feindin sie diesmal fest im Griff hatte. Einige Jahre zuvor war sie wegen eines sehr gefährlichen Myosarkoms (Krebs der Muskeln) operiert worden und hatte das gut überstanden. Aber nun hatte sie erfahren, dass der Krebs zurückgekehrt war und dass ihr wohl nur noch ein paar Monate zu leben blieben. Sie war so voller Angst, wenn sie von ihrer Krankheit sprach, dass ihr Atem stockte und sie ihre Sätze nicht beenden konnte. Ich versuchte ihr zu helfen, wieder ruhig zu werden, aber vergebens. Sie wiederholte immer wieder unter Schluchzen: »Das verstehen Sie einfach nicht. Niemand versteht es. Ich werde sterben und niemand kann etwas tun!« Ich hatte selbst gerade ein Jahr Chemotherapie hinter mir, nach meinem Rückfall, und ihre Worte waren wie ein Echo der Angst, die ich gespürt hatte. Ich hatte es mir zur Regel gemacht, niemals meinen Patienten gegenüber meine Krankheit zu erwähnen, aber an dem Tag verstieß ich zum ersten und einzigen Mal gegen diese Regel. Unsere Sitzung wurde per Video festgehalten, weil sie für die Ausbildung in EMDR verwendet werden sollte. Ich nahm mein Mikrofon ab, erhob mich, damit ich ihr etwas ins Ohr flüstern konnte, und sagte: »Wissen Sie, Lilian, ich spreche nie darüber, aber ich habe auch Krebs, und ich habe Angst. Ich kann Ihnen nur sagen, dass es trotzdem möglich ist, im eigenen Innern Ruhe und Stärke zu finden. Das ist wichtig, damit Sie sich selbst die Chance geben, es so gut wie möglich zu überstehen. Und dabei möchte ich Ihnen helfen.« Ihr Schluchzen verstummte beinahe auf der Stelle. Erleichtert wandte sie sich mir zu. Sie war nicht mehr allein. Wir hielten uns einen Augenblick im Arm, und dann konnten wir mit unserer Arbeit beginnen.*

Ich erfuhr, dass sie als kleines Mädchen mehrmals von ihrem Vater missbraucht worden war. Die Ohnmacht, die sie nun angesichts der Krankheit empfand, stellte wahrscheinlich das Echo jener Ohnmacht dar, die sie als Kind erlebt hatte, als es ihr ebenfalls unmöglich gewesen war, einer schrecklichen und ausweglosen Situation zu entkommen. Sie erinnerte sich genau an den Tag, an dem sie sich mit sechs Jahren am Gartenzaun einen Schnitt an der Innenseite des Oberschenkels zugezogen hatte. Ihr Vater brachte sie zum Arzt und unter den Augen ihres Vaters nähte der Arzt ohne Betäubung die Wunde bis in die Nähe des Schamhügels. Zu Hause hatte der Vater sie bäuchlings auf ihr Bett geworfen, mit einer Hand im Nacken festgehalten und sie das erste Mal vergewaltigt.

Später hatte Lilian eine mehrjährige Psychoanalyse gemacht, in der sie ausführlich über den Inzest gesprochen hatte. Nun glaubte sie, es würde nichts mehr bringen, die alten Erinnerungen erneut wachzurufen, die sie für bewältigt hielt. Doch der Zusammenhang zwischen dieser Kindheitsszene – in der sich die Themen Krankheit, absolute Ohnmacht und Furcht vermischten – und der Angst, die sie angesichts der Krebserkrankung empfand, schien mir zu auffällig, um

* Ich habe über Lilians Fall bereits in meinem früheren Buch *Die Neue Medizin der Emotionen* geschrieben, ohne die Szene zu erwähnen, die mich betrifft. Die Einzelheiten unserer ersten EMDR-Sitzung sind jedoch dieselben wie in *Die Neue Medizin der Emotionen*, bis auf die Tatsache, dass Lilian ihren sehr schweren Rückfall im Jahr 2000 um sieben Jahre überlebte.

dem nicht weiter nachzugehen. Schließlich willigte sie ein, und schon in der ersten Sequenz von Augenbewegungen (im Allgemeinen nicht länger als eine Minute) erlebte sie erneut den Schrecken des kleinen sechsjährigen Mädchens, den ihr gesamter Körper zum Ausdruck brachte. Zudem fiel ihr ein Gedanke ein, der ihr damals durch den Kopf gegeistert war: »Und wenn ich selbst daran schuld bin? Vielleicht hat mein Sturz im Garten und dass mein Vater beim Arzt mein Geschlecht gesehen hat, ihn dazu gebracht, das mit mir zu machen?« Wie fast alle Opfer von sexuellem Missbrauch fühlte Lilian sich für die schrecklichen Taten teilweise verantwortlich. Ich bat sie ganz einfach, weiter an das zu denken, was sie eben erzählt hatte, und die nächste Folge Augenbewegungen auszuführen. 30 Sekunden später, in der anschließenden Pause, erklärte sie mir, mittlerweile sehe sie ein, dass es nicht ihr Fehler gewesen sei. Sie war nur ein kleines Kind und ihr Vater hätte sich um sie kümmern und sie beschützen müssen. Der Gedanke erschien ihr nun zwingend: Sie hatte absolut nichts getan, was einen solchen Übergriff hätte rechtfertigen können. Sie war einfach nur hingefallen. War das für ein lebhaftes und neugieriges Mädchen nicht völlig normal? Vor meinen Augen entstand eine Verknüpfung zwischen der Erwachsenensicht und dem kindlichen Zerrbild, das in der Wunde des Traums gespeichert war.

Bei der nächsten Sequenz von Augenbewegungen ging dann ihre Furcht in berechtigten Zorn über: »Wie konnte er mir so etwas antun? Wie konnte meine Mutter das jahrelang zulassen?« Auch die Empfindungen ihres Körpers, der anscheinend ebenso viel mitzuteilen hatte wie ihre Worte, veränderten sich. Der Druck im Nacken, den sie ein paar Minuten zuvor erneut gespürt, und die Furcht, die ihr den Bauch zusammengekrampft hatte, waren zu einer massiven Anspannung in Brust und Kiefer geworden – häufig ein Zeichen von Wut. Einige psychotherapeutische Schulen sind der Ansicht, Sinn der Behandlung von Vergewaltigungsopfern sei genau dies: sie bis an den Punkt zu begleiten, an dem die Umwandlung der Furcht und der Ohnmacht in legitime Wut gelingt. Bei EMDR setzt man die Behandlung einfach so lange fort, wie der Patient derlei innere Umwandlungen spürt.

Tatsächlich sah Lilian sich einige Folgen von Augenbewegungen später als kleines, verlassenes Mädchen, das man emotional im Stich gelassen und sexuell missbraucht hatte. Sie empfand tiefe Traurigkeit und umfassendes Mitgefühl mit diesem armen kleinen Mädchen. Wie in den von Elisabeth Kübler-Ross[62] geschilderten Stadien der Trauer hatte die Wut sich in Traurigkeit verwandelt. Dann wurde ihr klar, die kompetente Erwachsene, zu der sie geworden war, konnte sich dieses Kindes annehmen. Das erinnerte sie daran, dass sie ihre eigenen Kinder immer mit Zähnen und Klauen beschützt hatte – »wie eine Löwenmutter«, erklärte sie.

Schließlich rief sie sich allmählich die Geschichte ihres Vaters in Erinnerung. Er hatte sich während des Zweiten Weltkriegs in Holland als sehr junger Mann dem Widerstand angeschlossen. Man hatte ihn verhaftet und gefoltert. Ihre ganze Kindheit hindurch hatte sie gehört, wie Mutter und Großeltern einander versicherten, danach sei er nicht mehr derselbe gewesen wie früher. Sie spürte, wie eine Welle des Mitleids in ihr aufstieg. Mehr noch: Verständnis. Von nun an sah sie ihn als einen Mann mit einem ungeheuren Bedürfnis nach Liebe und Mitgefühl, die seine harte und spröde Frau ihm nie entgegengebracht hatte, ebenso wenig seine Eltern, die in einer kulturellen Tradition gefangen waren, in der Gefühlen keine Bedeutung zugemessen wurde. Nun sah sie ihn als einen orientierungslosen, in die Irre geführten Menschen, als jemanden, der so brutale Grausamkeiten erlebt hatte, dass sie »einen verrückt machen konnten«. Und sie sah ihn, wie er heute war: »Ein alter, bedauernswerter Mann, der vor Schwäche kaum gehen kann. Sein Leben ist wahrhaft schwierig. Es macht mich traurig, ihn anzusehen.«

Binnen einer Stunde war sie von einem verschreckten, vergewaltigten kleinen Mädchen so weit gekommen, ihren Angreifer anzunehmen und sogar Mitleid mit ihm zu empfinden – die erwachsene Sichtweise. Und sie hatte keine der üblichen Phasen der Trauerarbeit, wie die Psychoanalyse sie beschreibt, ausgelassen. Es war, als hätten sich Monate, wenn nicht Jahre der Psychotherapie zu einer einzigen Sitzung verdichtet. Die Stimulation des natürlichen Heilungsmechanismus durch die Augenbewegungen schien dazu beigetragen zu haben, alle notwendigen Verbindungen zwischen den Geschehnissen der Vergangenheit und der Sicht der erwachsenen Frau herzustellen. Sobald diese Verknüpfung erst einmal bestand und die dysfunktionale Information verarbeitet war – »verstoffwechselt«, sagen die Biologen dazu –, hatte Letztere ihre Fähigkeit verloren, unangemessene Gefühle auszulösen. Lilian war nun sogar imstande, die Erinnerung an die erste Vergewaltigung wachzurufen und sie sich gelassen vor Augen zu führen: »Es ist, als wäre ich einfach nur eine Beobachterin. Ich betrachte es aus der Ferne: nur eine Erinnerung, ein Bild.«

Wird die Erinnerung von ihrer emotionalen Last befreit, büßt sie ihre Macht ein und übt keinen Einfluss mehr aus. Dieses erste Resultat ist schon ziemlich viel. Doch die Auflösung der alten Traumata ist mit der Neutralisierung der alten Erinnerungen noch nicht zu Ende. Sie eröffnet den Weg zu einer neuen Art zu leben. Für Lilian bedeutete dies, dass sie, als ihre schrecklichen Kindheitstraumata aufgelöst waren, eine innere Stärke entdeckte, von deren Existenz sie nichts geahnt hatte. Sie begegnete ihrer Krankheit und der Möglichkeit, daran zu sterben, mit viel größerer Gelassenheit. Sie wurde zu einer regelrechten Partnerin ihrer Ärzte, konnte zahlreiche komplementäre Behandlungsmethoden erkunden, die sie mit intelligentem Unterscheidungsvermögen zu nutzen verstand, und vor allem konnte sie in vollen Zügen leben, trotz und mit ihrer Krankheit. Diese Erfahrungen und der Kontakt mit ihrer Lebenskraft verliehen ihr eine besondere Ausstrahlung, die alle verblüffte, die mit ihr zu tun hatten.*

* Ich erhielt die traurige Nachricht, dass Lilian gestorben war, gerade als ich dieses Buch beendete. Einige Monate zuvor hatte ich noch mit ihr gesprochen. Sieben Jahre nach ihrem Rückfall genoss sie das Leben immer noch in vollen Zügen.

Weder die Schamanen noch EMDR können Krebs heilen. Aber die Schamanen heilen manchmal das Gefühl der Ohnmacht, und EMDR schafft das fast immer.*

* Die Wirksamkeit der EMDR-Therapie ist zu dem Zeitpunkt, da ich dies schreibe, bereits durch 18 kontrollierte Studien und sechs Metaanalysen gründlich erwiesen. Allerdings ist der Mechanismus, wie die rasche Heilung von traumatischen Erinnerungen dank der Stimulierung der Aufmerksamkeit durch die Augenbewegungen (oder andere bei EMDR verwendete Techniken) erfolgt, noch nicht vollständig aufgeklärt. In bestimmten Schlafphasen bewegen wir die Augen schnell von rechts nach links (REM-Schlaf). Es könnte sein, dass EMDR durch die gleichen Mechanismen wie die Träume die Reorganisation von Erinnerungen stimuliert.[63, 64]

Teil 3
Sich wieder mit der Lebenskraft verbinden

Alte Wunden zu heilen bedeutet, Energie freizusetzen, die im Kampf gegen die Umklammerung der Vergangenheit verbraucht wird. Aber wie steht es mit den Wechselfällen des Alltags? Auch wenn wir uns angesichts der Schläge der Gegenwart Gefühlen von Angst und Ohnmacht überlassen, kommt es zu physiologischen Veränderungen, die unsere Verteidigung gegen den Krebs schwächen. Wichtig ist nicht, Stress um jeden Preis zu vermeiden, das ist unmöglich; sondern wichtig ist zu lernen, wie wir die Spannung regelmäßig lösen können und im Lauf der Zeit so weit zu kommen, dass Stress möglichst an uns abgleitet – wie das Wasser vom Gefieder einer Ente abperlt.

In den schwierigsten Augenblicken meines Lebens habe ich mir oft einen Satz des Dalai-Lama ins Gedächtnis gerufen, der mir geholfen hat, das Wesentliche nicht aus dem Blick zu verlieren. Auf die Frage eines Journalisten, ob die chinesische Invasion in sein Land, die Zerstörung der Tempel, die Gefangennahme und Folterung so vieler seiner Freunde ihn nicht aus dem Gleichgewicht gebracht haben, antwortete er: »Die Chinesen haben mir alles genommen. Ich werde nicht zulassen, dass sie mir auch noch meine Seele nehmen.« Was können wir gewöhnliche Menschen tun, um »unsere Seele zu retten«, wenn uns das Leben hart trifft?

Die großen schamanischen Traditionen und Heilmethoden unserer Vorfahren haben immer die Fähigkeit des Geistes zu Hilfe gerufen, die tiefen Quellen des Körpers wiederzubeleben. Das altchinesische Schriftzeichen für »Denken« ist aus den beiden Zeichen für »Gehirn« und »Herz« zusammengesetzt. Für die alte chinesische Philosophie bestand die Aktivität des Geistes aus dem Zusammenfluss von Vernunft und Emotionen. Die moderne medizinische Wissenschaft hat gezeigt, dass das nicht nur Poesie ist, sondern eine tiefe

Einsicht in die körperlichen Vorgänge ausdrückt, die wir uns zunutze machen können.

Alle Gehirne des Körpers

Wir wissen heute, dass die chinesische Beschreibung des Denkens eine getreue Übersetzung der physiologischen Vorgänge ist. Das Herz besitzt 40.000 Neuronen, die ein kleines, halb autonomes Gehirn darstellen, das intensive Verbindungen zum Gehirn im Schädel unterhält. Einige Neurowissenschaftler und Kardiologen wie Professor J. Andrew Armour von der University of Montreal sprechen von einem unauflöslichen »Herz-Hirn-System«.[65, 66]

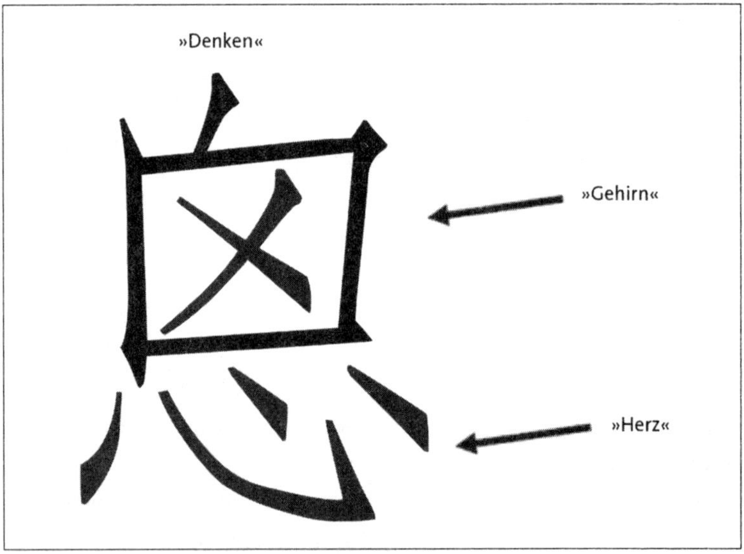

Abbildung 3: Das altchinesische Schriftzeichen für »Denken « ist aus den Zeichen für »Gehirn« (oben) und »Herz« (unten) zusammengesetzt.

Auch in den Eingeweiden gibt es mehrere Millionen Neuronen, die ein »zweites Gehirn« bilden, wie Professor Michael Gershon, Leiter der Abteilung Pathologie und Zellbiologie an der Columbia University, schreibt.[67] Und schließlich hat, wie wir gesehen haben, Candace Pert vom American National Institute of Health gezeigt, dass das Immunsystem dauernd Informationsmoleküle mit dem Gehirn austauscht.[29, 30] All dies zusammen bedeutet, wie Spinoza im 17. Jahrhundert prophezeit und der große Neurologe Antonio Damasio, der heute an der University of Southern California in Los Angeles lehrt, an der Schwelle zum 21. Jahrhundert bestätigt hat, dass es keinen bewussten Vorgang gibt, der nicht zugleich eine Manifestation des Gehirns und des Vibrierens aller Organe des Körpers ist.[68, 69] Alle Organe sind permanent miteinander und mit dem Gehirn »im Gespräch«. Sie tauschen Informationen aus über Nervenbahnen, die man als autonomes Nervensystem bezeichnet (es regelt willensunabhängig den Herzschlag, den Blutdruck, die Schweißabsonderung usw.). Außer über das autonome Nervensystem tauschen die Organe auch, wie von Candace Pert beschrieben, über Hormone Informationen aus und bilden so ein paralleles Kommunikationsnetz. Auf einmal sind unsere Impulse, Wünsche, Entscheidungen einfach die äußere Manifestation der geschäftigen Aktivität all dieser Moleküle, die, jedes auf seine Weise, versuchen, das Leben um sie herum zu erhalten, indem sie auf sein Pulsieren einwirken. »Gesundheit« resultiert daraus, dass diese Beziehungen jederzeit im Gleichgewicht stehen – ein harmonisches allgemeines Vibrieren, eine »Seele«, die nicht in einem bestimmten Organ sitzt, sondern eine emergente Eigenschaft der Gesamtheit dieser Interaktionen ist. Es ist das immaterielle Dreieck, das in der Figur des (inzwischen verstorbenen) Professor David Marr vom MIT (der untersucht hat, wie im Gehirn Bilder entstehen) ins Auge springt. In der linken Darstellung erkennt man sofort das Dreieck. Seine Umrisse sind zwar nicht durchgezeichnet, aber es »geht« aus der Beziehung zwischen den Teilen »hervor« (das ist »Emergenz«). Wenn die *Beziehung* durcheinandergerät (rechts), verschwindet das Dreieck – die »Seele«, die »Homöostase«, die Gesundheit, oder wie man es nennen will.

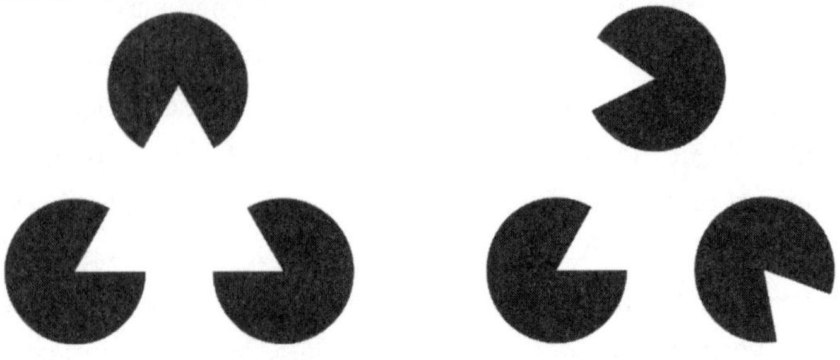

Abbildung 4: Gesundheit hängt nicht von einem bestimmten Organ oder einer bestimmten Funktion ab, sondern von der Beziehung zwischen den Organen. Harmonische Beziehungen führen zu *emergenten Eigenschaften*. Sie hängen nicht an einem Organ oder einer Funktion, wie wir an dem weißen Dreieck auf der linken Seite sehen. Wenn die Beziehungen in Unordnung geraten, verschwindet das emergente System, in diesem Fall die Gesundheit (rechtes Bild).

Zu sich selbst kommen in der Gegenwart

Jeder kann lernen, direkt an dem Gleichgewicht zu arbeiten, das die Emergenz des Dreiecks fördert. Seit 5000 Jahren lehren alle großen medizinischen und spirituellen Traditionen des Ostens wie Yoga, Meditation, Tai-Chi und Qigong, dass es möglich ist, die Zügel des Innenlebens und der körperlichen Vorgänge in die Hand zu nehmen, indem man den Geist konzentriert auf den Atem richtet. Wir wissen heute durch zahlreiche Untersuchungen, dass dies eine der besten Arten der Stressbewältigung ist.* Es ist auch eine der besten Möglichkeiten, die Harmonie unserer physiologischen Vorgänge wiederherzustellen und so die natürlichen Abwehrkräfte des Körpers zu stimulieren. Wie sieht das genau aus?

Der erste Schritt auf dem Weg, die Physiologie zu kontrollieren, besteht darin, die eigene Aufmerksamkeit zu bündeln und in das Innere zu richten. Es wäre eine Untertreibung zu sagen, dass wir nur wenig Übung haben. Alles in unserem Alltagsleben steht dem entgegen.

* Das Thema behandle ich sehr viel detaillierter in meinem früheren Buch *Die Neue Medizin der Emotionen.*[70]

Joel und der »Affengeist«

Als ich Joel traf, hatte ich vor allem das Gefühl, dass es mir nicht gelungen war, ihm wirklich zu begegnen. Er war wegen eines metastasierenden Prostatakarzinoms, das sich in seine Wirbelsäule ausgebreitet hatte, in unser Zentrum für Komplementärmedizin nach Pittsburgh gekommen. Groß, schlank und ein bisschen zu elegant gekleidet für einen Arztbesuch stand er vor mir, und er hatte ein solches Redebedürfnis, dass ich kaum einmal eine Frage dazwischenwerfen konnte. Es fiel ihm schwer, bei einem Thema zu bleiben, mit schwindelerregendem Tempo sprang er von einem zum anderen. Sein Leben als Filmproduzent in Los Angeles schien von der gleichen Sprunghaftigkeit geprägt zu sein wie unsere Unterredung.

Statt von seinem Krebs erzählte er davon, wie er die neueste Kommunikationstechnik einsetzte, um seinen Stress zu reduzieren. Mit seinem Blackberry-Handy (einem der ersten Geräte dieser Art) war er »jederzeit erreichbar« und konnte »überall arbeiten«. Am meisten gefiel ihm, dass er Anrufe und Mails empfangen und so tun konnte, als wäre er im Büro, während er tatsächlich schon zu Hause war. Er konnte mit seinem Sohn Schach spielen und nebenher seine Mails lesen. Und wenn er seinen Sohn in eine verzwickte Situation gebracht hatte, sodass der ein wenig nachdenken musste, beantwortete er unterdessen Mails. Ich fragte mich, wo er tatsächlich war, denn er befand sich weder im Büro noch zu Hause. Er war weder bei seinen Telefon- und Korrespondenzpartnern noch bei seinem Sohn. Weder dem einen noch den anderen schenkte er wirklich Aufmerksamkeit und das Erleben dieser fieberhaften Aktivität musste einem inhaltsleeren Niemandsland gleichen. Wir alle verbringen viel Zeit in diesem Niemandsland. In der östlichen Tradition heißt das »Affengeist«: Die Gedanken springen in alle Richtungen davon wie ein aufgeregter Affe im Käfig, konfus und ineffektiv.

Ein Kollege, der Joel ebenfalls kannte und dem ich von meinen Schwierigkeiten bei der Anamnese erzählte, sagte lächelnd: »Ich weiß.

Er müsste erst einmal ganz allein zwei Wochen auf einem Felsbrocken in der Wüste sitzen und lernen, sich auf sich selbst zu konzentrieren. Vorher können wir gar nichts für ihn tun. *Mindestens* zwei Wochen …« Das war nur halb scherzhaft gemeint. Wie Joel ist vielen von uns ihre innere Welt fremd geworden, weil wir uns in all dem verlaufen haben, was uns viel dringender und wichtiger erscheint: unsere Mails, unsere Fernsehsendungen, unsere Telefonanrufe. Wie Joel müssen wir alle damit anfangen, uns erst einmal selbst wieder zu finden.*

Aufmerksamkeit ist reine Liebe und tut gut. Kinder, Hunde und Katzen wissen das besser als wir. Sie kommen ohne wirklichen Grund zu uns, weil sie uns ein Bild zeigen wollen, das sie gemalt haben, einen Knochen, den sie gefunden, oder eine Maus, die sie im Garten gefangen haben. Und manchmal wollen sie einfach nur unter dem Kinn gekrault werden. Wir wissen, wie wichtig ihnen das ist, und geben es ihnen gern. Aber wann schenken wir uns so viel freundliche Aufmerksamkeit?

Im Commonweal Center und inzwischen in den meisten stationären Einrichtungen für Krebspatienten lernen sie das als Erstes: eine Woche ohne Telefon und E-Mail und Fernsehen, stattdessen täglich zweimal eine Stunde Yoga oder Meditation. Jon Kabat-Zinn, ehemals Biologieprofessor am MIT, lehrt Patienten seit 30 Jahren Meditation. Sein Programm kommt mittlerweile in über 250 Krankenhäusern in den Vereinigten Staaten und Kanada zum Einsatz, einschließlich der meisten großen Universitätskliniken (Duke, Pittsburgh, Stanford, University of California in San Francisco, University of Washington, Sloan-Kettering, Wisconsin, Toronto usw.) und auch in Europa.**

* In seinem letzten Buch, *Zur Besinnung kommen*, erklärt Jon Kabat-Zinn, je mehr wir mit der äußeren Welt verbunden sind (Handy, E-Mail, Internet), desto weniger sind wir mit unserer inneren Welt verbunden.[71]

** In Europa bieten Krankenhäuser in Deutschland, Holland, Schweden, Norwegen, Großbritannien, Belgien und der Schweiz das Programm »Stressbewältigung durch Achtsamkeit« an.

Kabat-Zinn betont immer wieder, wie wichtig es ist, jeden Tag Zeit mit sich allein zu verbringen: Es ist ein »radikaler Akt der Liebe«. Wie in der großen Tradition der Schamanen, die alle ein Reinigungsritual vorschreiben, das man allein zu vollziehen hat, ist dies die entscheidende Bedingung, um die inneren Heilungskräfte des Körpers zu harmonisieren.

Der Atem: Tor zur Biologie

Im Yoga, in der Meditation, im Qigong und bei modernen westlichen Methoden wie der Herzkohärenz – immer ist der Atem das Tor zum Innenleben.

Es geht damit los, dass wir uns bequem hinsetzen, mit geradem Rücken, in der Position, die der tibetische Meister Sogyal Rinpoche die »würdige« nennt.[72] So kann der Luftstrom ganz frei durch die Nasenflügel in die Kehle, weiter in die Bronchien und bis tief in die Lungen fließen und dann den ganzen Weg wieder zurück. Zwei tiefe Atemzüge mit voller Aufmerksamkeit genügen, und wir spüren, dass sich in uns etwas entspannt. Eine Art Behagen, eine Leichtigkeit, ein weiches Gefühl breitet sich in der Brust und in den Schultern aus. Im Lauf der Zeit lernen wir, den Atem durch die Aufmerksamkeit lenken zu lassen und die Aufmerksamkeit an den Atem zu heften. Der Geist wird wie ein Blatt auf dem Wasser, das steigt und herabsinkt mit den Wellen, von ihnen getragen wird. Die Aufmerksamkeit begleitet das *Gefühl* bei jeder Einatmung und lässt sich von dem langen Ausatmen davontragen, wenn die Luft den Körper sanft, langsam, anmutig verlässt, bis zum Ende seines Weges, wenn nur noch ein kleiner, kaum wahrnehmbarer Luftrest übrig ist. Dann kommt eine Pause. Wir sinken in diese Pause hinein, immer tiefer. Oft fühlt man sich da am engsten mit dem eigenen Körper verbunden. Mit ein bisschen Übung spüren wir, wie das Herz schlägt und das Leben erhält wie schon seit so vielen Jahren. Und dann, am Ende der Pause, ohne dass wir die geringste Anstrengung unternehmen müssen – außer dass wir unsere Aufmerksamkeit darauf richten –, entzündet sich von selbst ein kleiner Funke und löst einen neuen Atemzug aus. Es ist der Funke des Lebens, der immer in uns glimmt und den wir vielleicht zum ersten Mal entdecken.

Unweigerlich lässt sich unser Geist nach einigen Minuten von dieser Aufgabe ablenken und zieht uns zur äußeren Welt hin: den Sorgen aus der Vergangenheit oder den Pflichten in der Zukunft. Die ganze Kunst dieses »radikalen Akts der Liebe« besteht darin, dass wir das tun, was wir für ein Kind tun würden, das unsere gesamte Aufmerksamkeit braucht: Wir erkennen die Wichtigkeit der anderen Gedanken an und versprechen ihnen wohlwollend unsere Aufmerksamkeit zum geeigneten Zeitpunkt, und dann kehren wir zu demjenigen zurück, der uns im Augenblick braucht: zu uns selbst.

Wenn man dieses ganz einfache, schnörkellose Verfahren einer Gruppe von Patienten beibringt, kommt es nicht selten vor, dass einigen die Tränen über das Gesicht rinnen – als würden sie zum ersten Mal diese Art von Achtsamkeit und Ruhe erfahren. Bewegt entdecken sie ein enormes Wohlgefühl, das ihnen in ihrem Alltag so lange gefehlt hat. Bald lernen sie, dass sie die Entspannung und Ruhe am Ende der Ausatmung mit ein wenig Übung jederzeit erreichen können: wenn sie in der Schlange vor der Supermarktkasse stehen, im Verkehrsstau stecken oder im Büro, wenn der Kollege sie beschimpft. Um wieder mit dieser dauernd verfügbaren inneren Quelle des Lebens und des Friedens in Kontakt zu kommen, müssen sie nur die Aufmerksamkeit auf eine lange Ausatmung und auf die anschließende Pause richten.

Die Atmung ist die einzige Körperfunktion, die zugleich vollkommen unabhängig vom Bewusstsein abläuft (wie die Verdauung und der Herzschlag geht die Atmung weiter, auch wenn wir nicht daran denken) und dennoch durch den Willen leicht zu kontrollieren ist. Das Atemzentrum im Hirnstamm reagiert auf all die Moleküle – die Neuropeptide, von denen Candace Pert spricht –, die dauernd zwischen dem emotionalen Gehirn und allen Organen des Körpers, einschließlich dem Immunsystem, ausgetauscht werden. Durch die Konzentration auf die Atmung nähern wir uns dem Pulsieren der vitalen Körperfunktionen und verbinden sie mit dem Denken. Glücklicherweise muss man nicht daran »glauben«, um davon profitieren zu können. Es gibt heute ein durch und durch objektives Verfahren, um den Zusammenhang zwischen Übungen wie Yoga und Meditation und den physiologischen Vorgängen zu messen.

Rosenkranz und Mantra

Seit 15 Jahren interessiert sich Dr. Luciano Bernardi von der Universität Pavia in Italien für die autonomen Rhythmen des Körpers, die die Basis der Physiologie bilden: den Atemrhythmus, die Variationen des Herzrhythmus – der von einem Herzschlag zum nächsten schneller oder langsamer wird und sich auch im Verlauf des Tages ändert –, für Anstieg und Rückgang des Blutdrucks und selbst für Variationen bei Zufluss und Abfluss des Blutes zum und vom Gehirn. Er wusste, dass ein gutes Gleichgewicht dieser verschiedenen Biorhythmen der beste Indikator für Gesundheit ist, den es gibt; nach manchen Studien lässt sich damit sogar die Lebenserwartung über 40 Jahre hinweg voraussagen.[73, 74]

Dr. Bernardi hat untersucht, welche Bedingungen eine vorübergehende Störung der Rhythmen verursachen können und wie der Organismus anschließend sein Gleichgewicht wiederherstellt. Dafür ließ er seine Versuchspersonen im Kopf Rechenaufgaben lösen und laut vorlesen und maß dabei die kleinen Variationen beim Herzschlag, beim Blutdruck, beim Blutfluss zum Gehirn und bei der Atmung. Auf diese Weise registrierte er, dass jedwede geistige Betätigung sich sofort auf die Rhythmen auswirkte, die sich an die Anstrengung anpassten, und sei sie noch so geringfügig. Aber die größte Überraschung kam vom »neutralen« oder »Kontroll«-Zustand.

Um die durch geistige Betätigung ausgelösten physiologischen Veränderungen zu messen, muss man sie mit einem sogenannten neutralen Zustand vergleichen: In dem Zustand sprechen die Versuchspersonen, aber ohne geistige Anstrengung. Bei diesem Experiment bestand der neutrale Zustand darin, dass die Versuchspersonen einen bekannten Text auswendig aufsagten, der keinerlei besondere Aufmerksamkeit beanspruchte. Da man sich in der Lombardei, einer tief katholischen Region, befand, traf Dr. Bernardi eine naheliegende Wahl: Die Versuchspersonen rezitierten den Rosenkranz.

Als Dr. Bernardis Versuchskaninchen eine Litanei von »Ave Maria« auf Lateinisch zu rezitieren begannen, registrierten die Apparate ein ganz und gar unerwartetes Phänomen: Alle biologischen Rhythmen kamen in Einklang. Sie richteten sich aneinander aus, verstärkten sich gegenseitig und bildeten schließlich ein harmonisches Muster. Dr. Bernardi dachte nicht an ein Wunder, sondern fand eine ebenso einfache wie wichtige Erklärung: In Italien rezitiert die Gemeinde den Rosenkranz abwechselnd mit dem Priester. Jede Fürbitte erfolgt mit einer einzigen Ausatmung, die nächste Einatmung findet statt, während der Priester an der Reihe ist.* Die Versuchspersonen waren ganz natürlich in den ihnen vertrauten Rhythmus verfallen. Und dabei hatten sie sich automatisch, ohne sich dessen bewusst zu sein, auf eine Frequenz von sechs Atemzügen pro Minute eingestellt. Das ist genau der natürliche Fluktuationsrhythmus der übrigen Funktionen, die Dr. Bernardi messen wollte (Herz, Blutdruck, Blutfluss zum Gehirn), und auf einmal waren sie alle im Einklang. Sie verstärkten sich sogar gegenseitig, wie wenn man auf einer Schaukel sitzt und die Beine genau mit der Bewegung der Schaukel nach vorne schwingt, um höher in die Luft zu steigen.

Nun war Luciano Bernardis Neugier geweckt, und er sagte sich, wenn das »Ave Maria« die Physiologie so tief greifend zu verändern vermochte, müssten andere religiöse Praktiken den gleichen Effekt

* Das lateinische »Ave Maria« geht so: Der Priester sagt »Ave Maria, gratia plena, Dominus tecum, benedicta tu in mulieribus, et benedictus fructus ventris tui, Jesus«, darauf antwortet die Gemeinde »Sancta Maria, mater Dei, ora pro nobis peccatoribus, nunc et in hora mortis nostrae. Amen.«

haben, vor allem solche, die das Körperbewusstsein ins Zentrum der spirituellen Suche stellen wie Hinduismus und Buddhismus. Bernardi erweiterte das ursprüngliche Experiment und brachte Personen, die niemals einen östlichen Glauben praktiziert hatten, das bekannteste Mantra des Buddhismus bei: »Om-Mani-Padme-Hum«. Wie beim Yoga lernten sie, mit voller Stimme jede Silbe des Mantra zum Klingen zu bringen, um die Vibrationen zu spüren, und dann der Ausatmung nachzuspüren, bis sie wieder Lust auf die nächste Einatmung und die nächste Wiederholung hatten. Bernardi beobachtete genau die gleichen Resultate wie beim »Ave Maria«: Die Atmung stellte sich von selbst auf einen Rhythmus von sechs Atemzügen pro Minute ein, und entsprechend erfolgte die Harmonisierung – die »Kohärenz« – der anderen biologischen Rhythmen. Dr. Bernardi staunte und fragte sich, ob die unerwartete Übereinstimmung zwischen so unterschiedlichen religiösen Praktiken vielleicht mit gemeinsamen historischen Wurzeln zusammenhängen könnte. Tatsächlich scheint es, dass der Rosenkranz von den Kreuzfahrern nach Europa gebracht wurde, die ihn von den Arabern übernommen hatten, und die Araber hatten ihn wiederum von tibetischen Mönchen und indischen Yoga-Meistern.[75] Die Entdeckung von Praktiken, die biologische Rhythmen im Interesse von Gesundheit und Wohlergehen harmonisieren, scheint demnach weit in die Geschichte zurückzureichen.

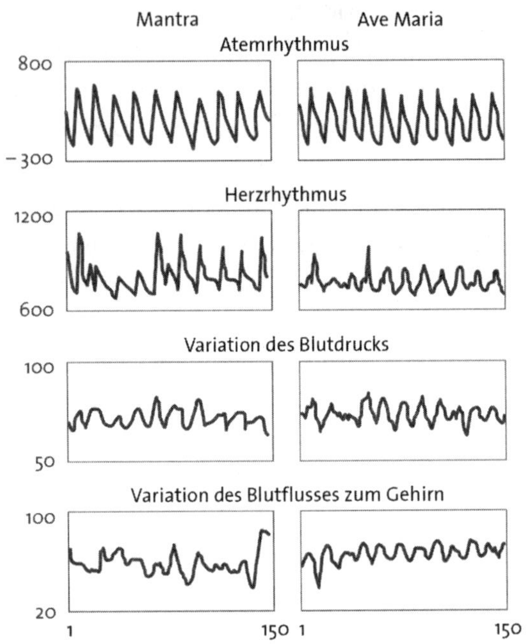

Abbildung 5: Die Synchronisierung biologischer Rhythmen, nachdem einige Minuten das Mantra »Om-Mani-Padme-Hum« oder das »Ave Maria« auf Latein rezitiert wurde. Von oben nach unten: Atemrhythmus, Herzrhythmus, Variation des Blutdrucks und des Blutflusses zum Gehirn. Bemerkenswert ist der rasche Übergang zu einem ebenmäßigen Muster mit gleichmäßigen, großen Ausschlägen. (Untersuchung von Dr. Bernardi, veröffentlicht in *The British Medical Journal.*[75])

Im Jahr 2006 veröffentlichten Julian Thayer und Esther Sternberg, Wissenschaftler an der University of Ohio und beim National Institute of Health der Vereinigten Staaten, in den *Annals of the New York Academy of Sciences* einen Überblick über alle Studien, die sich mit den Ausschlägen und der Variation biologischer Rhythmen befassten. Sie kamen zu dem Schluss, dass alles, was die Amplitude vergrößert – wie es in den von Dr. Bernardi beschriebenen Zuständen von »Kohärenz« der Fall ist –, vielfältige positive Wirkungen auf die Gesundheit hat.[76] * Es bewirkt vor allem

– ein besseres Funktionieren des Immunsystems;
– eine Verminderung von Entzündungen;
– eine bessere Regulation des Blutzuckerspiegels.

Und das sind genau die drei Hauptfaktoren, die die Entwicklung von Krebs bremsen.

Von der Geburt, wo die Amplitude der Rhythmen am größten ist, bis zum nahenden Tod, wo sie am kleinsten ist, verlieren wir pro Jahr etwa 3 Prozent Variabilität.[77] Das ist ein Zeichen dafür, dass unsere Physiologie nach und nach ihre Anpassungsfähigkeit einbüßt, dass es ihr immer schwerer fällt, angesichts der Wechselfälle in unserer physischen und emotionalen Umgebung ihr Gleichgewicht zu finden. Die Schwächung des Gleichgewichts in den Körperfunktionen hängt mit all den Gesundheitsproblemen des Älterwerdens zusammen: mit Bluthochdruck, Herzschwäche, Komplikationen einer Diabeteserkrankung, Infarkt, plötzlichem Herztod und natürlich auch mit Krebs.[73] Aber das Gleichgewicht – das man leicht messen kann, wenn man die Amplitude der Variationen des Herzschlags misst – ist auch eine biologische Funktion, die besonders gut auf mentales Training von Atmung und Konzentration reagiert (Abbildung 5). Genau das hat Dr. Bernardi entdeckt, als er die Wirkungen so alter Praktiken wie eines buddhistischen Mantras und eines katholischen Rosenkranzes aufzeigte.

* Der Parameter, der im Allgemeinen am häufigsten als Indikator für biologische Rhythmen verwendet wird, ist die »Variabilität des Herzschlags«; darum geht es in dem Artikel. Sie wird auch durch Biofeedback-Methoden gemessen, die sich auf die »Herzkohärenz« konzentrieren (siehe *Die Neue Medizin der Emotionen*). Achtung: »Kohärenz« bedeutet eine größere Variabilität des Herzrhythmus. Regelmäßig bei der Kohärenz ist nicht der Herzrhythmus, sondern das Muster seiner Variation.

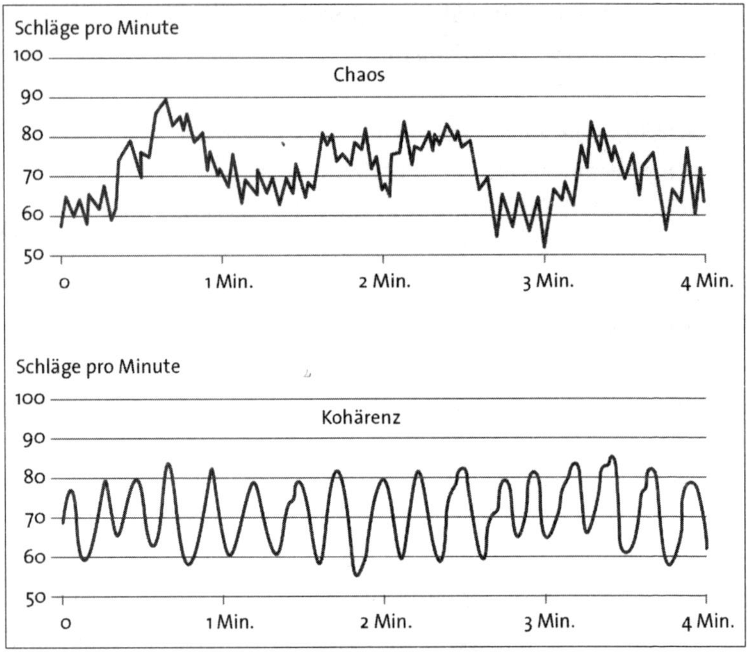

Abbildung 6: Chaos und Kohärenz. In Phasen von Stress, Angst, Depression und Wut wird der Rhythmus des Pulses ungleichmäßig oder »chaotisch«. In Phasen des Wohlbefindens, wenn wir Mitgefühl empfinden oder Dankbarkeit oder die Aufmerksamkeit auf den Atem richten, nimmt die Variabilität zu und wird »kohärent«: Der Wechsel zwischen Beschleunigung und Bremsen verläuft gleichmäßig und passt sich an den übrigen biologischen Rhythmen an. Denselben Effekt erreicht man durch Rezitieren des buddhistischen Mantras »Om-Mani-Padme-Hum« oder des Rosenkranzes auf Latein.[75] (Die grafische Darstellung stammt aus dem am Hearthmath Institute in Boulder Creek/Kalifornien entwickelten Computerprogramm »Freeze-Framer«.)

Meditation im Labor

Dr. Richard Davidson untersucht in seinem Labor an der University of Wisconsin die Veränderungen in den Gehirnen von Menschen, die seit Jahren regelmäßig meditieren. Mehrere tibetische Mönche haben an dem Experiment teilgenommen, darunter Professor Matthieu Ricard, ein ehemaliger Zellbiologe, der Mönch und Philosoph geworden ist; er hat auch bei der Konzeption des Experiments geholfen.

Während der Meditation nimmt die Schwingungsbreite der üblichen Oszillationen stark zu. Außerdem beobachtet man, dass die verschiedenen Regionen des Gehirns harmonisch zu oszillieren beginnen, wenn die Mönche in diesen besonderen inneren Zustand eintreten: Man sagt, sie »sychronisieren« sich. Das ist auf der Ebene des Gehirns ein vergleichbares Phänomen wie die Herstellung von Kohärenz in den biologischen Abläufen des Körpers. Mehr noch: Davidson und seine Mitarbeiter haben herausgefunden, dass die Synchronisierung noch lange nach einer Meditation fortbesteht.[78]

Glücklicherweise können auch Anfänger konkreten Nutzen für die Gesundheit daraus zu ziehen. Das Labor führte ein Experiment mit gestressten leitenden Angestellten eines großen Biotechnikunternehmens aus der Region durch. Die Probanden wurden in zwei Gruppen geteilt. Die eine Gruppe blieb bei ihren üblichen Lebensgewohnheiten, die zweite Gruppe erlernte die sogenannte »Achtsamkeitsmeditation« (mindfulness meditation), wie sie im Rahmen des Programms von Jon Kabat-Zinn für Krankenhäuser gelehrt wird. Nach knapp acht Wochen konnte man bei denjenigen, die die Meditation in ihren Alltag integriert hatten, feststellen, dass sich die elektrischen Aktivitäten des Gehirns (die durch EEG gemessen werden) deutlich in Richtung von mehr Gleichgewicht verändert hatten. Die Hirnregionen, die mit guter Stimmung und Optimismus zu tun haben (im linken Frontalhirn), waren deutlich aktiver als acht Wochen zuvor und als in der Kontrollgruppe. Die Wirkung beschränkte sich aber nicht auf das Gehirn und die Stimmung: Das Immunsystem dieser Versuchspersonen reagierte auch viel stärker auf die Verabreichung eines Grippeimpfstoffs als in der Kontrollgruppe. All diese Ergebnisse fand man nach gerade einmal zwei Monaten.[79]

Im kanadischen Calgary hat das Team von Professor Linda Carlson am Krebszentrum der Universität Patienten untersucht, die wegen Brustkrebs oder Prostatakrebs behandelt wurden und das gleiche Meditationsprogramm absolvierten. Nach rund acht Wochen schliefen sie besser, fühlten sich deutlich weniger gestresst und empfanden ihr Leben als reicher. Auch bei ihnen stärkte die Meditation das Immunsystem: Die weißen Blutkörperchen, einschließlich der NK-Zellen, erreichten wieder normale Werte, was für die Bekämpfung von Krebs sehr viel günstiger ist.*

Bob beispielsweise war sechzig und arbeitete im Bildungsministerium, als 1999 ein Prostatakarzinom bei ihm diagnostiziert wurde. Nach einer lokalen Strahlentherapie nahm er am Meditationsprogramm des Krankenhauses von Calgary teil. Anfangs meditierte er nur fünf bis zehn Minuten pro Tag, aber nach einiger Zeit fand er durch eigenes Experimentieren heraus, wie er die Zeit problemlos auf 30 Minuten ausdehnen konnte. Das Meditieren wurde für ihn zu einer Gewohnheit, von der er gern erzählt:

> Das Meditieren gibt mir eine Kontrolle über meinen Geist und meinen Körper, die ich nie zuvor gekannt habe. Es beruhigt mich so weit, dass ich Dinge aus der Distanz betrachten kann, nicht nur Dinge um mich herum, sondern auch in mir drinnen. Es klingt vielleicht verrückt, aber ich muss ganz ehrlich zugeben, dass ich dankbar für den Krebs bin, weil mich die Meditation auf einen anderen Lebensweg gebracht hat. Sie hat die Art verändert, wie ich mit meiner Familie lebe, mit den Menschen um mich herum. Sie hat mir eine Richtung gegeben, die ich zuvor nicht hatte.

* Diese Ergebnisse decken sich mit anderen Untersuchungen, die in Richard Davidsons Labor durchgeführt wurden. Sie zeigen, dass eine größere Aktivität der linken Gehirnhälfte, wie sie nach dem Meditieren beobachtet wurde, mit einer größeren Aktivität der NK-Zellen und einer stärkeren Reaktion auf Impfstoffe einhergeht.[80] Am Imperial College in London hat Professor John Gruzelier ähnliche Beobachtungen bei Aids-Patienten gemacht. Diejenigen, die eine größere Aktivität der linken Gehirnhälfte aufwiesen (wie sie durch Meditation erreicht wird), waren besserer Stimmung und widerstanden dem Fortschreiten der Krankheit länger.[81] An der Ohio State University hat Professor Kiecolt-Glaser gezeigt, dass bei älteren Patienten, die einen Monat lang Entspannungstechniken praktiziert hatten, die Aktivität ihrer NK-Zellen signifikant zunahm.[82]

Bob geht es acht Jahre nach der Diagnose sehr gut. Im Lauf der Studie maß Professor Carlson seine Immunparameter vor, während und zwölf Monate nach der achtwöchigen Einführung in das Meditieren. Sie hatten sich erheblich verbessert (Reduktion der entzündungsfördernden Cytokine, von TNF alpha und Interferon gamma und Anstieg des Interleukin 10, das die Entzündung bekämpft), gleichzeitig war sein Cortisolspiegel gesunken. Er war geistig wie körperlich ruhiger geworden.

Der Nutzen der Meditation lag für Bob auf der Hand. Joel, der eingangs vorgestellte Patient mit dem »Affengeist«, hatte es dabei wesentlich schwerer.

Joel kommt zum ersten Mal zur Ruhe

Als wir den physiologischen Zustand von Joel maßen, schien er genauso desorganisiert wie sein Geist. Er hatte 100 Prozent Chaos und keinerlei Kohärenz in den Variationen seines Herzrhythmus. Außerdem fiel es ihm schwer, seine Aufmerksamkeit nach innen zu richten. Er hätte bestimmt nicht die Geduld aufgebracht, sich 20 Minuten hinzusetzen und sich auf seine Atmung zu konzentrieren, wenn wir nicht die »Entschuldigung« gehabt hätten, dass wir seinen physiologischen Zustand mithilfe eines Biofeedback-Programms am Computer messen wollten. Während meiner Erklärungen drehte und wand er sich alle paar Minuten auf seinem Stuhl. Ich sah an seiner gerunzelten Stirn, dass er sich bemühte, meinen Ratschlägen zu folgen, aber wie immer bei dieser Art von innerlicher Übung, je mehr er sich anstrengte, »es zu schaffen«, desto weniger erreichbar wurde das Ziel. Er musste vor allem lernen zuzuhören, aufmerksam zu sein, geduldig und wohlwollend. Jon Kabat-Zinn vergleicht diese Aufmerksamkeit mit der eines Fotografen, der Fotos von wilden Tieren schießen will. Er muss sich unauffällig postieren, darf sich nicht regen, muss still sein, bis das Tier, auf das er lauert, sich sicher genug fühlt und aus der Deckung wagt. Wenn der Fotograf nervös und ungeduldig wird, stehen die Chancen sehr schlecht, dass das Wild sich in seiner ganzen Schönheit inmitten der Natur zeigt.

Wir haben fast alle gelernt, unser Inneres schlecht zu behandeln. Wie Joel haben wir uns mit der Zeit vor allem antrainiert, *nicht* auf unsere inneren Wünsche zu hören. Wir sind ganz auf unsere konkreten Ziele fixiert – akute Schwierigkeiten bewältigen, einen Lebenspartner oder eine -partnerin finden, sich um die Kinder kümmern, den Erwartungen von Eltern, Freunden, Vorgesetzten, Kollegen entsprechen usw. –, dass wir beschlossen haben, die tiefen, aber hartnäckigen Regungen im Innern zu unterdrücken.

Hätten wir achtgegeben, hätten wir bestimmt gehört: »Es geht mir nicht gut. Mir fehlen Dinge, die mir wichtig sind. Ich brauche mehr Schönheit, mehr Großzügigkeit, mehr Freude, mehr Zärtlichkeit, mehr Aufrichtigkeit. Davon habe ich nicht genug und darunter leide ich wirklich.« Es ist leichter, sich taub zu stellen und stattdessen das nächste Telefongespräch zu führen, die nächste Mail zu schreiben, in den nächsten Film zu gehen, die nächste Flasche Wein zu trinken, die nächste Zigarette, den nächsten Joint oder eine noch härtere Droge zu konsumieren – egal was, Hauptsache, die Aufmerksamkeit richtet sich nicht auf dieses unzufriedene Tier im Innern. Und wenn sich ein unangenehmes Gefühl regt, wie in dem Augenblick, als Joel nur extremes Unbehagen spürte, als er sich auf seinen Atem konzentrieren sollte, neigen wir dazu, uns genau wie er aufzuregen: »Was zum Teufel mache ich hier? Es gibt bestimmt eine Million Dinge, die interessanter sind!« Der Ärger nährt natürlich das Gefühl inneren Unbehagens noch, und wir verspüren noch mehr Lust, bei welcher äußeren Ablenkung auch immer Zuflucht zu suchen.

Joel ging nach seinem ersten Versuch frustriert weg, aber mit seiner Intelligenz hatte er die Botschaft auf dem Computerbildschirm registriert: Seine physiologischen Vorgänge liefen nicht rund. Er hatte auch bemerkt, dass sein natürlicher Hang zur geistigen Zerstreuung und sein Unbehagen, sobald er sich dem Inneren seines Körpers zuwandte, die Sache nur verschlimmerten.

Zwar glaubte Joel nicht so recht daran, aber seine Neugier war geweckt von all dem, was er über Meditation gehört hatte. Ohne große Begeisterung, aber mit der für ihn typischen Neugier auf Neues und entschlossen, nichts zu verwerfen, was er nicht erst ausprobiert hatte (zwei Eigenschaften, die ihn zu einem guten Filmproduzenten machten), nahm er meinen Vorschlag an: sich täglich zweimal zehn Minuten hinzusetzen, um auf seine Atmung zu horchen und zu lernen, seine physiologischen Vorgänge langsam zur Ruhe zu bringen.

Ich gab ihm die Instruktionen, die in dem Buch von Ian Gawler erwähnt sind – die Ian geholfen hatten, seinen Krebs zu überwinden. Die einzige Anstrengung, die dabei verlangt wird, ist, jeden Tag die Zeit dafür zu finden, zu akzeptieren, dass diese Übung zehn Minuten lang Vorrang vor allen anderen Verpflichtungen hat. Der Rest ist weniger eine Frage von Anstrengung als von Annehmen und Wohlwollen. »Lassen Sie zu, dass Ihre Augen sich sanft schließen, lenken Sie Ihre Aufmerksamkeit nach innen und erinnern Sie sich, dass dieser Augenblick den Kräften der Heilung gewidmet ist.«[8] Zweimal zehn Minuten am Tag mögen wenig erscheinen, aber für Joel waren sie ein enormer Fortschritt.

Auf dem Heimweg vom Krankenhaus kaufte er sich eine Kerze, die er während der zwei Pausen am Tag, die er als »heilig« ansehen sollte, vor sich aufstellen wollte. Die kleine Flamme erinnerte ihn daran, dass es ein Augenblick außerhalb der Zeit und der üblichen Aufgaben seines Lebens war. In diesen zehn Minuten durfte er sich erlauben, seinen Kontakt zur Welt zu unterbrechen, weder an die Vergangenheit zu denken noch an die Zukunft. Die Vergangenheit ist vergangen und kehrt nicht zurück und über die Zukunft können wir nichts wissen. Die kleine Flamme sollte auch symbolisieren, was er in seinem Innern finden wollte: das empfindliche Lebenslicht, das im Luftzug der äußeren Ereignisse flackert, aber hartnäckig weiterbrennt.

Die ersten Sitzungen waren weniger schwierig als befürchtet. Tatsächlich vergingen die zehn Minuten bald ziemlich rasch. Und er machte eine amüsante Entdeckung: Wenn ihn ein Gedanke beinahe ablenkte (»Ich muss unbedingt Jack wegen meiner neuen Idee für einen Film anrufen«), genügte es, ihn mit der Ausatmung vorbeigleiten zu lassen und sich dabei zu sagen »Nicht jetzt, ich kann in zehn Minuten wieder daran denken«, und der Gedanke verschwand. Oft ersetzte ihn ein anderer Gedanke von der gleichen Art (»Ich habe heute noch nichts von den Kindern gehört«), aber der glitt genauso leicht davon und verschwand nach der Pause, die auf die Ausatmung folgte. Die Gedanken waren wie Seifenblasen, die an die Oberfläche des Geistes aufstiegen, dort sanft zerplatzten und sich auflösten. Nie zuvor war ihm bewusst geworden, dass seine Gedanken – die ihm meistens wichtig, gebieterisch, dringlich erschienen – so leicht verschwanden, wenn er ihnen keine Beachtung schenkte.

In weniger als zwei Wochen ging er spontan zu zweimal 15 Minuten über. Je mehr Fortschritte er machte, desto besser konnte er die unangenehme Spannung in sich spüren und sich gleichzeitig sagen, dass sie nicht sein gesamtes Sein ausmachte, weil er sie ja beobachten konnte. Er konnte spüren, dass er Angst hatte, und sich zugleich sagen: »Aber ich *bin* nicht meine Angst.« Und seltsamerweise registrierte er, dass diese Sicht ein wenig mehr Ruhe mit sich brachte.

Vor seiner Rückkehr nach Los Angeles testeten wir noch einmal seine Herzkohärenz. Er hatte sich damit begnügt, ganz allein in seinem Hotelzimmer zu trainieren, ohne ein Biofeedback-Programm. Trotzdem war es ihm innerhalb von nur zehn Tagen gelungen, das Chaos in seiner Herzvariabilität auf 30 Prozent zu reduzieren, was bedeutete, dass er 70 Prozent Kohärenz erreicht hatte.

Wir blieben auch danach noch in Kontakt. Mit zunehmender Übung merkte er, dass sein Geist für den Rest des Tages verändert war. Er fühlte sich präsenter, wurde von Vorgängen in seiner Umgebung stärker bewegt und amüsiert. Kurzum, er fühlte sich lebendiger. Wenn er mit seinem Sohn Schach spielte, telefonierte er nicht mehr nebenher oder las Mails. Er hatte auch beschlossen, dass sein Blackberry ihm nicht mehr den Eingang jeder Mail melden sollte, sondern schaute selbst in regelmäßigen Abständen in seinem elektronischen Postfach nach. Sechs Monate später hatte er an der neuen inneren Dimension seines Lebens so viel Geschmack gefunden, dass er morgens früher aufstand, um 30 Minuten Yoga machen zu können. Diese 30 Minuten waren zu einem wichtigen Abschnitt des Tages geworden, eine Auszeit nur für ihn allein, in der er spüren konnte, wer er wirklich war – ohne Ablenkung, Gedanken und Sorgen. 30 Minuten lang durfte er einfach nur fühlen.

Zwei Jahre später schickte er mir eine Mail, um mir mitzuteilen, wie entscheidend diese Entdeckung für ihn gewesen war. Sein Krebs war nicht weiter fortgeschritten, aber er hatte einen der schlimmsten Rückschläge seines Lebens erlebt: Ein Film, in den er viel investiert hatte, war ein schrecklicher Flop geworden. In der Phase hatte er sich an seine morgendliche Meditation geklammert wie an einen Rettungsring. Dort begegnete er seinen Ängsten, seinem Zorn, seinen Hoffnungen und akzeptierte sie als Teil seines Wesens. »Ich weiß nicht, wie ich es ohne diese Augenblicke des inneren Friedens ausgehalten hätte, wo ich den Kontakt zu der Kraft tief in mir drinnen wiederherstellte. Übrigens weiß ich auch nicht, wie ich es vorher ausgehalten habe. Danke für die schwierigen Augenblicke in Pittsburgh.«

Letztlich hatte Joel nicht in der Wüste sitzen müssen. Er musste nur atmen.

Alle Meditationen fließen zusammen

Die älteste Tradition der inneren Bewusstheit ist Yoga. Im Sanskrit bezeichnet der Begriff *Yoga* eine Gruppe von Praktiken, die auf die Verschmelzung von Körper und Geist abzielen mit dem Ziel innerer Einheit und inneren Friedens: ein Weg zu unserem angeborenen »höheren Sein«. Aber diese Tradition postuliert, dass es nicht nur einen Weg gibt. Im Gegenteil: Jede Kultur, jeder Mensch muss den Weg finden, der ihr und ihm am meisten entspricht. Der zentrale, den verschiedenen Praktiken gemeinsame Punkt ist, dass man vorübergehend die Aufmerksamkeit von der äußeren Welt und den darauf gerichteten Gedanken abzieht und sie auf das gewählte Meditationsthema konzentriert.

Das variiert nun von Schule zu Schule. Es kann sich um den Körper und seine Empfindungen handeln wie beim Hatha-Yoga, das mit Stellungen und mit der Atmung arbeitet. Tai-Chi, Qigong, Nidra-Yoga, Sophrologie und die Methode der Herzkohärenz: All das sind verschiedene Versionen einer körperzentrierten »Meditation«. Die Hypnose, die die Aufmerksamkeit besonders stark konzentriert, ermöglicht ebenfalls eine Mobilisierung der tiefen Körperkräfte. Oder man konzentriert sich auf eine Kerzenflamme, ein heiliges Bild, ein Wort (»Frieden« und »Liebe« werden oft verwendet), ein Gebet (das »Ave Maria«, buddhistische Mantras, das sufistische »Dhikr«, das hebräische »Schalom« usw.) oder eine Landschaft (das Bild eines Sees, eines Gebirges, eines Baumes).

In der »Achtsamkeitsmeditation«, die John Kabat-Zinn lehrt, ist das Hauptziel, die Aufmerksamkeit einfach und wiederholt auf das zu lenken, was einem spontan in dem Augenblick in den Sinn kommt, ohne lange dabei zu verweilen, und einfach zu sehen, was als Nächstes auftaucht. Wenn ein Gedanke erscheint, heftet man ihm das Etikett »Gedanke« an, und schaut, was dann auftaucht. Wenn es ein Gefühl ist, benennt man es als »Gefühl«, und wendet die Aufmerksamkeit wieder ab. Genau das Gleiche passiert auch mit einer »Empfindung«, einem Unbehagen, dem Wunsch aufzuhören usw.*

Die Tradition des Yoga erkennt als höhere Formen der Praxis auch das Studium heiliger Texte an sowie humanitäre Arbeit, wenn sie in jedem Augenblick bewusst ausgeübt wird. Der Schlüssel ist in allen Fällen die Kontrolle der Aufmerksamkeit. Durch ihren strengen Einsatz eröffnet jeder Weg auf seine Weise eine Möglichkeit, in den Zustand der inneren Kohärenz zu gelangen, der die Integration und das

* Kabat-Zinn lehrt einen einfachen, an unsere Aufmerksamkeit gerichteten Satz, um zu voller Bewusstheit zu gelangen: »Fixiere deine Aufmerksamkeit und halte sie fest. Fixiere und halte fest. Fixiere und halte fest.«

harmonische Funktionieren der biologischen Rhythmen des Organismus fördert.

Es kommt nicht auf die eine bestimmte Technik oder die eine Form der Anwendung an. Es gibt keinen geheimen, magischen Satz, der Krebs heilt, wenn man ihn in einer bestimmten Weise und mit einer bestimmten Häufigkeit rezitiert. Es gibt keine Position des tantrischen Yoga, die in der Lage wäre, alle Energien des Körpers exakt fließen zu lassen, geschweige denn zu kontrollieren. Entscheidend – und hilfreich – bei der Mobilisierung der Kräfte des Organismus ist, jeden Tag den Kontakt zu dem, was das Tiefste und Beste in uns ist, wiederherzustellen, mit Aufrichtigkeit, Wohlwollen und in Ruhe, der Kontakt mit der Lebenskraft, die in unserem ganzen Körper schwingt. Und dass wir uns vor ihr mit Respekt verneigen.

KAPITEL 10
DER ANGST DIE SPITZE NEHMEN

Man braucht nur das Wort »Krebs« auszusprechen und es weckt unweigerlich die Angst vor dem Tod. Doch Angst lähmt, das liegt in ihrer Natur. Wenn eine Antilope einen Löwen wittert, sendet ihr Nervensystem ein Alarmsignal aus und sie bleibt wie angewurzelt stehen. Dieses Programm hat die Evolution installiert, um unter Extrembedingungen eine kleine Überlebenschance zu bewahren: Reglos kann die Antilope darauf hoffen, dass sie nicht wahrgenommen wird. Vielleicht zieht der Löwe ganz in der Nähe vorbei, ohne sie zu bemerken.

Wenn wir erfahren, dass unser Leben ernsthaft bedroht ist, lernen wir oft diese merkwürdige Lähmung kennen. Aber die Krankheit wird nicht ganz in der Nähe vorüberziehen. Die Angst blockiert unsere Lebenskraft in dem Augenblick, in dem wir sie am nötigsten brauchen.

Zu lernen, wie wir gegen den Krebs kämpfen, heißt zu lernen, wie wir das Leben in uns nähren. Aber es ist nicht notwendigerweise ein Kampf gegen den Tod. Wenn wir diese Lektion erfolgreich absolvieren, kommen wir an den Punkt, wo wir das Wesen des Lebens spüren, wo wir eine Vollständigkeit und einen Frieden finden, die das Leben schöner machen. Und manchmal gehört der Tod zu diesem Erfolg dazu. Es gibt Menschen, die ihr Leben leben, ohne dass sie seinen wahren Wert schätzen. Andere leben ihren Tod mit einer solchen Fülle und einer solchen Würde, dass er wie die Vollendung eines außergewöhnlichen Werkes erscheint und allem, was sie erlebt haben, einen Sinn gibt. Manchmal setzen wir, indem wir uns so auf den Tod vorbereiten, die Energie frei, die wir zum Leben brauchen.

Der Zug nach Omaha

In den Wochen nach meiner Krebsdiagnose jagte ich von einem Arzttermin zum nächsten. Am Ende eines regnerischen Nachmittags wartete ich in einem Raum im 15. Stock eines Gebäudes, bis ich an der Reihe war. Durch ein Glasfenster direkt vor mir beobachtete ich, wie sich die Menschen unten auf der Straße bewegten, von dort oben sahen sie aus wie Ameisen. Ich gehörte nicht mehr zu ihrer Welt. Sie führten ihr Leben, hatten Besorgungen zu erledigen, hatten Pläne für die Zukunft. Und meine Zukunft war der Tod. Ich hatte den Ameisenhaufen verlassen und ich hatte Angst. Da erinnerte ich mich an ein Gedicht, dass der Psychiater Scott Peck zitiert.[1]

Der Dichter erzählt von einem Zug, der mit Höchstgeschwindigkeit durch die scheinbar unendliche Weite der Prärie im amerikanischen Westen donnert. Er kennt den wahren Bestimmungsort der stählernen Waggons – es ist der Schrottplatz – und der Männer und Frauen, die in den Abteilen lachen – sie werden zu Staub. Er fragt seinen Sitznachbarn, wohin er fährt, und der Mann antwortet: »Nach Omaha.«*

Im Grunde genommen steuerten wir alle, auch wenn die anderen Ameisen es nicht wussten, auf das gleiche Ziel zu: nicht nach Omaha, sondern dem Staub entgegen. Die letzte Haltestelle würde für alle gleich sein. Der einzige Unterschied bestand darin, dass die anderen nicht darüber nachdachten, während es für mich offensichtlich war.

Wie die Geburt ist der Tod ein Teil des Lebens, auch meines Lebens. Schließlich war ich keine Ausnahme. Warum also hatte ich Angst? Im Lauf der Monate und der Jahre, die folgten, haben mich meine Pati-

* »Limited« von Carl Sandburg
Ich fahre mit einem Limited-Express, einem der großartigen Züge des Landes. Durch die Prärie in blauen Dunst und dunkle Luft jagen fünfzehn stählerne Waggons mit tausend Menschen darin. (Alle Waggons werden zu Schrott und Rost und alle Männer und Frauen in den Speise- und Schlafwagen werden zu Asche.) Ich frage einen Mann im Raucherabteil, wohin er fährt, und er antwortet: »Omaha«.

enten gelehrt, die Angst zu erkennen und sie in den Griff zu bekommen. Durch ihre Geschichten habe ich gelernt, dass die Angst vor dem Tod nicht *eine* Angst ist, sondern sich aus vielen verschiedenen Ängsten zusammensetzt. Und wenn man sich die Ängste eine nach der anderen vornimmt, sind sie sehr viel weniger überwältigend.

Die Angst vor dem Leiden – Die Angst vor dem Nichts

Als ich Denis kennenlernte, war er zweiunddreißig und bereitete sich darauf vor, zu sterben. Wir waren ungefähr gleich alt, und er war Arzt wie ich. Seit einigen Monaten verzehrte ihn ein Lymphom, die Behandlungen schlugen nicht mehr an. Ohne zu wissen, was ich gerade durchmachte, spürte er wohl, dass mich seine Ängste berührten, und er bat, ich solle regelmäßig zu ihm kommen. Er sagte, er wolle verstehen, wolle bei vollem Bewusstsein bleiben, trotz seiner Angst und auch angesichts der Leere. Er sprach und ich hörte hauptsächlich zu, denn in Wahrheit schien er viel mehr zu verstehen als ich.

»Zuerst hat mir geholfen, als ich eines Morgens auf einmal begriff, dass ich nicht als Einziger sterben muss. Zwar würde ich jung sterben, aber schlagartig erkannte ich, dass wir alle im selben Boot sitzen. Die ganzen Leute auf der Straße, der Moderator im Fernsehen, der Präsident, und du, auch du«, bei diesen Worten wich er meinem Blick aus, »auch du wirst sterben. Es klingt vielleicht blöd, aber der Gedanke hat mich getröstet. Das gemeinsame Schicksal bedeutet, dass ich durch und durch ein Mensch und mit euch allen verbunden bin und mit allen vor uns und allen nach uns. Ich bin immer noch Mitglied im Club.«

In seinen Träumen wurde Denis oft von Vampiren verfolgt: ein durchsichtiges Symbol für den Tod, der ihm auf den Fersen war. Er wachte immer auf, bevor sie ihn eingeholt hatten. Doch eines Tages endete sein Traum anders. Die Vampire packten ihn und schlugen ihre Klauen und Zähne in sein Fleisch. Denis schrie im Schlaf auf und erwachte schweißgebadet. Bis dahin hatte er noch nicht daran gedacht, was er jetzt verstand: »Ich habe nicht nur Angst zu sterben, sondern ich habe entsetzliche Angst, dass es wehtun wird!«

Wir beide, zwei junge Ärzte, gestanden uns ein, dass wir nicht viel darüber wussten, wie man stirbt. Wir wussten nicht einmal, ob es wehtut. Im Medizinstudium hatte es niemand für nötig befunden, uns etwas darüber beizubringen. So lasen wir gemeinsam einige Bücher, die klar und offen schildern, was beim Übergang in den Tod mit dem Körper und dem Geist passiert.[2,3] Mit Erleichterung nahmen wir zur Kenntnis, dass der Tod an sich nicht schmerzhaft ist. In den letzten Tagen verspürt der Sterbende kein Bedürfnis mehr nach Essen und Trinken, der Körper trocknet langsam aus. Die Ausscheidungen versiegen, kein Urin mehr und kein Stuhlgang, weniger Schleim in den Lungen. Und darum weniger Schmerzen im Bauch und weniger Übelkeit, kein Erbrechen mehr und kein Husten. Der ganze Körper kommt zur Ruhe. Der Mund ist oft trocken, aber da lässt sich leicht Abhilfe schaffen, durch Lutschen an kleinen Eiswürfeln oder Saugen an einem angefeuchteten Tuch. Müdigkeit setzt ein, die Geist entfernt sich, meistens mit einem Gefühl von Wohlbehagen, manchmal sogar einer leichten Euphorie. Der Sterbende verliert die Lust zu sprechen, es genügt, wenn er eine Hand halten kann oder wenn man gemeinsam aus dem Fenster ins Sonnenlicht schaut oder dem Gesang eines Vogels zuhört oder einer besonders schönen Musik lauscht. In den letzten Stunden verändert sich oft die Atmung, man nennt das Todesrasseln. Und dann gibt es im Allgemeinen einige unvollständige Atemzüge (die letzten Seufzer), und Körper und Gesicht verziehen sich unwillkürlich, als würden sie gegen das Schwinden der Lebenskraft rebellieren. Das ist kein Ausdruck von Schmerzen, sondern einfach ein Anzeichen von Sauerstoffmangel im Gewebe. Dann erschlaffen die Muskeln, und alles ist vorbei.

Aber Denis hatte Angst, dass seine verschiedenen Tumoren ihm ein solches friedvolles Ende nicht erlauben würden. Schon einmal hatten sie seine Nerven gequetscht und der Schmerz war fürchterlich gewesen. Er war erst beruhigt, nachdem wir zusammen mit seinem

Onkologen einen genauen Plan aufgestellt hatten: Wenn es nötig werden sollte, wollte er Schmerzmittel in ausreichender Dosis bekommen, sodass alle Schmerzen ausgeschaltet würden. Ihm war klar, dass so hohe Dosen ein derartiges Gefühl von Frieden erzeugen können, dass er womöglich aufhören würde zu atmen. Aber das Risiko, sein Leben zu verkürzen, wog für ihn geringer als die Gewissheit, dass er nicht leiden würde.

Danach hatte Denis einen ganz anderen Traum, den er mir lebhaft erzählte. »Es war das Ende der Welt. Ich war in einem überdachten Stadion eingeschlossen. Meine Schulfreunde waren da und um uns herum stand eine riesige Menschenmenge. Wir wussten, dass uns nur wenige Stunden blieben, vielleicht noch eine Nacht. Die Leute liefen umher und schrien wild durcheinander. Manche schliefen wahllos miteinander, andere begingen Selbstmord oder töteten sich gegenseitig. Die Angst war unerträglich. Ich wachte auf mit dem Gefühl, dass mein Kopf gleich explodieren würde, ich konnte kaum atmen. Nie zuvor hatte ich derart Angst gehabt. Und dennoch hat der Traum alles verändert. Denn diese Szene war viel schlimmer als der Gedanke an meinen eigenen Tod. Ja, ich werde sterben, aber … das ist nicht das Ende der Welt!«

Denis war durch und durch Atheist und seine Erleichterung verblüffte ihn selbst. Er hatte immer gedacht, wenn sein Bewusstsein erlosch, würde die Welt mit ihm verschwinden. »Was spielt es schon für eine Rolle, dass die Welt nach mir noch da ist? Woher kommt diese unerwartete Erleichterung?«

Gemeinsam lasen wir Viktor Frankl, einen Wiener Psychiater, Schüler von Freud und Adler. Frankl war nach Auschwitz und Dachau deportiert worden. Nach seiner Befreiung entwickelte er eine neue Form der Psychotherapie, die »Logotherapie« (»Logos« bedeutet »Sinn«), die Angst lindert, indem sie den Menschen hilft, Sinn in ihrem Leben zu finden, selbst an der Schwelle zum Tod.[4] Ich erinnere mich an eine sehr schöne Passage in seinem Buch, wo er von einer Frau erzählt, die in einer Baracke im Sterben lag und die durch ein ganz kleines Fenster einen Zweig beobachtete, der sich sanft vor dem Himmel bewegte. Sie sagte zu ihren Leidensgenossinnen: »Seht ihr das Blatt? Nichts ist schlimm, weil das Leben weitergeht.« Nur ein Blatt, nicht einmal ein menschliches Wesen. Das Gefühl von Verbundenheit mit dem Leben, von dem Frankl spricht, kann sehr weit gehen, kann über die Menschheit hinaus die ganze Natur einschließen. Viele Menschen, die ihrem eigenen Tod ins Auge blicken, finden wie Denis in der universellen Dimension der Existenz etwas, das sie zutiefst beruhigt – selbst dann, wenn sie die Welt noch nie so betrachtet haben.

Denis entdeckte etwas, das er später seine »Seele« nannte. Wie sich alle seine Entscheidungen und alle seine Handlungen im Lauf seines Lebens durch ihre unendlichen Nachwirkungen für immer in das Schicksal der Welt einprägt hatten. Wie der sprichwörtliche Schmetterling in der Chaostheorie, dessen Flügelschlag in China einen Orkan in Amerika verursacht. Denis wurde sich bewusst, wie wichtig jeder Gedanke, jedes Wort von ihm war, und ganz besonders Gesten der Liebe gegenüber anderen und sogar gegenüber der Erde. Er betrachtete all dies nun als Samen für eine Ernte in der Ewigkeit. Zum ersten Mal hatte er das Gefühl, ganz im Augenblick zu leben: die Sonne zu preisen, die seine Haut streichelte, und das Wasser, das seine Kehle erfrischte. Dieselbe Sonne hatte bereits den Dinosauriern das Leben ermöglicht und das Wasser war ihre Kehlen hinabgeronnen. Das Wasser war Teil ihrer Zellen gewesen, bevor es wieder zu Wolken wurde und dann zu Ozeanen. »Woher kommt diese Dankbarkeit, die ich verspüre – ich, ein Sterbender?« Und der Wind, der Wind auf seinem Gesicht. »Bald werde ich der Wind sein und das Wasser und die Sonne. Und vor allem das Leuchten in den Augen eines Mannes, dessen Frau ich behandelt oder dessen Kind ich geheilt habe. Du siehst, das ist meine Seele: was ich aus mir gemacht habe, was bereits überall lebt und was dort für immer weiterleben wird.«

Als er dann sehr schwach wurde, legte er sich ins Bett, und ein ambulanter Hospizdienst versorgte ihn. Seine Schwester und Freunde besuchten ihn regelmäßig. Gemeinsam schauten sie, dass er es bequem hatte. Sie strichen seine Betttücher glatt, wuschen ihn, brachten ihm Blumen und die Musik, die er liebte. Ich betrat sein Zimmer, wie man einen Schrein betritt. Sein Lächeln fühlte sich an, als empfange man einen Segen.

In den letzten Tagen wollte er darüber sprechen, was nach dem Tod geschieht. Weder er noch ich waren gläubig, aber Schilderungen von manchen Patienten, die »klinisch tot« gewesen und ins Leben zurückgekehrt waren, hatten uns beide aufhorchen lassen. Niemand weiß wirklich, wie sogenannte »NDE« (Near Death Experiences, Nahtoderfahrungen) zu deuten sind. Wir hatten festgestellt, dass man die Hauptmerkmale in antiken Darstellungen und auf mittelalterlichen Fresken findet, und dass es über alle kulturellen Unterschiede hinweg eine erstaunliche Übereinstimmung zwischen den Schilderungen gibt, unabhängig von Religion und Geschichte. Und dass klinische Studien, wie ein berühmter Artikel in der Zeitschrift *Lancet*, dafür sprechen, dass solche Erfahrungen sehr häufig sind (beinahe jeder fünfte Patient, dessen Herz eine Zeit lang stillgestanden hat, bevor er »wiederbelebt« wurde, berichtet davon[5,6]). *Das tibetische Buch vom Leben und vom Sterben* des Lama Sogyal Rinpoche ist ein »Lehrbuch« für jemanden, der sich auf das Sterben vorbereitet. Er spricht von einem einladenden weißen Licht und rät, sich einfach diesem Licht zuzuwenden. Alles andere werde von alleine geschehen.[7]

Denis fand diese Schilderungen beruhigend. Der Gedanke an ein theoretisches »Jenseits« überzeugte ihn immer noch nicht recht und gläubig wurde er nicht mehr. Aber er betrachtete den Tod nicht mehr nur als Bestätigung für das große Nichts der Nihilisten. Der Tod war für ihn zu einem »Geheimnis« geworden: etwas sehr viel Offeneres, wie die Rückkehr zu dem Rätsel, das er gewesen war, bevor er ein Embryo im Bauch seiner Mutter wurde.

In den letzten Tagen sprach er fast gar nicht mehr. Er starb spät an einem Abend. Ein Freund massierte ihm dabei die Füße. Am nächsten Morgen fand ich auf meinem Schreibtisch einen Zettel meiner Mitarbeiterin: »Denis M.: H. a. z .a.« Im Krankenhaus war das ein geläufiger Euphemismus für »hat aufgehört zu atmen«. Und ich fragte mich, ob er nicht vielleicht soeben damit begonnen hatte.

Die Angst, allein zu sein

Neben der Angst vor Schmerzen und der Angst vor dem Nichts finden wir oft auch die Angst, allein vor dem zu stehen, was Tolstoi »das schreckliche, feierliche Ereignis des [eigenen] Todes« nennt. Wir fürchten, dass am Ende niemand bei uns ist und uns stützt in dieser Situation, die so schrecklich erscheint. Diese Einsamkeit verursacht oft mehr Leiden als der physische Schmerz.

Eines Tages wurde ich gebeten, mit der Frau eines Patienten zu sprechen, weil sie »aufgelöst« sei und den Ablauf auf der Station störe. Sie ging den Krankenschwestern und Assistenzärzten auf die Nerven mit Fragen und Anweisungen, was für ihren Ehemann getan werden solle und was nicht, und wurde auf den Gängen in einer Weise laut, die andere Patienten beunruhigte. Deborah und ihr Mann Paul waren beide zweiundvierzig. Sie hatten mit Bravour ihr Studium an Top-Wirtschaftshochschulen absolviert und sich danach als hochkarätige Wertpapierhändler einen Namen gemacht. Doch seit einem Jahr litt Paul an einer sehr schweren Hepatitis. Beide waren »Kämpfer«; sie hatten sich über alle Behandlungsmöglichkeiten informiert und die härtesten Verfahren akzeptiert. Doch nichts hatte geholfen, und die Ärzte hatten Deborah eröffnet, dass keine Hoffnung mehr bestand. Deborah wollte auf gar keinen Fall, dass Paul davon erfuhr. Blass und hektisch erklärte sie mir, es sei immer noch möglich, dass die letzte Behandlung anschlage, er müsse optimistisch bleiben. Auf keinen Fall dürfe er auf den Gedanken kommen, dass er sterben werde.

Als ich das Zimmer betrat, bot Paul einen jammervollen Anblick. Die gelbe Hautfarbe verstärkte noch den Eindruck von Zerbrechlichkeit, den sein eingefallenes Gesicht ausstrahlte. Während wir uns vorstellten, waren seine Hände unablässig damit beschäftigt, das Betttuch zusammenzuknittern und wieder glatt zu streichen. Unter genauer

Beachtung von Deborahs Vorgaben fragte ich ihn, wie er über seinen Zustand denke und wie es seiner Meinung nach weitergehen werde. Er meinte, er könne sich erholen, er müsse optimistisch bleiben. Hoffnung bis zuletzt ist wichtig für jeden von uns. Aber hatte er vielleicht manchmal Angst, dass es anders ausgehen könnte, als er denke? Darauf schwieg er lange, und dann sagte er, daran denke er oft, aber er spreche nie mit seiner Frau darüber, weil sie es nicht aushalten könne.

Ich empfand tiefe Traurigkeit für das Paar Deborah und Paul. Sie schützten sich gegenseitig so gut, dass sie sich letztlich daran hinderten, über das zu sprechen, was ihnen am meisten Angst machte. In was für einer schrecklichen Einsamkeit lebten sie beide! Er erzählte von ihrer ersten Begegnung, von ihren schönsten gemeinsamen Erinnerungen, von ihrem Wunsch, ein Kind zu bekommen, nachdem sie lange gezögert hatten. Am Ende der Unterhaltung fragte ich Paul, was er denken würde, wenn die Situation umgekehrt wäre, wenn Deborah an seiner Stelle daläge mit dem Gedanken, dass sie vielleicht sterben müsse, und sich entschlösse, nicht mit ihm darüber zu sprechen? Wenn sie eines Morgens sanft in den Tod gleiten würde und er nicht die Gelegenheit gehabt hätte, ihr zu sagen, was alles er mit ihr geteilt hatte? Er versprach, er werde darüber nachdenken.

Als ich ein paar Tage später wiederkam, schien Deborah wie verwandelt. Sie begrüßte mich auf dem Flur mit einem viel sanfteren Blick; sie hatte mehr Farbe im Gesicht, anscheinend hatte sie geschlafen. Sie sagte mir, Paul habe mit ihr gesprochen. Er habe ihr seine Angst anvertraut, dass man nichts mehr tun könne. Er fühle sich entsetzlich schuldig, dass er sie im Stich lasse, weil er so krank sei. Er klagte sich an, dass er die Zukunft nicht mit ihr teilen könne, die sie gemeinsam geplant hatten. Sie sagte ihm, nichts in ihrem Leben sei so wichtig gewesen wie ihre Beziehung zu ihm. In den folgenden Tagen hingen sie ihren schönsten Erinnerungen nach, und er sagte ihr alles, was ihm besonders viel bedeutet hatte. Oft waren es Kleinigkeiten, die sie in der Situation gar nicht bemerkt hatte. Sie sagte ihm, wie sehr sie Angst hatte und wie sehr er ihr fehlen würde, wenn er sie verlassen müsste. Und dann nahm sie ihren ganzen Mut zusammen und sagte: »Du sollst wissen, dass du gehen kannst, wenn du meinst, dass die Zeit gekommen ist.« Das war schrecklich traurig und sie weinten beide. Aber sie waren wieder *zusammen.* Paul starb ein paar Tage später und hielt dabei ihre Hand. Er starb nicht allein, aber viel hätte nicht gefehlt.

Dr. David Spiegel, der seit 30 Jahren Gesprächsgruppen für Menschen leitet, die an einer schweren Krankheit leiden, glaubt fest daran, dass Humor und Optimismus wichtig sind, um die natürlichen Abwehrkräfte des Körpers zu stärken. Aber oft erinnert er seine Patienten auch daran, dass sie sich nicht in das »Gefängnis des positiven Denkens«, wie er es nennt, einschließen lassen dürfen. Es gibt gute Gründe zu vermuten, dass die Einsamkeit, die schwer Erkrankte sich auferlegen, wenn sie mit niemanden über ihre Angst zu sterben sprechen, zur Verschlimmerung der Krankheit beiträgt.

Tatsächlich zeigen Studien, dass die Korrelation zwischen dem Gefühl von Einsamkeit und dem Sterberisiko genauso stark ist wie die zwischen dem Cholesterinspiegel oder Tabakkonsum und Sterblichkeit.[8–12] Alles, was uns an einer echten Verbindung zu anderen hindert, ist ein Schritt auf dem Weg zum Tod.

David Spiegels Worte, die er wie ein Mantra immer wieder zu seinen Patienten sagt, klangen für mich immer klüger und hilfreicher als die naive Aufforderung zu »positivem Denken«. Es ist die Haltung des Realisten: Man muss immer das Beste hoffen und auf das Schlimmste vorbereitet sein.

Die Angst, eine Last zu sein

Wir sind eher gewohnt, uns um andere zu kümmern, als dass sich andere um uns kümmern. Und wir legen großen Wert auf unsere Unabhängigkeit. Der Gedanke an ein langsamen Dahinsiechen erschreckt uns auch deshalb, weil es uns zu furchtbarer Abhängigkeit von anderen verdammt in einer Phase, in der wir ihnen nichts mehr geben können.

Doch in den letzten Tagen unseres Daseins müssen wir eine der größten Weitergabeleistungen unseres Lebens vollbringen. Bei uns allen stammen die Vorstellungen über unseren eigenen Tod normalerweise von den Beispielen, die wir beim Tod unserer Großeltern, Eltern, von Geschwistern oder engen Freunden erlebt haben. An diesen Szenen werden wir uns orientieren, wenn wir an der Reihe sind. Wenn sie uns gezeigt haben, wie man sich vorbereitet, wie man sich verabschiedet, wie man zur Ruhe kommt, werden wir uns für diese letzte Etappe unseres Lebens gewappnet fühlen. Wenn wir unserem eigenen Tod ins Auge blicken, sind wir nicht »nutzlos«, sondern werden selbst zu Pionieren und Lehrern für all jene, die uns nahestehen.

An der medizinischen Fakultät von Harvard dehnt man diesen Unterricht über den Familienkreis hinaus aus. Patienten an der Schwelle zum Tod werden gefragt, ob sie mit Studenten im ersten Jahr über das sprechen können, was sie in dieser letzten Phase erleben. Eine pensionierte Oberschullehrerin, die an einer rasch fortschreitenden Leukämie litt, hatte zugestimmt, dass mehrere Studenten sich mit ihr unterhielten. Als ihr Ehemann an ihr Bett treten wollte, wandte sie ihm die Augen zu, in denen nach dem Gespräch mit ihren jungen Besuchern noch die Tränen schwammen, und sagte zu ihm: »Entschuldige, Liebling, ich habe noch einen letzten Lehrauftrag.«[13]

Auch ich hatte das Glück, einen großen Lehrmeister gehabt zu haben: meine Großmutter. Sie war eine zurückhaltende Frau und sprach wenig über sich, aber sie war in allen Phasen der Kindheit, die mir schwierig erschienen, sehr präsent. Als junger Erwachsener besuchte ich sie am Krankenbett, und wir wussten beide, dass es ihr Totenbett war. Ich war gebannt von ihrer Schönheit und ihrer Ruhe, wie sie da lag in ihrem weißen Nachthemd, hielt ihre Hände und erzählte ihr, wie viel sie mir in meiner Kindheit und als Heranwachsender bedeutet hatte. Natürlich weinte ich auch, und ich fühlte mich ein bisschen hilflos, so in Tränen aufgelöst. Sie nahm eine Träne auf die Fingerspitze, zeigte sie mir und sagte mit sanftem Lächeln: »Weißt du, für mich sind deine Worte und deine Tränen goldene Perlen und ich werde sie mit mir tragen.« Ich wiederum trug ihr Bild mit mir, wie sie in ihren letzten Tagen gewesen war. Obwohl ihr Körper sie im Stich gelassen und sie jegliche Autonomie verloren hatte, machte sie ihren Kindern und Kindeskindern das Geschenk der Liebe, das bleibt, auch wenn man sonst nichts mehr geben kann.

Die Angst, die eigenen Kinder im Stich zu lassen

Mir scheint, von allen Ängsten die schlimmste ist die Angst einer Mutter (oder eines Vaters), die nicht mehr da sein wird, wenn ihre Kinder heranwachsen. Leslie war fünfundvierzig und hatte zwei Teenager im Alter von zwölf und dreizehn Jahren. Sie litt an einem metastasierenden Ovarialkarzinom, und nachdem die zweite Chemotherapie nicht angeschlagen hatte, gab man ihr noch eine Lebenserwartung von höchstens einem halben Jahr. Am meisten quälte sie die Angst, dass sie ihre Kinder verlassen musste. Wir versuchten die Angst in einer Therapiesitzung fassbar zu machen, in der sie sich ausmalen sollte, was das Schlimmste wäre, das nach ihrem Tod passieren könnte. Zunächst sah sie sich als Geist, der das Leben ihrer Kinder genau beobachten konnte, sie aber weder berühren noch mit ihnen sprechen konnte. Sie waren traurig und verloren, und ihr Ohnmachtsgefühl, dass sie ihnen nicht helfen konnte, zerriss einem das Herz. Bei diesen Bildern empfand Leslie einen solchen Druck auf der Brust, dass sie kaum atmen konnte. Ich schlug ihr vor, die Sitzung zu beenden, aber sie wollte weitermachen. Dann sah sie ihre Tochter, die sich für ein Cellokonzert vorbereitete; Leslie hatte sie immer zu den Konzerten begleitet. Die kleine Sophie schien ganz verzweifelt, dass sie nun allein gehen musste. Auf der Bühne saß sie mit hängenden Schultern und leerem Blick. Als Leslie sich das ausmalte, spannten sich ihre Gesichtszüge noch mehr an, und ich begann mich zu fragen, ob unsere Sitzung ihr womöglich mehr schadete als nützte. Aber genau in dem Augeblick, als ich abbrechen wollte, sah sie ein Lächeln auf den Lippen ihrer Tochter. Leslie schien ihre Gedanken hören zu können: »Mama ist nicht mehr da, aber die Erinnerung an all die Male, als sie mich begleitet hat, ist noch so stark ... Ich habe ihre Worte und ihren Zuspruch noch im Ohr ... Ich spüre ihre Stärke in meinem Rückgrat. Ich fühle ihre Liebe in meinem Herzen. Es ist, als wäre sie jetzt ganz bei mir ...« Und Leslie sah, wie ihre Tochter spielte wie niemals zuvor, voll Tiefe und Reife. Die Tränen, die nun über Leslies Wangen rannen, waren Tränen der Zuversicht. Ein Teil von ihr hatte ihr gestattet, in Frieden gehen zu können, indem er sie in ihrem tiefsten Innern hatte spüren lassen, was sie ihren Kindern bereits mitgegeben hatte. Fünf Jahre später bekam ich einen Brief von Leslie. Sie lebte immer noch, war immer noch in Behandlung. Sie hatte unsere Sitzung als einen der schwierigsten Augenblicke in ihrem Leben in Erinnerung. Aber dass sie fähig gewesen war, ihre Angst loszulassen und Zuversicht zu gewinnen, hatte sie in die Lage versetzt, weiter gegen die Krankheit anzukämpfen.

Die Angst vor dem Unvollendeten

Der Tod ist der endgültige Weggang. Und damit wir in Frieden gehen können, müssen wir Abschied nehmen. Tatsächlich ist es sehr schwierig, unerfüllte Vorhaben aufzugeben, Träume von Reisen und auch Beziehungen, die einmal wichtig waren, aber zu früh abgebrochen sind. Oft ist der beste Weg, Adieu zu sagen, ein letzter Versuch: die Gedichte zu schreiben, die wir immer schreiben wollten, die Reise zu machen, von der wir unser ganzes Leben geträumt haben – solange es noch geht. Weil es letzte Versuche sind, sehen wir ihnen, wenn sie nicht ganz gelingen, ihre Unvollkommenheiten nach. Aber am schwierigsten ist es, eine schmerzhafte Beziehung loszulassen, die unser gesamtes Leben geprägt hat.

Jennifer war sechsunddreißig und im Begriff, an einem besonders aggressiven Brustkrebs zu sterben, der auf keine Behandlung mehr ansprach. Ihr Vater hatte die Familie verlassen, als sie sechs war und ihr Bruder elf. Er lebte in Mexiko und hatte sich nie mehr bei ihnen gemeldet. Jennifer hatte lange gezögert, ob sie ihm schreiben sollte. Wie würde er reagieren? Würde er sich nach 30 Jahren Abwesenheit zu sehr schämen und deshalb nicht antworten? Würde ihm ihre Nachricht gleichgültig sein und er deshalb schweigen? Und wenn es so wäre, würde sie am Boden zerstört sein? Aber der feierliche Moment des drohenden Todes öffnet oft noch eine Tür zu den am meisten verhärteten Herzen. Jennifers Vater kam aus Mexiko. Er hatte Angst, er schämte sich, aber er kam. In dem einzigen Gespräch, das sie als Erwachsene miteinander führten, konnte sie ihm sagen, wie gern sie ihn kennengelernt hätte, wie sehr sie sich gewünscht hatte, dass er sie beschützt und sie das gelehrt hätte, was er über das Leben wusste. Sie zeigte ihm Fotos von sich, strahlende Bilder aus der Zeit vor der Krankheit, und von ihrem Sohn. Vor diesem abgemagerten Körper und dem ausgezehrten Gesicht wagte er nicht, sich zu verteidigen oder zu rechtfertigen, er hörte einfach nur zu. Zum Schluss konnte er sagen, dass es auch ihm leidtat. Dass er gehandelt hatte, wie er in der damaligen Situation hatte handeln müssen, mit all den Ängsten, die er damals empfunden hatte, und dass er wahrscheinlich heute nicht mehr so handeln würde, aber dass es nun zu spät sei. Er bat Jennifer, ihm zu vergeben. Sie starb kurz darauf ein wenig friedvoller.

Leben

Oft wird gesagt, wenn jemand aus heiterem Himmel einen Herzinfarkt erlitten hat, er habe einen »schönen Tod« gehabt. Doch ein solches Ende beraubt uns jeder Möglichkeit, uns vorzubereiten, uns auszutauschen und etwas weiterzugeben, und jeder Chance, eine unabgeschlossene Beziehung noch zu klären. Einen solchen Tod wünsche ich mir nicht.

Heute ist das Wort »Krebs« nicht mehr gleichbedeutend mit Tod. Aber es ruft den Schatten des Todes herbei. Für viele Patienten, und auch für mich war es so, ist dieser Schatten eine Gelegenheit, über das eigene Leben nachzudenken, darüber, was man noch aus dem Leben machen möchte. Es ist die Gelegenheit, von nun an in einer Weise zu leben, dass wir an dem Tag, an dem wir sterben, aufrichtig und mit Würde zurückblicken können. Dass wir an dem Tag mit einem Gefühl des Friedens Abschied nehmen können. Mir ist diese realistische Einstellung bei fast allen Menschen begegnet, die ihre Krebserkrankung viel länger überlebt haben, als es ihnen die Statistiken prophezeit hatten. »Ja, mag sein, dass ich früher sterbe als erwartet. Aber es kann auch sein, dass ich länger lebe. Auf jeden Fall lebe ich mein Leben von nun an so gut wie möglich. Das ist die beste Art, sich vorzubereiten, komme, was da wolle.«

Wie man ein Gespräch über die Möglichkeit des Sterbens anbahnt

Man darf nie jemandem ein Gespräch über die Möglichkeit des Sterbens aufzwingen, der dazu nicht bereit ist. Es ist wichtig zu erkennen, dass jemand noch nicht so weit ist, und zu einem späteren Zeitpunkt vorsichtig auf das Thema zurückzukommen.

Bei jemandem, dem man den Ernst seiner Krankheit noch vorenthalten hat, kann man die Gesprächsbereitschaft durch eine einfache Frage erkunden: »Wie verstehst du das, was die Ärzte dir sagen? Fragst du dich manchmal, ob sie wirklich alles sagen?« Auch wenn das Gegenüber beim ersten Mal »Nein« antwortet, gibt man ihm die Chance, später auf das Thema zurückzukommen.

Bei jemandem, der seine Diagnose kennt, aber nicht darüber sprechen möchte, was passieren könnte, kann man vorsichtig eine offene Frage stellen: »Manchmal überlege ich, ob du dir Gedanken machst, was sein könnte, wenn die laufende Behandlung nicht wirkt.« Wenn das Gegenüber antwortet: »Warum fragst du mich danach?«, kann man antworten: »Weil ich manchmal daran denke und vermute, dass es dir genauso geht.« Im Allgemeinen genügt das, um ein Gespräch in Gang zu bringen, das nach und nach immer offener wird und bei dem vor allem das Zuhören wichtig ist, weniger das Reden.

KAPITEL 11
DER ANTIKREBS-KÖRPER

Berühren, wie eine Mutter ihr Kind berührt

ALS LINDA FÜR EINE WOCHE Erholung ins kalifornische Commonweal Center kam, war sie ganz am Ende. Nach mehreren Operationen, einer Chemotherapie und einer Strahlentherapie hatte sie das Gefühl, dass ihr einfach nichts erspart geblieben war. »Sie haben mich aufgeschnitten, vergiftet und verbrannt«, sagte sie, und damit reduzierte sie die Behandlungen auf die besonders grausamen Seiten, deren Spuren sich in ihr Fleisch eingebrannt hatten. In einen Spiegel schaute sie nicht mehr. Wo ihre Brüste gewesen waren, hatte sie Narben, ihre Gliedmaßen waren nur noch Haut und Knochen, das Gesicht war grau: Dieser schreckliche Anblick hatte sie in die Verzweiflung getrieben.

Massagen waren ein Teil der Behandlung, aber Linda fiel es schwer, sich für eine Massage auszuziehen. War ihr Anblick nicht schrecklich? Wer würde sie schon berühren wollen? Doch bei dem gedämpften Licht, dem reinen Duft, den die ätherischen Öle verströmten, und beruhigt durch Michelles freundliches Lächeln und aufmerksamen Gesichtsausdruck war Linda schließlich bereit, sich auf den Massagetisch zu legen, bedeckt mit einem leichten Tuch, und »nur den Rücken« zu zeigen. Michelle berührte zuerst nur ihren Kopf und massierte ihr leicht Schädel und Schläfen. Linda entspannte sich. Nach und nach fasste sie so viel Zutrauen, dass sie sich umdrehte und ihren Oberkörper zeigte. Michelle setzte eine Hand, sanft, stark und beruhigend, über ihrem Herzen auf, auf die Narbe an der Stelle, wo einmal Lindas linke Brust gewesen war. Und dort ließ sie die Hand einige Minuten bewegungslos liegen, konzentriert und präsent. Linda spürte diese beruhigende Hand und etwas in ihr regte sich. Erst unmerklich, dann mit immer größerer Gewalt stieg ein gewaltiges Schluchzen tief aus ihren Eingeweiden auf. Daraufhin ergriff Linda Michelles Hand, wie ein Kind nach der Hand der Mutter greift, wenn es nicht will, dass sie weggeht.

Überwältigt von der Einsamkeit in den langen Monaten der Behandlung, überkam sie wieder die Angst, die sie so lange hatte in Schach halten müssen. Doch jetzt mischte sich eine tiefe Zuneigung zu ihrem ausgezehrten, gemarterten Körper darunter, der so tapfer standgehalten hatte. Michelle hatte sich nicht bewegt, hatte nichts gesagt. Und genauso geheimnisvoll, wie das Schluchzen aufgestiegen war, verschwand es wieder. Stattdessen verspürte Linda eine große Ruhe und eine Wärme in ihrer Brust, die sie begrüßte wie die Sonne nach einem Unwetter. Michelle sagte kaum etwas, nur: »Ihr Gesicht hat Farbe bekommen, Sie haben jetzt rosige Wangen.« Am Ende der Behandlung hielten sich die beiden Frauen eine Minute in den Armen, bevor sie sich verabschiedeten.

Michael Lerner und Dr. Rachel Naomi Remen, die gemeinsam das Commonweal Center leiten, messen der Massage große Bedeutung zu und haben sie fest in ihr Programm integriert. »Berühren«, erklärt Dr. Remen, »ist eine sehr alte Form des Heilens. Berühren, wie eine Mutter ihr Kind berührt, denn durch die Berührung sagt die Mutter: ›Lebe‹. An der Berührung ist etwas, das unseren Lebenswillen stärkt. Heilen heißt, den Lebenswillen in einem anderen Menschen zu wecken. Es geht nicht so sehr darum, etwas zu tun, sondern die andere Person wissen zu lassen, dass ihr Schmerz und ihr Leiden und ihre Angst zählen. Dass sie wirklich zählen.«

Auf Neugeborenenintensivstationen, die frühgeborene Kinder versorgen, hat man in den Achtzigerjahren erkannt, wie wichtig Berührung zur Förderung des Lebens ist.[1] Trotz idealer physischer Bedingungen – geregelte Temperatur, ultraviolettes Licht, optimale Versorgung mit Flüssigkeit und Sauerstoff, in Millilitern abgemessene

Nahrungsmengen, Keimfreiheit – kam es oft vor, dass die kleinen, zerbrechlichen Wesen nicht gediehen. Menschlicher Körperkontakt war nicht Bestandteil des Behandlungsplans, was hauptsächlich damit zusammenhing, dass man Krankenschwestern und Eltern instruiert hatte, die Säuglinge nicht anzufassen. Eine einzelne Nachtschwester veränderte alles. Sie hatte dem einsamen Weinen einfach nicht widerstehen können und stellte fest, dass ihre winzig kleinen Patienten sich rasch beruhigten, wenn sie ihnen sanft den Rücken streichelte. Und ohne dass jemand zunächst den Zusammenhang erkannte, fingen diese Kinder an zu wachsen.

An der Duke University haben Professor Saul Schanberg und sein Team die biologische Grundlage dieses Phänomens mit einer Reihe von Experimenten an Rattenbabys aufgedeckt, die bei der Geburt von ihren Müttern getrennt wurden. Die Forscher wiesen nach, dass sich die Zellen des Organismus ohne Körperkontakt buchstäblich weigern, sich zu teilen und zu wachsen. In jeder Zelle war der Teil des Genoms, der für die Produktion der für das Wachstum erforderlichen Enzyme zuständig ist, nicht mehr wirksam, und der gesamte Organismus fiel in eine Art Winterschlaf. Strich man aber mit einem feuchten Pinsel über den Rücken eines Rattenjungen und imitierte so das Verhalten der Rattenmutter, die mit Lecken auf die Rufe ihrer Kleinen reagiert, setzte die Enzymproduktion und damit das Wachstum sofort wieder ein.[2] Aus diesem Experiment können wir folgern, dass nach aller Wahrscheinlichkeit körperliche Zuwendung wie eine Massage, die wohltuend sein soll, die Lebenskraft beim Erwachsenen stimuliert, und zwar nicht nur auf emotionaler, sondern auch auf biologischer Ebene, bis in jede einzelne Zelle hinein.

Wie im Falle von Linda fördert Berührung auch die Versöhnung mit dem eigenen geschundenen Körper. Der Körper beantwortet auf seine Weise die implizite physische Botschaft, die ihm vermittelt, dass er »zählt«, dass er akzeptiert wird und immer noch einen Platz unter den Menschen hat. An der medizinischen Fakultät der University of Miami leitet die Wissenschaftlerin Tiffany Field ein Forschungsinstitut, das die Wirkung von Massage untersucht. Sie arbeitet mit dem Labor von Dr. Schanberg zusammen, und gemeinsam haben sie gezeigt, dass drei 30-minütige Massagebehandlungen pro Woche bei Brustkrebspatientinnen die Produktion von Stresshormonen verminderten und die Zahl der NK-Zellen erhöhten.[3,4] Auch die Stimmung dieser Frauen war besser, und von der ersten Behandlung an hatten sie weniger körperliche Schmerzen – ein bestens bekannter Effekt von Massage.[5]

Der Körper in Bewegung

Es gibt viele verschiedene Wege, um unserem Körper zu signalisieren, dass er zählt, geliebt und respektiert wird, und ihn dazu zu bringen, dass er seinen Lebenswillen spürt. Der beste Weg ist, ihn das tun zu lassen, wofür er gemacht ist: Bewegung und körperliche Betätigung. Zahlreiche Studien haben ergeben, dass die Regulations- und Abwehrmechanismen des Körpers, die bei der Bekämpfung einer Krebserkrankung wirksam werden, direkt durch körperliche Aktivität angeregt werden können.

Jacqueline war vierundfünfzig, als bei ihr eine seltene Form von Eileiterkrebs diagnostiziert wurde. Mehrere enge Verwandte waren an Krebs gestorben, und sie hatte immer damit gerechnet, dass es eines Tages auch sie treffen würde. Ihr Arzt sagte ihr ganz offen, dass ihre Überlebenschancen gering seien, aber man werde jede mögliche Behandlung versuchen … Sie wurde operiert, und danach kamen sechs Monate Chemotherapie, um das Risiko von Metastasen so weit wie möglich zu begrenzen. Aber dabei ließ es ihr Onkologe nicht bewenden; er hatte noch ein paar originelle Ideen.

Dr. Thierry Bouillet ist nicht nur Ärztlicher Direktor des Instituts für Strahlentherapie am Klinikum Avicenne der Universität Paris, sondern auch Träger eines schwarzen Gürtels in Karate und war lange Jahre der betreuende Arzt der französische Karate-Nationalmannschaft. Als Experte für Sportmedizin hatten ihn natürlich die vielen neuen Studien aufhorchen lassen, die zeigen, dass körperlich überdurchschnittlich aktive Patienten seltener an Krebs erkranken und vor allem im Vergleich zu anderen Krebspatienten signifikant seltener Rezidive erleiden.[6–20]

Dr. Bouillet hatte selbst Patienten betreut, bei denen regelmäßige Bewegung anscheinend eine große Rolle im Heilungsprozess gespielt hatte. Besonders lebhaft erinnerte er sich an einen 39-jährigen Piloten, einen ehemaligen Marathonläufer, der ein metastasierendes Lungenkarzinom entwickelt hatte. Obwohl seine Überlebensprognose bei maximal zwei Jahren lag, wollte er bis zum Ende seinen Körper in Form halten. Nach der Entfernung des rechten Lungenflügels und einer anschließenden aggressiven Chemotherapie begann er wieder zu laufen, sobald er dazu in der Lage war. Er schaffte zunächst nicht mehr als 200 Meter, doch nach und nach gelang es ihm, die respiratorische Kapazität des verbliebenen Lungenflügels so weit zu steigern, dass er wieder Halbmarathon laufen konnte. Aber das Beeindruckendste: Sieben Jahre nach der Diagnose lebte er noch.

Dr. Bouillet kannte auch die verschiedenen Mechanismen, wie Bewegung die gesamte Physiologie verändert. Zunächst reduziert sie die Menge des Fettgewebes, wo krebserregende Schadstoffe bevorzugt gespeichert werden – bei Menschen genau wie bei Eisbären (siehe Kapitel 6). Professor Devra Lee Davis, die an der University of Pittsburgh das Forschungszentrum »Krebs und Umwelt« leitet, bezeichnet unsere Fettdepots als die »Giftmüllhalde« des menschlichen Körpers. Für sie ist jede Form der körperlichen Aktivität, die geeignet ist, das Fett zu reduzieren und damit die Schadstoffdepots, die wichtigste Methode zur »Entgiftung« des Körpers.

Körperliche Aktivität verändert außerdem das hormonale Gleichgewicht. Sie reduziert den Überschuss an Östrogen und Testosteron, die das Wachstum von Krebszellen anregen (besonders bei Brustkrebs, Krebs der Prostata, der Eierstöcke, der Gebärmutter und der Hoden).[21] Sie senkt auch den Zuckerspiegel im Blut und damit die Ausschüttung von Insulin und IGF (siehe Kapitel 6), die eine so dramatische Rolle bei Entzündungsprozessen im Gewebe spielen und damit zu Wachstum und Ausbreitung von Tumoren beitragen.[15, 22–23] Bewegung wirkt sogar direkt auf die Cytokine, die für Entzündungen verantwortlich sind, und sorgt dafür, dass ihr Spiegel im Blut sinkt.[24] Und schließlich hat Bewegung genau wie Meditieren einen direkten Effekt auf das Immunsystem: Anscheinend schützt sie vor Stress durch schlechte Nachrichten.

Professor Arthur LaPerrière von der Universität Miami hat den schützenden Effekt von Sport bei Stress untersucht. Er hat dafür eine der schlimmsten Situationen ausgewählt, in die jemand geraten kann: die Konfrontation mit der Diagnose, HIV-positiv zu sein. Zu dem Zeitpunkt, als er seine Untersuchung durchführte – lange vor der Entdeckung der antiretrovialen Kombinationstherapie –, kam die Diagnose einem Todesurteil gleich. Jeder musste für sich sehen, wie er seelisch damit fertig wurde. Bei den meisten Patienten fiel nach der Eröffnung, welches Schicksal ihnen bevorstand, die Zahl der NK-Zellen rasch ab. Diese Reaktion beobachtete man nicht bei einer Gruppe zufällig ausgewählter Patienten, die zum Zeitpunkt der Diagnose seit einem Monat regelmäßig Sport trieben (45 Minuten Rad fahren in einem Fitnessstudio, dreimal pro Woche).[25] Nach einer weiteren Untersuchung an derselben Gruppe war die Wirkung von Sport auf die Immunparameter (Anstieg der CD4-Zellen) vergleichbar mit der Wirkung des Aids-Medikaments AZT.[26]

Diese Studien berücksichtigte Dr. Bouillet bei der Planung von Jacquelines Behandlung. Er wusste, dass seine Patientin zusammenzucken würde, wenn sie seine Empfehlung hörte, und er wusste auch, dass ein Teil seiner Kollegen ganz und gar nicht daran »glaubte«. Aber die wissenschaftlichen Daten erschienen ihm zwingend: »Jacqueline, es wird vielleicht ein bisschen hart, aber wenn Sie mit der Chemotherapie beginnen, müssen Sie auch Sport treiben.« Dr. Bouillet empfahl ein Karatestudio, das sich auf die Betreuung von Krebspatienten spezialisiert hatte.* Jacqueline fand den Gedanken seltsam. Sie hatte in der Vergangenheit Gymnastik gemacht, wäre aber nie auf die

Idee gekommen, eine Kampfsportart zu betreiben, und sie hatte auch keine Lust, in eine Gruppe zu gehen, die ausschließlich aus Krebspatienten bestand. Das war so ziemlich das Letzte, was sie in ihrer freien Zeit tun wollte.

Die Energie des Kampfes

Bei ihrem ersten Besuch in dem Dojo am Stadtrand von Paris staunte Jacqueline, wie jung die Leute in den weißen Kimonos waren, die sie lächelnd begrüßten. Etliche waren höchstens vierzig. Von einer Frau abgesehen, deren kahler Schädel von einer Chemotherapie zeugte, erinnerte nichts in ihrem Aussehen und Verhalten an Krankheit. Schlagartig wurde Jacqueline klar, dass auch in *ihrem* Aussehen nichts an Krankheit denken ließ. Das war beruhigend. Vor Beginn des Trainings knieten nach japanischem Brauch alle Schüler in einer Reihe mit dem Gesicht zum Lehrer nieder, und dann begrüßten sie mit einer Verbeugung des Oberkörpers die Aufgabe, die sie gemeinsam vor sich hatten: einen Akt des Respekts vor dem eigenen Körper vollziehen im Kontakt mit der eigenen Lebenskraft. Jacqueline spürte, wie sich ihr die Kehle zuschnürte angesichts der heiteren Entschlossenheit dieser Menschen, die alle gelitten hatten wie sie, alle beschlossen hatten zu kämpfen wie sie, alle voller Hoffnung waren wie sie. In diesem Augenblick wusste sie, dass es richtig gewesen war, an diesen Ort zu kommen.

Der junge Meister – ein ehemaliger Europameister im Einzelkampf und Weltmeister im Mannschaftswettbewerb – erhob sich und wies sie darauf hin, dass sie vorgebeugt stand, den Blick zu Boden gerichtet. Jacqueline schaute in den Spiegel und sah, dass er recht hatte: Seit ihren beiden Operationen wirkte sie tatsächlich wie eine »alte

* Es handelt sich um den Verein CAMI (Cancer, Arts Martiaux et Information; Krebs, Kampfsport und Information), der in der näheren Umgebung von Paris aktiv ist und von dem ehemaligen Karate-Europameister Jean-Marc Descotes geleitet wird.

Frau«. Auch innerlich fühlte sie sich alt geworden. Der Meister stellte sich neben sie und führte ihr die Schlagbewegungen vor, erst langsam, dann in voller Geschwindigkeit: knapp, stark und kräftig. Dazu stieß er den traditionellen Schrei aus, den Kiai, der tief aus dem Körper aufsteigt. Jacqueline lächelte – das war nichts für sie. Sie hatte noch nie in ihrem Leben gekämpft, hatte nicht einmal »Nein« zu ihrer Familie gesagt oder zu Freunden, die sie reichlich ausgenutzt hatten. Eine Karateka war sie ganz gewiss nicht. Aber seit Beginn der Behandlung begleitete sie Dr. Bouillets Stimme und machte ihr Mut. Er hatte gesagt: »Sie werden sehen, es ist großartig.« Da alles, was er ihr prophezeit hatte, eingetroffen war, beschloss sie, ihren Körper in Bewegung zu bringen, und sie führte den imaginären Schlag mit einem zaghaften Laut. Obwohl er kaum zu hören war, bedeutete er für sie bereits einen gewaltigen Schritt.

Am Ende der ersten Trainingseinheit war sie in Schweiß gebadet. Sie hatte ihren Körper gedehnt und gebogen auf Arten, von denen sie nicht einmal gewusst hatte, dass sie überhaupt möglich waren. Sie hatte mit Händen und Füßen durch die Luft geschlagen. Sie hatte geschrien. Und sie hatte ihre Kraft gespürt. Jacqueline war total erstaunt über das, was sich da abgespielt hatte, über die Energie, die sie tief in ihrem Körper entdeckt und deren Vorhandensein sie nie vermutet hätte. Dank dieser körperlich anstrengenden Lektion fühlte sie sich aufgemuntert.

Während der sechs Zyklen Chemotherapie, die sie absolvieren musste, ging sie mit penibler Gewissenhaftigkeit zweimal pro Woche zum Training. Manchmal war sie so erschöpft, dass ihr Todesgedanken kamen. Auf dem Weg zum Karatestudio war ihr in der Metro oft übel oder sie konnte sich kaum auf den Beinen halten. An solchen Tagen fragte sie sich, wie sie es bis dahin schaffen sollte. Aber sie gab nicht auf. Heute weiß sie, dass die Freunde, die sie im Studio fand, ihr Kraft gaben. Wenn Zweifel an ihr nagten, erinnerte sie der Anblick dieser Menschen, von denen sie wusste, dass die Krankheit genauso schwer auf ihnen lastete, und die sich dennoch so kraftvoll bewegten, daran, dass auch sie noch lebendig war. Ihren Körper in Bewegung zu bringen, den Schrei auszustoßen, der tief aus ihrem Innern gekommen war – gegen ihre Krankheit, gegen alles, was sie durchmachte –, stellte ihre körperliche Stärke wieder her. In ihren Karatestunden kämpfte sie wieder und wieder gegen ihre Feinde, all die unsichtbaren Feinde, die versucht hatten, ihr das Leben zu stehlen. Zuletzt war sie nach jeder Stunde weniger müde als davor.

Viele Patienten berichten, dass in bestimmten Phasen der Chemotherapie die Erschöpfung so groß war, dass sie sich in den zwei Wochen nach der Injektion der Chemikalien, die zugleich heilen und vergiften, gerade noch vom Bett zum Sofa schleppen konnten. Die krebsbedingte Müdigkeit gehört zusammen mit der Erschöpfung durch die Behandlungen zu den deprimierendsten Seiten der Erkrankung. 90 Prozent der Patienten sind davon betroffen, und der Zustand dauert oft noch Jahre an, wenn die Behandlungen längst abgeschlossen sind. Ausruhen hilft nicht und Schlaf auch nicht. Der ganze Körper fühlt sich an wie mit einer Hülle aus Blei umgeben.

Vor 40 Jahren sagte man Herzkranken noch, ihre Erschöpfung rühre von der Schwäche ihres Herzens her. Man erklärte ihnen, sie seien künftig »Herzkrüppel«. Man verordnete ihnen komplette Ruhe, aber das änderte nichts an ihrer Erschöpfung, und ihre Stimmung besserte sich schon gar nicht. Heute sagt man Herzpatienten, sie sollten so rasch wie möglich mit Bewegung beginnen. Die Onkologie steht noch ganz am Anfang des gleichen Umdenkprozesses und erst sehr wenige Patienten bekommen solche Ratschläge. Wie Dr. Amit Sood von der amerikanischen Mayo-Klinik sagt, wissen wir heute, dass körperliches Training eine der besten Methoden gegen die Erschöpfung ist, die mit der Krankheit oder ihrer Behandlung einhergeht.[27]

Jacqueline ist beim Karate geblieben. Viereinhalb Jahre nach der Erstdiagnose konnte ihr Onkologe ihr sagen, dass sie die Krankheit überwunden hat. Ihre Form von Krebs so lange zu überleben ist sehr selten, und es bedeutete, dass die Krankheit tatsächlich weg war. Aber Jacqueline hatte Geschmack an ihrem neuen Verhältnis zu ihrem

Achtung: Bestimmte Sportarten können gefährlich sein
Manche Krebsarten können Teile des Körpers angreifen, was bestimmte Sportarten gefährlich macht (Armbewegungen nach Operationen in der Achselhöhle, Joggen bei Menschen mit Knochenmetastasen usw.). Patienten müssen unbedingt mit ihrem Onkologen sprechen, bevor sie sich für eine Sportart entscheiden, denn sie muss zu ihrem Zustand passen.

Körper und ihrem Leben gefunden, daran, wie sie in jeder Trainingsstunde ihren Körper wiederentdeckte, wie sie spürte, dass sie ihn unter Kontrolle hatte und Energie tief in ihrem Innern mobilisieren konnte. Für sie wurde daraus ein Weg, die Krankheit in Schach zu halten. Zweimal pro Woche nimmt sie in ihrem weißen Kimono die Kampfposition ein. Sie hält sich aufrecht, den Blick fest geradeaus gerichtet. Sie hört sich entschlossen zum Gespenst ihres Krebses sagen: »Tragen wir die Sache aus« – nur für den Fall, dass ihm in den Sinn kommen sollte, wiederzukehren.

Jacqueline hat recht, dass sie weitermacht. Heute haben wir allen Grund anzunehmen, dass regelmäßige Bewegung die Rückfallgefahr signifikant verringert. Im Hinblick auf Brustkrebs hat die Wissenschaftlerin Wendy Demark-Wahnerfried von der Duke-Universität in einem Leitartikel für die größte internationale Onkologie-Zeitschrift, das *Journal of Clinical Oncology*, ausgeführt, das Risiko vermindere sich in einer Größenordnung von 50 bis 60 Prozent. Das ist ein so eindrucksvoller Effekt, dass sie nicht zögert, ihn mit der Wirkung einer Behandlung mit Herceptin (bei HER-2 positiven Brusttumoren) zu vergleichen, einem revolutionären Medikament, das 2005 als »großer Fortschritt« und »Durchbruch bei der Überwindung von Leiden und Tod durch Krebs«* gefeiert wurde. Anders als

* Die Einschätzung von Dr. Andrew C. von Eschenbach, Direktor des Nationalen Krebsinstituts der Vereinigten Staaten.[28]

bei pharmakologischen Anti-Hormontherapien ist der protektive Effekt von Bewegung nicht auf östrogenabhängigen Brustkrebs beschränkt.

Zwei Studien, eine von der Mayo-Klinik, die andere von der University of North Carolina, zeigen ähnliche Effekte von Bewegung auch bei nicht östrogenabhängigem Brustkrebs.[14, 18] Und Bewegung kann noch mehr als Herceptin; sie hilft Patienten mit ganz unterschiedlichen Arten von Krebs. Eine vergleichbare Schutzwirkung wurde auch bei Rezidiven und der Verschlimmerung von Prostatakrebs nachgewiesen (um bis zu 70 Prozent vermindertes Sterblichkeitsrisiko bei Männern über fünfundsechzig) und bei Krebs des Dickdarms und Enddarms.* Protektive Effekte sind auch für Krebs der Eierstöcke, der Gebärmutter, der Hoden und der Lunge dokumentiert.[7–20]

Ein Stimmungsaufheller

»Das schaffe ich nie … Es ist sowieso sinnlos, es zu versuchen … Es wird nicht helfen … Ich habe nie Glück … Ich bin schuld daran … Ich lasse alle im Stich durch meine Krankheit … Andere überwinden so etwas vielleicht, aber ich habe nicht genug Energie, Kraft, Mut, Willen«: Krebs geht oft mit düsteren, negativen Gedanken einher, mit denen der Patient sich und andere herabsetzt. Diese Gedanken kommen so automatisch, dass es schwierig ist zu unterscheiden, inwieweit sie eher Ausdruck der Krankheit als einer objektiven Wahrheit sind.

Seit den Sechzigerjahren und den bemerkenswerten Arbeiten des Psychoanalytikers Aaron Beck aus Philadelphia, des Begründers der kognitiven Therapie, wissen wir, dass allein die Tatsache, diese Aus-

* Allerdings erfordern positive Wirkungen bei Dickdarmkrebs ein höheres Maß an körperlicher Aktivität (mindestens eine Stunde strammes Gehen fünf- bis sechsmal pro Woche) und bei Prostatakrebs noch mehr (drei bis fünf Stunden »Ausdauersport« wie Joggen, Tennis im Einzel, Fahrrad fahren, Schwimmen usw.)

sagen dauernd zu wiederholen, die Depression unterhält. Umgekehrt hat Beck gezeigt, dass es Patienten auf den Weg zu einem besseren seelischen Gleichgewicht bringt, wenn sie gezielt aufhören, solche Sätze zu sagen oder zu denken.[29] Ein Vorteil von Ausdauersport ist, dass er hilft, zumindest zeitweilig die Grübeleien zu unterbrechen. Dunkle Gedanken tauchen nur selten spontan beim Training auf, und wenn sie auftauchen, lassen sie sich im Fluss der körperlichen Bewegung verscheuchen, einfach indem man die Aufmerksamkeit auf das Atmen konzentriert oder auf den Kontakt der Füße zum Boden oder auf das Gefühl, ganz aufgerichtet zu sein.

Jogger berichten beispielsweise, dass sie nach 20 bis 30 Minuten Laufen in einen Zustand kommen, wo spontan positive, sogar kreative Gedanken auftauchen. Sie sind sich ihrer selbst weniger bewusst und überlassen sich dem Rhythmus der Bewegung, der sie hält und trägt. Das ist das sogenannte »Runner's High«, das Hochgefühl des Läufers, das sich nach einigen Wochen Training einstellt. Obwohl es nur eine milde Euphorie ist, kann es süchtig machen, und manche Läufer können nicht einen einzigen Tag auf ihre üblichen 20 Minuten verzichten. Zahlreichen Studien zufolge ist das Hochgefühl des Läufers ein Beispiel für die stimmungsaufhellende Wirkung von Bewegung. Die Wirkung ist so ausgeprägt, dass das britische Gesundheitsministerium mittlerweile Bewegung gleichrangig mit chemischen Antidepressiva als Mittel für die erste Intervention bei Depressionen empfiehlt.[30]

Schlüssel zum Erfolg

Ein paar einfache Tipps erleichtern den Schritt zu diesem neuen Verhältnis zum eigenen Körper.

Fangen Sie langsam an. Wenn Anfänger stolz mit ihren neuen Laufschuhen aus dem Sportgeschäft kommen, machen sie gern den Fehler, zu schnell und zu lange laufen zu wollen. Es gibt keine »magische« Geschwindigkeit und Streckenlänge, die für alle gilt. Wie Mihaly Csikszentmihalyi, der Begründer der »Flow-Theorie«, überzeugend gezeigt hat, gelangen wir dann in den mental und physisch optimalen »Flow«-Zustand, wenn wir über längere Zeit an unsere Leistungsgrenze gehen.[31] *An die Grenze,* nicht darüber hinaus. Für jemanden, der gerade mit dem Laufen anfängt, heißt das demnach, dass er kurze Strecken mit kleinen Schritten laufen soll. Später wird es bedeuten, schneller und länger zu laufen, damit man den »Flow«-Zustand erreicht, aber das braucht Zeit. Für das Joggen wird üblicherweise ein Tempo empfohlen, bei dem man noch reden kann, aber nicht mehr singen. Eine gute Orientierungshilfe ist, dass Sie sich nach dem Laufen *weniger* müde fühlen als vorher, nicht umgekehrt.

Betreiben Sie Ihren Sport immer und überall. Zunächst einmal ist es wichtig zu wissen, dass es nicht viel sein muss, und dann ist es wichtig, eine feste Gewohnheit daraus zu machen. Es kommt darauf an, *regelmäßig* etwas zu tun. Untersuchungen zu Brustkrebs zeigen, dass 20 bis 50 Minuten Gehen in normalem Tempo sechsmal pro Woche bereits deutlich präventiv gegen Rückfälle wirkt. Dafür müssen Sie keine Joggingkleidung anziehen. Auch der Weg zur Metro, zum Büro oder bei den täglichen Einkäufen zählt. Es ist viel besser, *ein bisschen* regelmäßige Bewegung in den Alltag einzubauen, als dass Sie sich einmal in einem Fitnessstudio bis zur Erschöpfung auspowern und dann nie wieder hingehen. Einige Patienten, mit denen ich zu tun hatte, haben ihr Auto gegen ein Fahrrad getauscht; das habe ich auch gemacht. In Paris brauche ich genauso viel Zeit, wenn ich mit dem Fahrrad unterwegs bin, wie mit der Metro, aber ich bin draußen und spüre, dass mein Körper lebendig ist. Abends habe ich dann nicht 50 Minuten meines Lebens in einer U-Bahn verbracht, sondern mit Bewegung, und sie kamen mir vor wie Urlaub.

Fangen Sie mit leichter Bewegung an. Bewegungsformen wie Yoga und Tai-Chi, die den Körper sanft stimulieren, können von beinahe allen Krebspatienten ausgeübt werden, unabhängig von ihrer Verfassung. Es gibt keine Studie, die darauf hindeutet, dass sie genauso wirksam sind wie kraftvollere Bewegungsarten, aber sie ermöglichen, in intensivem Kontakt mit dem Körper und seinen Energien zu bleiben. Sie helfen auch hervorragend, die Atmung zu vertiefen und zu harmonisieren, und fördern damit die Herzkohärenz. Und etlichen Studien ist zu entnehmen, dass sie die Stimmung aufhellen.[32–37]

Gehen Sie in eine Gruppe. Die Unterstützung und Ermutigung durch andere oder einfach das Mitmachen in einer Gruppe, die eine bestimmte Bewegungsart betreibt, helfen uns sehr dabei, ein Programm durchzuhalten, und sei es, weil das Gemeinschaftsgefühl uns motiviert, wenn es regnet, wenn noch so viel anderes zu tun ist oder im Fernsehen ein schöner Film läuft. Wer in einer Gruppe trainiert, hält sich besser an das Gebot der Regelmäßigkeit, das für den Erfolg so entscheidend wichtig ist.

Es soll Spass machen. Sie müssen eine Bewegungsart finden, die Ihnen Spaß macht. Je unterhaltsamer das Training ist, desto leichter ist es dabeizubleiben. In vielen Firmen gibt es eine Fußballmannschaft oder eine Laufgruppe, die sich dreimal pro Woche am Feierabend für eine Stunde trifft. Es kann auch Volleyball sein oder Handball, Hauptsache, man spielt regelmäßig (und Sie stehen nicht jedes Mal im Tor). Wenn Sie lieber schwimmen und das Laufen überhaupt nicht mögen, dann zwingen Sie sich nicht zum Joggen. Sie würden nicht dabeibleiben.

Tauchen Sie in einen Film ein. Ein Tipp, der sich bei etlichen Patienten als hilfreich erwiesen hat und von dem ich auch profitiert habe, ist, das Training am Fahrradergometer, Crosstrainer oder Laufband zu Hause mithilfe eines DVD-Players unterhaltsamer zu gestalten. Sie brauchen nur beim Training einen Actionfilm einzulegen und sich strikt an die Regel zu halten, dass Sie den Film nur so lange anschauen, wie Sie trainieren. Diese Methode hat mehrere Vorteile: Erstens haben Actionfilme wie Tanzmusik die Wirkung, dass sie uns körperlich aktivieren und uns Lust auf Bewegung machen. Zweitens zieht einen ein guter Film in seinen Bann, und man vergisst die Zeit. Die übliche 20-Minuten-Einheit ist vorbei, bevor man überhaupt auf die Uhr geschaut hat. Und wenn Sie sich an die Regel halten und den Film nach Ende des Trainings stoppen, sorgt die Spannung dafür, dass Sie am nächsten Tag weitermachen wollen – schließlich wollen Sie wissen, wie er ausgeht.

AUF DIE RICHTIGE DOSIS KOMMT ES AN. Untersuchungen zeigen, dass Bewegung dem Körper beim Kampf gegen den Krebs hilft, aber die richtige Dosis ist nicht bei allen Krebsarten die gleiche. Die Dosis errechnet sich in Einheiten, die MET* heißen. Bei Brustkrebs scheinen drei bis fünf Stunden Gehen pro Woche in normalem Tempo einen messbaren Effekt zu haben (das sind 9 MET pro Woche). Bei Dickdarm- und Enddarmkrebs ist doppelt so viel (18 MET pro Woche) erforderlich, um eine vergleichbare Wirkung zu erzielen. Das bedeutet, entweder doppelt so lang oder doppelt so oft zu gehen oder anstelle des Gehens Bewegungsformen zu wählen, die anstrengender sind (zum Beispiel ergibt Rad fahren in einer Geschwindigkeit, die anstrengt, fast doppelt so viele MET wie Gehen, vgl. Tabelle S. 300.). 18 MET pro Woche erreicht man auch mit zwei Einheiten Karate pro Woche, wie es die Patienten von Dr. Bouillet praktizieren. Und schließlich sind 30 MET pro Woche erforderlich, um bei Prostatakrebs eine Wirkung zu erreichen, das entspricht 3 Stunden Jogging verteilt auf die Woche (zum Beispiel 6 Einheiten zu 30 Minuten).

* Ein MET (= Metabolic Equivalent, metabolisches Äquivalent) ist definiert als die Energie, die bei stillem Dasitzen verbraucht wird. Für den durchschnittlichen Erwachsenen ist das rund eine Kalorie pro Kilogramm Körpergewicht in der Stunde. Ein Mann mit 80 Kilo Körpergewicht verbraucht demnach etwa 80 Kalorien pro Stunde Sitzen oder Schlafen. Eine Aktivität von 5 MET verbrennt fünfmal so viel Energie.

Meine Chemotherapie erstreckte sich über 13 Monate. Alle vier Wochen musste ich über fünf Tage hinweg täglich eine Dosis des Medikaments einnehmen. Glücklicherweise war es wohl ein weniger aggressives Produkt als viele andere. Vielleicht auch dank all dessen, was ich parallel und ergänzend zu meiner Behandlung tat, konnte ich fast bis zum Ende weiterarbeiten. Meine Kollegen waren so großzügig und organisierten unsere Arbeit so, dass ich nicht vor Mittag kommen musste. Ich blieb zwar oft bis 20 Uhr im Krankenhaus, aber meine Tage waren doch deutlich leichter. Nachts schlief ich in einem eigenen Zimmer in unserem Haus, zusammen mit unserem Hund Mischka, einem weißen Schäferhund mit haselnussbraunen Augen. Wenn ich mit Übelkeit aufwachte und manchmal die Angst in meinen Eingeweiden rumorte, kam er herbei, legte den Kopf auf meine Knie, und ich streichelte ihn sanft, bis es mir besser ging. Morgens meditierte er mit mir zusammen (meditieren Hunde nicht dauernd, so mühelos, wie sie mit dem Hier und Jetzt verbunden sind?). Dann streckte er sich mit halb geschlossenen Augen, als wäre ihm Yoga angeboren, und schaute mich an, den Kopf zur Seite geneigt, in Richtung der Straße. Das hieß, dass es für uns beide an der Zeit war zu laufen.

In dem Jahr liefen wir, glaube ich, jeden Morgen und immer 20 Minuten. Im Schnee, eingepackt in mehrere Lagen Fleece und mit Ohrenschützern, im Regen mit Regenjacke, in der Frühlingssonne im T-Shirt, in der schwülen Sommerhitze an der amerikanischen Ostküste mit Stirnband, damit der Schweiß nicht in die Augen rann. Wenn ich nicht für mich lief, lief ich für ihn. Wir hatten das gleiche Tempo, aber er zog mich vorwärts. Ich spürte die Gewalt des Medikaments in meinem Körper, das meinen Herzschlag beschleunigte und mir Energie raubte. Aber jeder Schritt weiter, jeder Atemzug gab mir das Gefühl, dass ich die Oberhand über meine Krankheit gewann. Ich glaubte, dass ich die heilende Kraft des Medikaments durch meine Zellen zirkulieren lassen und seine Giftigkeit unterdrücken konnte. Ich hatte das Gefühl, dass wir zusammenarbeiteten: das Medikament, mein Körper und ich.

Es war ein großes Glück, einen Hund zu besitzen. Nicht jeder findet so leicht den Weg zu der Bewegungsform, die am besten zu ihm passt. Auch für jene, die von dem Prinzip restlos überzeugt sind, ist nichts so schwierig, wie regelmäßige Bewegung in den Alltag einzubauen. Und noch schwieriger ist es, wenn man von der Krankheit oder den Behandlungen erschöpft ist. Aber Bewegung gehört zweifellos zu den wichtigsten Dingen, die wir tun können, um uns selbst zu helfen. Letztlich geht es um nicht mehr und nicht weniger als um die Entscheidung, der Krankheit nachzugeben oder die Lebensenergie zu stärken.

Energieverbrauch bei verschiedenen Aktivitäten, gemessen in MET pro Stunde[38]

Aktivität	MET	
Dasitzen und fernsehen	1,0	Aktivitäten des täglichen Lebens
Dasitzen und nähen	1,5	
Zur Bushaltestelle gehen	2,5	
Auto einladen/ausladen	3,0	
Den Müll hinausbringen	3,0	
Mit dem Hund spazieren gehen	3,0	
Hausarbeit, mittlere Anstrengung	3.5	
Staubsaugen	3.5	
Laub vom Rasen rechen	4,0	
Gartenarbeit (ohne Hochheben)	4.4	
Rasen mähen (elektrischer Mäher)	4.5	
Klavier spielen	2,3	Sanft (weniger als 3 MET/h)
Kanu fahren (als Freizeitsport)	2,5	
Golf (mit Wagen)	2,5	
Gehen (langsam, 3 km/h)	2,5	
Tanzen (langsam)	2,9	
Gehen (zügig, 5 km/h)	3.3	Mäßig (3 bis 5 MET/h)
Fahrrad fahren (langsam)	3.5	
Gymnastik (ohne Gewichte)	4,0	
Golf (ohne Wagen)	4.4	
Schwimmen (langsam)	4.5	
Walken (6,5 km/h)	4.5	
Holz hacken	4.9	
Tennis (als Doppel)	5	Anstrengend (5 bis 12 MET/h)
Tanzen (schnell, Walzer, Salsa etc.)	5.5	
Fahrrad fahren (mäßig schnell)	5.7	
Aerobic	6,0	
Inlineskaten	6,5	
Ski fahren (Abfahrt oder Langlauf)	6,8	
Bergsteigen (ohne schwere Lasten)	6,9	
Schwimmen (schnell)	7,0	
Power Walken (8 km /h)	8,0	
Karate für Krebspatienten	8,0	
Joggen (10 km/h)	10,2	
Seilspringen	12,0	
Intensives Kampfsporttraining	12,0	
Squash	12,1	

Studien zeigen, dass Bewegung dem Körper hilft, den Krebs zu bekämpfen, aber die richtige Dosis (errechnet in Einheiten namens MET) ist nicht für alle Krebsarten gleich. Bei Brustkrebs scheinen 30 Minuten Gehen in normalem Tempo sechsmal pro Woche (9 MET pro Woche) richtig. Bei Dickdarm- und Enddarmkrebs muss man die Dosis verdoppeln (18 MET pro Woche). Um bei Prostatakrebs eine Wirkung zu erzielen, sind 30 MET erforderlich (30 Minuten Joggen oder eine Stunde Fahrrad fahren, sechsmal pro Woche).

KAPITEL 12
LERNEN, SICH ZU VERÄNDERN

Wie wir gesehen haben, wird Krebs zwar durch eine Vielzahl von Faktoren ausgelöst, aber er kann sich nur auf einem geeigneten Nährboden entwickeln. Darum gibt es nur eine Möglichkeit, wie wir uns schützen und das Wachstum bremsen können (wenn er sich einmal eingenistet hat): tief greifend den Boden zu verändern. Unsere Antwort auf Krebs, ihn als Krieg oder Kampf zu beschreiben, ist vielleicht eine falsche Metapher. Das Prinzip, das uns leiten muss, hat eigentlich nichts mit Krieg und Kampf zu tun. Statt uns auf einen Abwehrkampf einzulassen, sollten wir lieber unsere Einstellung ändern. Unser zentraler Grundsatz sollte sein, bewusster zu leben, damit wir unser Verhalten und das unserer Zellen verändern können. Aber inwieweit kann man sich wirklich *ändern?* Einer der größten Krebschirurgen der Welt, Dr. William Fair, hat es ausprobiert – gegen seinen revoltierenden Körper.

Die Veränderung des Dr. Fair

Dr. Fair war Spezialist für Prostata- und Nierenkrebs und leitete die renommierte urologische Abteilung des Memorial Sloan-Kettering Cancer Center in New York, eines der bedeutendsten Krebszentren in Amerika, als ihm eröffnet wurde, dass er an einem sehr weit fortgeschrittenen Darmkrebs litt. Nach zwei Operationen und einer intravenösen Chemotherapie (die ihn nicht daran hinderte, täglich mehrere Operationen durchzuführen) kehrte sein Tumor noch aggressiver zurück. Seine Ärzte, die er unter den Kollegen seines Krankenhauses ausgewählt hatte, teilten ihm traurig mit, der Krebs sei

»unheilbar« und er habe nur noch wenige Monate zu leben. Bill Fair war derart »am Boden zerstört«, dass er nicht reagieren konnte. Daraufhin nahm seine Frau, eine ehemalige Militärkrankenschwester, die Sache in die Hand: Sie sagte ihm, nun sei es an der Zeit, dass er sich um den »Nährboden« kümmerte, in dem der Krebs gedieh. Auf ihr Drängen begann der Workaholic, der sieben Tage in der Woche gearbeitet hatte und nicht selten 36 Stunden am Stück, mit Meditation und Yoga. Statt im Stehen ein Fast-Food-Gericht in der Krankenhauscafeteria zu verschlingen, lernte er die Vorteile der vegetarischen Ernährung kennen. Und er, der sich als prominenter Vertreter der westlichen Schulmedizin nie dafür interessiert hatte, was andere medizinische Traditionen beizutragen hatten, wandte sich schließlich an Praktiker der traditionellen chinesischen Medizin, die soeben ein Forschungsprogramm bei der Nationalen Gesundheitsbehörde in Washington begonnen hatten. Diese Veränderung war alles andere als leicht. Mit seinem scharfen Verstand und der für Chirurgen typischen Arroganz hatte Bill Fair lange eine tiefe Verachtung für alle »alternativen« Ansätze gehegt, die in seinen Augen nur »kalifornischer Unsinn mit Rosenwasser« waren.[1]

Seine Frau wappnete sich mit Geduld und Freundlichkeit und überzeugte ihn schließlich, dass er nichts zu verlieren hatte. Er konnte diesen anderen Betrachtungsweisen des Lebens ja mit seinem Forschergeist begegnen: übernehmen, was ihm half, und den Rest lassen. Er konnte seinen kritischen Geist bewahren und zugleich auf seinen Instinkt als Wissenschaftler hören. Bill Fair ließ sich langsam darauf ein, sehr langsam. Zum Beispiel kehrte er direkt nach einem Entspannungstraining in Kalifornien mit einem anstrengenden Nachtflug nach New York zurück, weil er früh am nächsten Morgen wieder zur Arbeit gehen wollte. Aber nach und nach veränderte sich Bill Fair – dank Yoga, Meditation und sorgfältiger Ernährung. Aus dem Chirurgen mit dröhnender Stimme, dem autoritären und selbstsicheren Forscher, dem Verfasser von mehr als 300 Beiträgen in internationalen onkologischen Zeitschriften wurde ein sanfterer, ruhigerer, freundlicherer Mann. Er lernte, mit Bedacht die Menschen auszuwählen, mit denen er Zeit verbringen wollte, und ihnen dann seine volle Aufmerksamkeit zu schenken. Beeindruckt davon, was er im Licht des neuen Verhältnisses zu seinem Körper, seinem Geist und den Menschen seiner Umgebung über sich selbst herausfand, wurde Bill Fair in wenigen Jahren zu dem Menschen, der er im Grunde immer schon hatte sein wollen. Auf die Frage drei Jahre später, was er von dem Ansatz hielt, sich um den »Nährboden« zu kümmern, antwortete er freundlich: »Ich habe die Prognosen meiner Kollegen schon um mehrere Jahre übertroffen. Als Wissenschaftler weiß ich, dass das nichts beweist, dass es einfach nur Glück sein kann. Aber einer Sache bin ich mir sicher: Selbst wenn das, was ich unternommen habe, mein Leben nicht verlängert hat, hat es auf jeden Fall mein Leben bereichert.«

Immer hatte Bill Fair unter dem Druck gestanden, der Beste unter den Herausragenden zu sein und den schwer erkämpften Platz an der Spitze der größten medizinischen Einrichtungen und Forschungsstätten zu verteidigen. Er hatte seinen Beruf geliebt, aber im Grunde hatte er die intensive und harte Art, ihn zu praktizieren, nicht geliebt – die allerdings bei Chirurgen seines Kalibers nicht selten ist. Er hatte sich eine Art Panzer zugelegt, damit er in einer Welt funktionieren konnte, wo kategorische Urteile wie Schläge verteilt werden und wo man lernt, einzustecken und selbst auch auszuteilen.

Seine Krankheit erlaubte ihm, Ansätze zu entdecken, die er lange verachtet hatte. Sie brachten ihm einen Frieden und ein Wohlbehagen, die ihm mit der Zeit sehr viel bedeuteten. Es kam ihm vor, als würde er ganze Schichten seiner früheren Persönlichkeit abwerfen. Er lernte wie viele andere Patienten, dem mehr Aufmerksamkeit zu widmen, was ihm wirklich wichtig war, egal, was die anderen davon hielten. Er musste nicht mehr die Rolle des »Klassenprimus« spielen. Bill Fair verleugnete seine ärztliche Leidenschaft und seine wissenschaftlichen Maßstäbe nicht. Er betonte weiter, wie wichtig die konventionellen Behandlungen für Krebs sind, und insistierte, komplementäre Methoden müssten einer strengen Evaluation unterzogen werden. Aber von Monat zu Monat wurde er authentischer. Er wurde geduldiger und weicher und offener für das Geheimnis und den Reichtum des Lebens.

Nach und nach wurde Bill Fair zum Fürsprecher der neuen Ansätze und plädierte dafür, sie in Ausbildung und Behandlung mit einzubeziehen. Er organisierte ein Abendessen für mehrere Dekane medizinischer Fakultäten und für die wichtigsten Onkologen aus New York, um sie mit einem sehr renommierten amerikanischen Aktivisten zusammenzubringen, Ralph W. Moss, Wissenschaftsjournalist und glühender Verfechter komplementärer Methoden in der Onkologie. Im Lauf des Abendessens beugte sich Bill Fair zu Moss hinüber: »Ich schätze, vor zehn Jahren hätten Sie sich nicht träumen lassen, dass Sie eines Tages mit diesen Herrschaften an einem Tisch sitzen würden.« Und Ralph Moss antwortete: »Vor zehn Jahren hätte ich mir nicht träumen lassen, dass ich jemals mit *Ihnen* an einem Tisch sitzen würde, Bill.«[2] Bill Fair hatte sich tatsächlich sehr verändert.*

Der Weg, den Dr. Fair genommen hat, steht jedem offen. Eingeschnürt in eine Kultur, in der die Suche nach sich selbst systematisch gering geschätzt wird, war diese Entwicklung für ihn schwieriger als für die meisten anderen. Wenn Bill Fair seine Einstellung zum Leben so radikal verändern konnte, können wir alle seinem Beispiel folgen.

Die Persönlichkeit ändern?

An der Universität Toronto begleitet der Psychologieprofessor Alastair Cunningham seit 30 Jahren Gruppen von Krebspatienten. Er lehrt die Patienten Entspannungstechniken, Visualisierung, Meditation und

* Über die Gedanken und die Veränderung von Bill Fair wurde in mehreren Artikeln in den Vereinigten Staaten diskutiert. Zu den bemerkenswertesten gehört der seines Kollegen von der medizinischen Fakultät in Harvard und Schriftstellers Jerome Groopman im *New Yorker*. Ich habe Bill Fair im Oktober 2001 in Washington kennengelernt, drei Monate, bevor er seiner Krebserkrankung dann doch erlag. Er überlebte die Prognosen seiner Ärzte um vier Jahre.

Yoga. Er hilft ihnen dabei, dass sie die Stärke finden, sie selbst zu werden, sich so weit wie möglich ihren innersten Wertvorstellungen anzunähern. Oft hat er »unheilbare« Patienten in seinen Gruppen, denen nur noch eine Lebenserwartung von wenigen Monaten gegeben wurde. Durch viele Beobachtungen hat er Verhaltensweisen identifiziert, die eine Voraussage erlauben, welche Patienten eine Chance haben, diese schrecklichen Prognosen weit zu übertreffen (um bis zu sieben Jahre).[3, 4] Seine Untersuchungen sprechen dafür, dass es diejenigen sind, die sich in aller Ruhe die grundlegenden Fragen stellen: »Wer bin ich wirklich?« und »Wohin will ich gehen?«. Und die dann die Konsequenzen gezogen haben. Ein Patient drückt es so aus:

> [Der Krebs] hat meinem Lebensweg eine neue Richtung gegeben und meine Ziele verschoben ... Ich war ganz darauf konzentriert, ein immer noch »größeres Ich« aufzubauen ... In gewisser Weise folgte ich dem, was unsere Kultur als den Königsweg ansieht. Doch als ich mit der Tatsache konfrontiert wurde, dass ich nicht mehr sehr lange zu leben haben würde, verstand ich, dass all das sterben würde ... und ich habe begonnen, mich zu fragen, wer ich wirklich bin, wenn all das verschwindet ... Es kam mir vor, als hätte sich damals das Gravitationszentrum meines Lebens verschoben. [Und jetzt] denke ich, dass ich das Leben viel tiefer spüren kann ... und es akzeptieren kann, wie es zu mir kommt, dass ich ein Teil davon bin und es einfach genieße ...

Je mehr sich die Patienten von Alastair Cunningham ihren wahren Werten annäherten, desto mehr entfernten sie sich von dem, was sie nur aus Konvention taten, aus Verpflichtung oder aus Angst, andere zu enttäuschen und ihre Zuneigung zu verlieren.

Ein anderer Patient:

> Ich war jemand, der vor allem die Regeln einhalten und allen gefallen wollte ... Ich denke, inzwischen fühle ich mich wohler mit

> meinem Platz in der Welt als vor meiner Diagnose. Ganz eindeutig.

Die meisten entdeckten ein echtes Vergnügen darin, Entscheidungen zu treffen, die sie sich zuvor nicht erlaubt hatten, und sogar darin, Nein zu sagen. Eine dritte Patientin überlebte außergewöhnlich lange:

> Früher brachte ich es einfach nicht fertig, Nein zu sagen, und jetzt sage ich »nein, heute nicht, das passt mir nicht« ... Ich habe mich nicht schuldig gefühlt, als ich beschloss, nächstes Jahr nicht wieder zu meiner Arbeit zurückzukehren ... Es ist nicht das, was ich machen will ... Ich bin sehr glücklich mit dem, was ich jetzt mache, und es ist sehr viel leichter, spontan eine Entscheidung zu treffen, in einen Film zu gehen, weil ich Lust dazu habe, oder mich hinzusetzen und eine Zeichnung anzufangen, auch wenn ich weiß, dass ich nicht besonders gut zeichnen kann, einfach weil es so schön und friedlich ist. Das ist alles.

Diesen Patienten ist es gelungen, kommentiert Alastair Cunningham, sich von der »Typ-C-Persönlichkeit« zu befreien, die immer möglichst unauffällig bleiben will (siehe Kapitel 9). Statt passiv und unterwürfig durch das Leben zu gehen, haben sie nach und nach gelernt, von ihrer Freiheit Besitz zu ergreifen, von ihrer Authentizität und Autonomie. Cunningham nennt das sich »Detyp-C-esieren«.

Der Wandel wird im Übrigen auch in der Einstellung dieser Patienten zu ihren Behandlungen sichtbar, einschließlich der Art, wie sie ihre natürlichen Abwehrmechanismen stimulieren. Als ich Dr. David Spiegel fragte, was an den drei Frauen in der Selbsthilfegruppe, die ihren metastasierenden Krebs länger als *zehn Jahre* überlebt hatten, anders gewesen war, beschrieb er sie so: Sie waren unauffällig, ruhig, sagten nicht viel. Aber sie hatten sehr genaue Vorstellungen, was sie tun wollten und was nicht, um sich selbst zu helfen. Sie akzeptierten bestimmte Behandlungen und lehnten andere ab. Sie schienen von einer Art stiller Kraft durchdrungen.

Diese Haltung der bewussten und freien Entscheidung gilt auch für die natürlichen Methoden. Ob Ernährung, Yoga oder psychologische Unterstützung – nicht alles ist gleichermaßen für jeden und jederzeit das Richtige. An einem Tag mag Meditation am besten sein, an einem anderen das Führen eines Tagebuchs, am dritten Bewegung. Bei diesen außergewöhnlichen Überlebenden finden wir eine Fähigkeit, sich selbst klar und realistisch anzuschauen und sich zu sagen: »Das brauche ich jetzt«, und fest, aber flexibel im Leben weiterzugehen.

Oft beschränkt sich der Wandel nicht darauf, dass man lernt, Nein zu sagen und eine klare Wahl zu treffen. Bei den Patienten, die bemerkenswert lange überleben, geht die neu gewonnene Kraft mit einer anderen, oft ebenfalls neuen Einstellung einher: mit Dankbarkeit. Sie haben die Fähigkeit gewonnen, eine Dimension des Lebens wahrzunehmen, die ihnen bisher entgangen ist, als würde eine Art Röntgenblick ihnen erlauben, im Nebel des Alltäglichen das Wesentliche zu erkennen. Ein solcher Patient erzählte beispielsweise, dass einmal beim Abendessen seine Frau und seine Kinder zu streiten begannen. Es war eine gewohnte Szene, die ihn wütend machen konnte. Aber an diesem Abend spürte er nicht Ärger, sondern sah all die Liebe rings um diesen Tisch. Wenn die Gefühle so auflodern konnten, dann letztlich vielleicht deshalb, weil die Meinung der anderen für jeden so schrecklich wichtig war. Die Liebe dieser Menschen zueinander, die ihm so viel bedeuteten, erschien ihm auf einmal so greifbar, dass ihm die Tränen in die Augen stiegen und Dankbarkeit ihn überwältigte.

Diese Dankbarkeit verspürte ich einige Jahre nach meiner Trennung von Anna. Wir hatten unsere schmerzhafte Scheidung abgeschlossen, die sich vor Gericht drei schwierige Jahre lang hingezogen hatte. Nun saßen wir wieder am Küchentisch in dem kleinen blauen Holzhaus, in dem wir zusammen in Pittsburgh gelebt hatten. Das Knacken des Feuers im alten gusseisernen Herd füllte die Stille, wenn wir keine Worte fanden und uns nicht einmal richtig ansehen konnten. Sascha, mittlerweile elf Jahre alt, spielte oben allein. Ich hatte diese Küche geliebt, dieses Feuer, den Garten draußen, wo ich fast alle Bäume selbst gepflanzt und Sascha mir dabei zugesehen hatte. Und ich hatte diese Frau geliebt. Schließlich fand ich die richtigen Worte. Ich konnte ihr sagen, die Scheidung sei vielleicht so schwierig gewesen, weil ein großer Teil von mir sie und das, was wir zusammen geschaffen hatten, immer noch liebe. Ursache für das, was ich aus Wut getan hätte, sei wahrscheinlich in erster Linie Schmerz gewesen. Und bei ihr sei es womöglich genauso. Und nun sei ich dankbar für die Liebe, die uns immer noch verbinde, eine Liebe, die unserem Sohn helfe, groß zu werden. Sie sagte nicht viel, wischte nur ein paar Tränen weg, die ihr übers Gesicht liefen. Als ich dieses Mal aus dem Haus ging, legte sie mir die Hand auf den Arm, lächelte scheu und sagte: »Ich liebe dich auch.« Wir hatten uns getrennt.

Alles in allem sieht es so aus, dass die Einstellungsänderung, die am besten vor Krebs schützt, dem Reifungsprozess entspricht, den alle großen psychologischen und spirituellen Traditionen hoch schätzen. Aristoteles bezeichnet das Fundament dieser Lebenskraft mit dem Begriff *Entelechie* (das Streben nach Selbstvervollkommnung, das aus dem Samenkorn einen voll ausgebildeten Baum werden lässt). Carl Gustav Jung spricht vom »Prozess der Individuation«, der die Person in ein ganz bestimmtes, von allen anderen verschiedenes menschliches Wesen verwandelt, das in der Lage ist, sein einzigartiges Potenzial ganz zum Ausdruck zu bringen. Abraham Maslow, ein wichtiger Gründervater der Humanistischen Psychologie, nennt es »Selbstaktualisierung«.[5–7] Die spirituellen Traditionen sprechen von »Erweckung«, indem man in sich selbst das erweckt, was einzigartig und wertvoll, kurzum »heilig« ist.[8] Immer geht es darum, dass wir möglichst nahe bei unseren wahrhaft authentischen Wertvorstellungen bleiben und ihnen in unserem Verhalten und in den Beziehungen zu anderen Geltung verschaffen. Daraus entspringt ein Gefühl der Dankbarkeit für das Leben, so wie es ist – und unser Körper sonnt sich im Wohlgefühl dieser Gnade.

KAPITEL 13
SCHLUSS

NUN SIND WIR AM ENDE dieser Reise durch einige der Geheimnisse von Krebs und unserer natürlichen Abwehrmechanismen angekommen. Was sollen wir festhalten für die Vorbeugung und den Kampf gegen die Krankheit? Als Hilfe für die Menschen, die womöglich bedroht sind? Als Unterstützung für unseren verwundeten Planeten, der immer weniger in der Lage ist, uns eine der Gesundheit förderliche Umwelt zu bieten? Die Schlüsselgedanken, die ich Ihnen in diesem Buch präsentiert habe und die mich jeden Tag bei meiner eigenen Vorbeugung leiten, lassen sich in drei Punkten zusammenfassen:

- Die Bedeutung des »Nährbodens«
- Ein anderes Bewusstsein
- Die Synergie der Abwehrkräfte

Schauen wir uns die Punkte nacheinander an.

Die Bedeutung des »Nährbodens«

Meine tibetischen Kollegen räumen bereitwillig ein, dass die westliche Medizin, die eine Krankheit durch einen chirurgischen Eingriff oder ein bestimmtes Medikament behandelt, in einer akuten Krisensituation ungeheuer wirksam ist. Jeden Tag rettet sie Leben durch eine Operation bei Blinddarmentzündung, durch Penizillin bei Lungenentzündung, durch Epinephrin bei einer akuten allergischen Reaktion.

Aber bei chronischen Krankheiten stößt die westliche Medizin schnell an ihre Grenzen. Der Herzinfarkt ist wohl das eindrücklichste Beispiel dafür. Eine Patientin wird in lebensbedrohlichem Zustand in die Notaufnahme gebracht: blass, nach Luft ringend, mit rasenden Schmerzen in der Brust. Das Notfallteam, ausgebildet in den Erkenntnissen jahrelanger Spitzenforschung an vielen Tausend Patienten, weiß genau, was zu tun ist: Innerhalb weniger Minuten strömt Sauerstoff durch eine Nasensonde, Nitroglyzerin hat die Gefäße erweitert, ein Betablocker verlangsamt den Herzschlag, eine Dosis Aspirin verhindert die Bildung neuer Blutgerinnsel und Morphium lindert den Schmerz. In weniger als zehn Minuten ist das Leben dieser Frau gerettet. Sie atmet normal, spricht mit ihrer Familie, lächelt sogar. Das ist das Wunder der Medizin von ihrer spektakulärsten und auch von ihrer bewundernswertesten Seite.

Und trotzdem: Über diesen beeindruckenden Erfolg hinaus hat der Einsatz der Notfallmediziner an der Krankheit selbst – der langsamen Verstopfung der Herzkranzgefäße durch chronisch entzündete Cholesterin-Plaques – nichts geändert. Selbst der Einsatz eines »Stents«, dieser technischen Großtat, die darin besteht, ein winziges Röhrchen in das Innere der verstopften Koronararterie zu schieben, um den Blutfluss wiederherzustellen, schützt nicht ausreichend vor einem neuen Herzinfarkt. Um das zu erreichen, muss man den »Boden« verändern: die Ernährung umstellen, die geistige Einstellung verändern und durch Bewegung den Organismus stärken.*

Die jüngsten Entdeckungen über die Mechanismen bei der Entstehung von Krebs führen uns zu einer ähnlichen Schlussfolgerung. Krebs ist die chronische Krankheit *par excellence.* Es ist nicht sehr wahrscheinlich, dass wir ihn in den Griff bekommen, indem wir unsere Bemühungen auf die Techniken der Früherkennung und Tumorbehandlung konzentrieren. Auch hier müssen wir uns um den

* Eine kürzlich in der Zeitschrift *Circulation* veröffentlichte Untersuchung zeigt sogar, dass Bewegung *wirksamer* ist als ein Hightecheingriff wie das Einsetzen eines Stents.[1]

»Boden« kümmern. Wie in dem Bericht des World Cancer Research Fund 2007 hervorgehoben wird, sind Ansätze, die die Selbstverteidigungsmechanismen des Körpers stärken (wie Ernährung und Bewegung), gleichzeitig effiziente Methoden zur *Prävention* und wichtige Beiträge zur *Behandlung*. Weil sie auf rein natürliche Prozesse setzen, lösen sie die Grenze zwischen Prävention und Behandlung auf. Einerseits hindern sie die Mikrotumoren, die wir alle in uns tragen, an der Entwicklung (Prävention), und andererseits verstärken sie die Wirkungen von Chirurgie, Chemotherapie und Bestrahlung bei der Verhinderung von Rückfällen(Behandlung).

Jeder kennt jemanden, der Krebs hatte – manchmal eine sehr schwere Form –, aber dessen Tumor durch die Behandlung zurückgedrängt wurde und der seither normal lebt. Manchmal sieht man auf Aufnahmen einen Tumor, der sich zurückgebildet hat. Auf die eine wie auf die andere Weise halten die natürlichen Abwehrmechanismen dieser Menschen die Krankheit in Schach und hindern sie daran, ihre Gesundheit zu beeinträchtigen. Wie Judah Folkman, der große Entdecker der Angiogenese, in der Zeitschrift *Nature* geschrieben hat: Diese Menschen haben »Krebs ohne Krankheit«.[2]

René Dubos, ein französischer Forscher, der sein gesamtes Berufsleben an der Rockefeller University in New York verbracht hat, gilt in der Biologie des 20. Jahrhundert als einer der großen Denker. Er entdeckte das erste Antibiotikum für die medizinische Praxis* und wurde aufgrund der Interdependenzen, die er zwischen den lebendigen Organismen und ihrer Umwelt beobachtet hatte, später zu einem glühenden Verfechter des Umweltschutzes. Das Motto am Anfang dieses Buches stammt von ihm, er hat es gegen Ende seiner Karriere geschrieben:

> Ich hatte schon immer das Gefühl, das einzige Problem der Naturwissenschaften bestehe darin, dass sie nicht ausreichend na-

* Es handelt sich um Gramicidin, das vor der Entdeckung von Penizillin mehrere Jahre lang verwendet wurde.

> turwissenschaftlich sind. Die moderne Medizin wird erst dann richtig wissenschaftlich sein, wenn Ärzte und Patienten gelernt haben, die Kräfte ihres Körpers und Geistes in Übereinstimmung mit der *vis medicatrix naturae* [der Heilkraft der Natur] zu nutzen.

Aus dieser Sicht sind wir paradoxerweise Opfer der fabelhaften Erfolge der westlichen Medizin: Chirurgie, Antibiotika und Bestrahlung sind außerordentliche Fortschritte, aber sie haben uns dazu gebracht, die Heilkraft unseres eigenen Körpers zu vergessen (genau wie die Industrialisierung uns hat vergessen lassen, dass wir von der Natur abhängig sind). Doch es ist möglich – ich hoffe, ich konnte Sie davon überzeugen –, zugleich von den Fortschritten der Medizin und den natürlichen Abwehrmechanismen des Körpers zu profitieren.

Ein anderes Bewusstsein

Jeder von uns kann von der Revolution in unserem Wissen über Krebs profitieren, um sich zu schützen und um seine Heilung zu unterstützen. Aber das setzt zunächst eine Revolution unseres *Bewusstseins* voraus. Vor allem müssen wir uns des Wertes und der Schönheit des Lebens in uns bewusst sein, müssen ihm Aufmerksamkeit und Fürsorge angedeihen lassen, als würden wir uns um ein Kind kümmern, das uns anvertraut ist. Dieses Bewusstsein hilft uns dabei, Dinge zu meiden, die unserer Physiologie schaden und den Krebs fördern. Es ermöglicht uns, alles zu ergreifen, was unsere Lebenskraft nährt und erhält.

Man muss nicht Krebs bekommen, um das eigene Leben wirklich ernst zu nehmen und um seine Schönheit zu erkennen. Im Gegenteil: Je näher wir bei unseren eigenen Werten sind und je empfänglicher für die faszinierende Schönheit des Daseins, desto mehr Chancen haben wir, vor der Krankheit geschützt zu sein und unsere Zeit auf Erden voll und ganz genießen zu können.

Wenn wir eine bewusstere Lebensweise wählen, tun wir nicht nur uns selbst etwas Gutes. Wenn wir zum Beispiel Lebensmittel von Tieren aus artgerechter Haltung fordern, setzen wir nach und nach eine Kettenreaktion in Gang. So hat unser Bewusstsein einen Einfluss auf den Zustand der Gewässer, weil wir dazu beitragen, ihre Verschmutzung (durch Pestizide von Getreidefeldern und durch die Ausscheidungen von Tieren aus Massenhaltung) zu verringern. Unser Bewusstsein wirkt sich auch auf die Qualität von Böden und ihre Erneuerung aus, wenn sie brachliegen, um sich zu regenerieren. Es wirkt sich sogar auf die Tiere aus, die uns ihre Milch, ihre Eier und ihr Fleisch geben, weil sie gesünder sind, wenn sie natürlich ernährt werden. In globalem Maßstab hat unser Bewusstsein Auswirkungen auf das Gleichgewicht des Planeten: Wie wir in Kapitel 6 gesehen haben, trägt es sehr zur Reduzierung des für die Klimaerwärmung verantwortlichen Treibhauseffekts bei, wenn wir weniger tierische Produkte essen und eine gesündere Ernährung des Viehs verlangen. Das Bewusstsein hat wirklich, wie Buddha sagte (inzwischen habe ich ihn gelesen!) universelle Effekte.

Das Fehlen dieses Bewusstsein belastet uns alle und ganz besonders die Menschen, die am wenigsten haben. Das globale Gleichgewicht unserer Umwelt wiederherzustellen bedeutet, eine der schlimmsten gesellschaftlichen Ungleichheiten zu beseitigen. Denn die unterprivilegierten Menschen in unseren westlichen Gesellschaften haben bei Krebs die höchsten Erkrankungsraten.[3] Sie sind den ökonomischen Kräften ausgeliefert und müssen sich mit den billigsten Produkten begnügen, die zugleich die ungesündesten sind (viel Zucker und hohe Anteile an Omega-6-Festtsäuren) und am meisten mit Pestiziden belastet. Und im Beruf sind sie am stärksten Produkten ausgesetzt, von denen man weiß, dass sie krebsfördernd sein können (Verkleidungen und Fußbodenbeläge, Farben und Lacke, Reinigungsmittel usw.). Und sie wohnen oft in stark belasteten Gebieten, in denen Industrieabgase die Abwehrkräfte des Körpers schwächen (Nähe zu Müllverbrennungsanlagen, zu Giftmülldeponien, zu Fabrikschloten usw.).[4] Die Unterprivilegierten sind die Hauptopfer in unserer Überflussgesellschaft und müssen daher mehr als alle anderen ihre natürlichen Abwehrkräfte gegen diese Angriffe stärken.

Die Synergie der Abwehrkräfte

Glücklicherweise ist es nicht nötig, wenn wir uns schützen wollen, buchstabengetreu *alle* Methoden anzuwenden, die gegen die biologischen Mechanismen von Krebs wirken. Der Körper ist ein riesiges System im Gleichgewicht, wo jede Funktion in Wechselwirkung mit allen anderen steht. Eine Veränderung an einem einzigen Element hat unweigerlich Auswirkungen auf das Ganze. Deshalb kann jeder entscheiden, wo er anfangen möchte: mit Ernährung, Bewegung, psychologischer Arbeit oder einem anderen Ansatz, der mehr Sinn und Bewusstheit in sein Leben bringt. Jede Situation, jede Person ist einzigartig, deshalb wird auch jeder Weg einzigartig sein. Worauf es ankommt, ist, dem Lebenswunsch Nahrung zu geben. Manche werden das erreichen, indem sie in einen Chor eintreten oder sich Filmkomödien anschauen, andere werden Gedichte schreiben, Tagebuch führen oder mehr Anteil am Leben der Enkelkinder nehmen.

Wir stellen fest, dass mehr Bewusstheit in einem Bereich beinahe automatisch Fortschritte in den anderen nach sich zieht. An der Cornell-Universität hat der Wissenschaftler Colin Campbell beispielsweise beobachtet, dass Ratten, die mehr pflanzliches als tierisches Eiweiß bekamen, spontan begannen, sich mehr zu bewegen – als hätte die Veränderung ihrer Ernährung die physische Aktivität erleichtert.[5] In ähnlicher Weise richten Meditation und Yoga das Bewusstsein auf den Körper. Man verliert nach und nach die Lust an ungesunden Lebensmitteln – man spürt förmlich, wie sie den Bauch belasten und den Körper insgesamt. Man verliert die Lust am Tabak, denn man weiß um die Wirkungen auf die Atmung und die Beschleunigung des Herzschlags, man kennt den Geruch in den Haaren und an den Fingern. Auch der Alkohol verliert an Anziehungskraft, denn man registriert genauer seine Auswirkungen auf die Klarheit des Denkens und die Kohärenz der Bewegungen. Die Gesundheit ist ein Ganzes, wie das weiße Dreieck, das aus der Zusammenfügung der Teile entsteht (siehe Kapitel 9). Jeder Schritt in Richtung von mehr Gleichgewicht macht die weiteren Schritte leichter.*

Falsche Hoffnungen?

Am Ende dieses Buches gebe ich zu, dass ich mir in einem Punkt Sorgen mache: Ich frage mich, wie meine Kollegen unter den Ärzten und Wissenschaftlern reagieren werden. Ärzte, und ganz besonders Onkologen, sind sehr darauf bedacht, »keine falschen Hoffnungen zu wecken«. Wir haben gelernt, dass nichts schmerzlicher für einen Patienten ist als das Gefühl, mit unbedachten Versprechungen betrogen worden zu sein. Bei manchen Patienten besteht auch die Gefahr, dass sie ganz naiv glauben, dank natürlicher Methoden könnten sie weiter rauchen, das Mammografie-Screening vernachlässigen oder belastende Behandlungen wie die Chemotherapie ablehnen. Aufgrund solcher legitimen Bedenken sind meine Kollegen manchmal geneigt, rundweg jeden Ansatz abzulehnen, der außerhalb der konventionellen Behandlungsmethoden liegt. Aber das läuft darauf hinaus, dass

* Drei verschiedene Studien, von der University of California in San Francisco (Kapitel 2)[6], von der Universität Stanford (Kapitel 9)[7] und von der Universität Toronto (Kapitel 12)[8], kommen zu übereinstimmenden Ergebnissen: Bei Patienten, die bereits erkrankt sind, gibt es eine »Dosis-Wirkung-Beziehung« zwischen der Gewissenhaftigkeit, mit der sie Lebensstilveränderungen praktizieren, und dem Grad, inwieweit sie vor der Krankheit geschützt sind. *Je gründlicher* sich diese Patienten ihrem Programm zur »Bodenveränderung« widmen, *desto größer* sind die positiven Effekte. Jeder kann wählen, womit er beginnen will – und das wird für jeden etwas anderes sein –, aber dann muss er konsequent und sogar mit einem gewissen Enthusiasmus bei seinem Programm bleiben. Forscher der Universitäten San Diego und Stanford haben überdies gezeigt, dass Brustkrebspatientinnen, die gleichzeitig ihre Ernährung umstellten und sich regelmäßig bewegten (30 Minuten strammes Gehen sechsmal pro Woche) ihr Rückfallrisiko beinahe halbierten.[9]

wir uns in einer engen Vorstellung von Medizin verschanzen, die jedem von uns die Macht nimmt, sich um sich selbst zu kümmern – als könnten wir nicht lernen, uns aktiv gegen Krebs zu schützen, vor *und* nach der Krankheit. Diese Passivität zu fördern, schafft eine Kultur der Hoffnungs*losigkeit.*

Schlimmer noch: Es ist eine *falsche* Hoffnungslosigkeit, weil alle medizinischen Belege dafür sprechen, dass wir erheblichen Einfluss auf die Fähigkeit unseres Körpers haben, die Mechanismen des Krebses zu schwächen. Genau das hat der World Cancer Research Fund in seinem aufsehenerregenden Bericht festgestellt: »Im Prinzip sind die meisten Krebsfälle vermeidbar.«[10] Ich für meinen Teil habe mich geweigert, mich der Passivität dieser falschen Hoffnungslosigkeit zu überlassen und habe alle hier beschriebenen Ansätze angewendet. Mit diesem Buch wollte ich nicht Empfehlungen geben, wie Menschen ihr Leben ändern sollen, die dazu nicht bereit sind. Jeder soll selbst entscheiden, was für ihn oder sie in der jeweiligen Situation richtig ist. Ich wollte alle, die mehr darüber wissen möchten, wie sie sich aktiv um ihre Gesundheit kümmern an meinen Erfahrungen teilhaben lassen und die Erkenntnisse mit ihnen teilen, die ich aus den wissenschaftlichen Veröffentlichungen gewonnen habe. Ich hoffe, dass der Großteil meiner Kollegen das versteht und sich diese Sichtweise zu eigen macht.

Im Licht stehen

Das letzte Mal, als ich meinen Neuroonkologen für die übliche Kontrolluntersuchung aufsuchte, machte er eine seltsame Bemerkung. »Ich weiß eigentlich nicht, ob ich Ihnen das sagen sollte«, begann er leicht verlegen, »aber ich freue mich immer, wenn Sie kommen. Sie sind einer meiner wenigen Patienten, denen es gut geht.« Ich fröstelte innerlich. Trotz seiner Freundlichkeit hatte er mich daran erinnert, welcher Schatten über mir hing – ein Schatten, den ich inzwischen öfter vergesse. Indem ich in diesem Buch auch von meinem Fall berichte, setze ich mich der Gefahr aus, häufiger daran erinnert zu werden, als mir lieb ist.

Mir ist bewusst, dass meine Geschichte zwei Arten von Reaktionen auslösen kann. Manche werden sagen: »Es geht ihm nur deshalb gut, weil sein Krebs nicht so schlimm war.« Wie sehr wünschte ich, dass sie recht hätten – trotz des Rückfalls, einer zweiten Operation und 13 Monaten Chemotherapie! Mein Neuroonkologe sagte mir auch: »Seltsam, nach unseren genetischen Analysen ist Ihr Tumor aggressiv, aber bei Ihnen benimmt er sich ganz zivilisiert!« Vielleicht ist es nur eine Frage von Glück. Oder vielleicht hängt es doch mit dem zusammen, was ich jeden Tag tue, um anders zu leben. Wie auch immer, mein Fall ist kein wissenschaftliches Experiment. Er kann nicht dazu dienen, diese Diskussion zu entscheiden. Nur weitere Studien können langfristig die kollektiven Methoden verändern, die wir zur Prävention und Behandlung von Krebs einsetzen.

Aber es gibt noch eine andere ›typische‹ Reaktion auf meine Geschichte, die auftauchen könnte – eine Reaktion, die in gewisser Weise eine Wette gegen das Leben ist. Manche Skeptiker könnten sagen: »Bevor wir seinen Ratschlägen folgen, warten wir erst einmal und schauen, ob er in einem Jahr noch lebt.« Das heißt, diesen Leuten ist es lieber, dass niemand der Norm entgeht, nur damit sie ihre festgefügten Denkmuster nicht infrage stellen müssen. Ihnen möchte ich antworten, dass ich nicht weiß, ob ich in einem Jahr noch lebe oder in zwei Jahren oder in 60 Jahren. Aber ich bin sicher, dass ich es niemals bedauern werde, so gelebt zu haben, wie ich heute lebe, weil der Zuwachs an Gesundheit und an Bewusstheit, den diese persönliche Veränderung in mein Leben gebracht hat, es in meinen Augen wertvoller macht. Am Ende dieses Buches habe ich für meine Leser nur einen Wunsch: Ob Sie krank sind oder ob es Ihnen gut geht, ich hoffe, auch Sie werden sich dafür entscheiden, sich ganz dieser Bewusstheit zu öffnen, die Ihr Geburtsrecht ist, und dass Ihr Leben lange in seinem Licht steht.

DANKSAGUNG

Die Idee, dieses Buch zu schreiben, stammt nicht von mir. Der Gedanke tauchte zum ersten Mal an einem Maiabend in einem kleinen italienischen Restaurant auf, wo mein Bruder Franklin und ich zu Abend aßen. Wir sprachen über unsere Pläne für die Zukunft und Franklin vermisste in den meinen die richtige Begeisterung. »Wann wirst du dich endlich aufraffen und erzählen, was mit dir los war und was du alles recherchiert und herausgefunden hast, um wieder gesund zu werden und zu bleiben?«, fragte er mich. Und dann sah er mich freundlich, aber durchdringend an und fügte noch hinzu: »Du hast nicht das Recht, alles für dich zu behalten.« Ich glaubte, nicht genug Material für ein Buch zu haben, das für andere Menschen wirklich nützlich sein konnte. Daraufhin begann Franklin mir Fragen zu stellen, was mich am meisten beeinflusst habe. Der Abend endete damit, dass wir lachten und weinten und gemeinsam eine Liste mit Empfehlungen aufstellten, die wir beide inzwischen für unser Leben wichtig fanden – auch Franklin, obwohl er nicht krank gewesen war. In den nächsten Tagen und Nächten ging mir die Buchidee nicht mehr aus dem Kopf. Wie schon bei vielen anderen Menschen, die das Glück hatten, Franklin kennenzulernen, hatte er auch bei mir eine Flamme entzündet, die bis heute brennt.

Sehr schnell suchte ich Rat bei drei Frauen, deren Namen ich nie ausspreche ohne den Zusatz »Sie ist großartig«. Ich kannte sie gut, hatte aber nie mit ihnen über meine Krankheit gesprochen. Ich nahm Kontakt zu Nicole Lattès auf, der Verlegerin meines ersten Buches, die ebenso intelligent wie herzlich ist. Auf meine mit einer Mischung aus Verlegenheit und Scham vorgebrachten unsicheren ersten Ideen für ein weiteres gemeinsames Projekt reagierte sie einfühlsam, freundlich und klug. Sie wusste genau, was sie tun musste, um all die verwirrenden Gefühle in ein Buch zu lenken. Nicole ist großartig.

Dann sprach ich mit meiner Agentin Susanna Lea, deren Charme und Taktgefühl mich zutiefst mit Vertrauen erfüllen und zugleich ermutigen. Wir skizzierten sehr bald einen Plan für den Inhalt des Buches und einen Zeitplan, der mir die Chance geben würde, mich ein Jahr fast ausschließlich dem Schreiben zu widmen. Susanna, ich kann dir gar nicht oft genug sagen, wie großartig du bist.

Und schließlich traf ich mich mit Ursula Gauthier, der französischen Journalistin, die ich am meisten bewundere, auf der sonnenüberfluteten Terrasse eines Pariser Cafés. Wir sprachen drei Stunden miteinander. Ich fragte sie, ob sie mich eine ganze Woche interviewen und mir helfen würde, die Erinnerungen an meine Erfahrung mit dem Krebs zusammenzutragen. Ich fragte sie auch, ob sie bereit wäre, das Manuskript zu betreuen, während ich daran schrieb. Das Thema war so schwierig für mich, dass ich mich ohne den Rückhalt ihrer Intelligenz und ihres Urteilsvermögens nicht daranwagen wollte. Zuerst meinte sie, sie habe zu viel zu tun und könne nicht noch einen neuen Auftrag übernehmen, aber am nächsten Tag rief sie an und sagte, sie werde mit Vergnügen alles andere liegen lassen, um mit mir an diesem Thema zu arbeiten. Ich freute mich riesig über diese Mitteilung. Ursula, ohne dich wäre dieses Buch nie entstanden. Ich habe es dir oft gesagt und jetzt schreibe ich es nieder: Du bist großartig!

Auch mein früherer Lektor Abel Gerschenfeld hat mich unterstützt. Als ich ihm von der Idee erzählte, war er sichtlich bewegt. Diese für ihn eher unübliche Reaktion war genau das, was ich brauchte, um mich zu überzeugen, dass mein Projekt einen Sinn hatte. Abel, auch wenn wir diesmal nicht zusammengearbeitet haben: Ich hatte beim Schreiben oft deine Ratschläge im Kopf.

In Logan in Utah, an den Hängen der Rocky Mountains, lebt eine Frau, die ihre ganze Energie der Aufgabe widmet, Krebs mit Ernährung zu bekämpfen. Die Heilpraktikerin Dr. Jeanne Wallace ist keine Ärztin und sie begleitet Patienten manchmal per Telefon und

E-Mail. Aber ihr enzyklopädisches Wissen über die biochemischen Mechanismen, die die Ausbreitung von Krebs fördern oder, im Gegenteil, stark hemmen können, hat mich beeindruckt, als ich sie 2001 bei einer Veranstaltung des National Institute of Health zum ersten Mal ihre Ergebnisse vortragen hörte. Wie die Forscher des NIH registrierten, lebten viele von den Patienten, die Jeanne betreute – während sie gleichzeitig eine schulmedizinische Behandlung erhielten –, viel länger, als man ursprünglich prognostiziert hatte. Seit damals folge ich selbst ihren Ratschlägen. Für viele zentrale Gedanken in diesem Buch stehe ich in ihrer Schuld – das gilt vor allem für ihre wissenschaftliche Analyse der Faktoren, die den »Nährboden« für Krebs bilden, und der Möglichkeiten, sie zu beeinflussen. Ich verdanke ihr wahrscheinlich auch zu einem großen Teil meine gute gesundheitliche Verfassung, die es mir ermöglicht hat, mit Lust an diesem Buch zu schreiben.

Unter all meinen Vorbildern, die mich mit ihren Ideen und ihrer Freundschaft inspiriert haben, möchte ich besonders Francine Shapiro danken, der Begründerin der EMDR-Therapie, die eine außergewöhnliche Kombination von Einfühlungsvermögen, Intelligenz und menschlicher Wärme in sich vereint; Michael Lerner (der in einem früheren Leben bestimmt mein älterer Bruder war) mit seinem hellsichtigen Blick auf den Einzelnen und die Gesellschaft; und Jon Kabat-Zinn, der in zahlreichen Krankenhäusern rund um die Welt die Achtsamkeitsmeditation eingeführt und einen enormen Beitrag zur Medizin und zum Wohlbefinden so vieler Menschen geleistet hat.

In Pittsburgh haben mich drei Menschen am meisten inspiriert und mir geholfen, seit ich begann, mich mit integrativer Medizin (der Integration von Schulmedizin und wissenschaftlich fundierten natürlichen Ansätzen) zu befassen: Emily Dorrance, die im Alter von 24 Jahren an einem rasch voranschreitenden Krebs und doch friedlich starb, und Emilys Eltern Susanne und Roy Dorrance. In ihrem Schmerz über den Verlust öffneten sie mir ihre Herzen. Sie teilten ihre spirituelle Stärke mit mir und respektierten dabei vollkommen meine anfängliche religiöse Ignoranz und zumindest zeitweilige mangelnde Sensibilität gegenüber religiösen Überzeugungen. Ich besitze ein Foto einer lächelnden Emily, das mir viel gegeben hat, als ich an der Reihe war, die Ängste und Schmerzen der Krankheit zu ertragen.

Mein Dank geht ferner an Michele Klein-Fedyshin, die Bibliothekarin des Shadyside Hospital in Pittsburgh. Wir hatten mehrere Male in der Woche Kontakt, als wir die Titel der 375 wissenschaftlichen Veröffentlichungen zusammentrugen, die in diesem Buch zitiert werden, und sprachen daneben auch über das Leben und die Erfahrungen anderer Krebspatienten, die zu ihr kamen, weil sie angesichts der schweren Entscheidungen, die sie treffen mussten, Informationen suchten.

Tohra Chalandon danke ich für ihre freundliche Unterstützung und intellektuelle Anregung, die ich sehr zu schätzen weiß. Bestimmte Schlüsselpassagen dieses Buches konnten nur geschrieben werden, weil sie selbstlos so viel Zeit aufgewendet hat, um im Internet schwierige – und zum Teil absichtlich verschlüsselte – Daten für mich zu recherchieren. Unsere langen sommerlichen Schwimmausflüge im Meer waren Augenblicke einfachen, reinen Glücks.

Ich danke dem Schauspieler Bernard Giraudeau, dass er so ehrlich und offen über seinen Krebs berichtet hat. Mit seinen Worten und seinem Verhalten hat er alle ermutigt, sich aktiv mit der Krankheit auseinanderzusetzen, mich eingeschlossen.

Mein Dank geht auch an Marie-France Gizard. Sie hatte vollkommen recht mit ihrem freundlichen Beharren, dass ich meine Gedanken über die Verbindung zwischen Körper und Geist bei Krebs vertiefen sollte. Sie wusste auch, wie sie mich dazu bringen konnte, bei der Beschreibung meiner eigenen seelischen Entwicklung sehr viel weiter zu gehen, als ich ursprünglich vorgehabt hatte. Ich weiß nicht, ob es für die Leser tatsächlich so hilfreich sein wird, wie sie meint, aber die Anstrengung war auf jeden Fall hilfreich für mich.

Ich möchte noch die Schlüsselpersonen aus Medizin und Forschung nennen, die trotz voller Terminkalender die Zeit gefunden haben, mich anzuhören und meine Fragen zu beantworten oder Kommentare zu früheren Fassungen des Manuskripts abzugeben. Für ihre freundlichen Bemühungen danke ich Annie Sasco, David Spiegel, Devra Lee Davis, Richard Béliveau, Denis Gingras, Bharat Aggarwal, Zheng Cui, Luciano Bernardi, Linda Carlson, Susan Lutgendorf, Alastair Cunningham, Pierre Weill, Jean-Claude Lefeuvre und Claude Aubert sowie die französischen Onkologen, mit denen ich fruchtbare Gespräche führte: Jean-Marie Andrieu, Bernard Asselain, Thierry Bouillet, Yvan Coscas, Jean-Marc Cosset und Moïse Namer. Ich danke ihnen sehr für alles, was dieses Buch an Richtigem enthält. Für alle Ideen, mit denen sie vielleicht nicht unbedingt übereinstimmen, übernehme ich bereitwillig die alleinige Verantwortung.

Meine eigenen Onkologen und Chirurgen haben mir das Leben gerettet und ich habe großen Respekt vor ihrer Leidenschaft für einen auf der menschlichen Ebene oft sehr schwierigen Beruf. Ich weiß die Offenheit zu schätzen, mit der sie sich auf meine Vorstellungen über meine Behandlung eingelassen haben, obwohl sie nicht immer mit den ihren übereinstimmten. Einige von ihnen haben mich sogar ermutigt, ausgetretene Wege zu verlassen, und ihre Unterstützung hat mir viel bedeutet. Mein Dank gilt außerdem Richard Fraser, L. Dade Lunsford, David Schiff, Cliff Schold, Franck Lieberman und Hideho Okada.

Die Geschichte, die ich hier erzähle, ist meine Geschichte, aber auch die der Mutter meines Sohnes. Wir haben uns sehr geliebt und dann auch viel gelitten, weil wechselseitiges Unverständnis die Oberhand gewann. Was immer auch seither geschehen ist, ich bin ihr dankbar, weil sie meinem Leben zu einem Zeitpunkt Halt gegeben hat, als ich Angst vor der Zukunft hatte, und unendlich dankbar bin ich ihr, dass sie unseren Sohn Sascha geboren hat und ihm so viel Liebe schenkt.

Schließlich möchte ich noch all die Menschen um mich herum erwähnen, die mich mit ihrer Liebe durch das ganze Projekt begleitet und bisweilen meine lange Abwesenheit hingenommen haben:

meine so großzügige wie zuverlässige Mutter Sabine mit ihren großartigen Einfällen; meine beiden Brüder Édouard (der mir zuerst von der Schlacht um Stalingrad erzählt hat) und Émile (von dem das Foto für das Cover stammt); meinen Sohn Sascha; die liebe und geduldige Gwenaëlle Briseul, die mir so viel Energie und Lachen geschenkt hat; meinen Onkel Jean-Louis und meine Tante Perla – Säulen der Weisheit und Gelassenheit; meine Cousine Florence, die so viel Charme und Vitalität ausstrahlt; meine Cousine Cathérine mit ihrer Stärke, ihrem Mut, ihrem Humor und ihrer Klugheit; meine Cousine Pascaline, die in mir den Wunsch geweckt hat, Arzt zu werden, als wir beide fünf waren; meinen Cousin Simon mit seiner Integrität – was haben wir zusammen gelacht in Oxford und Montréal; Tante Bernadette, die bedingungslose Beschützerin; die wunderbare Liliane, die seit 45 Jahren geschickt und zuverlässig unseren Haushalt managt; meine Assistentin Delphine Pécoul, die es geschafft hat, beinahe alle äußeren Verpflichtungen von mir fernzuhalten, während ich schrieb, und ohne die ich nichts, was ich beginne, so effizient erledigen könnte; meine Freundin Daniele Stern, mein Schutzengel in Pittsburgh und fast so etwas wie eine zweite Mutter; und dann natürlich Madeleine Chapsal, in deren Haus ich von Sommer bis Winter und dann wieder bis zum Sommer beinahe das ganze Buch geschrieben habe – es war einfach ein Vergnügen, mit ihr zusammen auf der Île de Ré zu sein. Ihre kluge Ermutigung, Unterstützung und Wärme haben bei mir die Lust am Schreiben geweckt und daran, meine Grenzen zu überschreiten.

Einige Freunde haben sich bereit erklärt, die frühesten Versionen zu lesen und mit mir zu besprechen. Ich habe sehr von ihrer Freundlichkeit profitiert. Mein Dank geht an Guy Sautai, Pauline Guillerd, Claudia und Anna Sénik, Randa Chahal, Pascal Berti, Christian Regouby, Francis Lambert, Christophe Béguin. Und ich danke Denis Lazat, mit dem ich seit der ersten Klasse am Gymnasium befreundet bin. Er war immer wie ein Bruder für mich, und er war der erste Vegetarier, den ich kennengelernt (und oft verspottet) habe.

Schließlich danke ich noch Anne Schofield-Guy, die ihr unerschöpfliches Wissen um die englische Sprache und ihr sicheres Empfinden, was richtig klingt und richtig *ist,* mit mir geteilt hat, für die englische Übersetzung.

Mein Vater starb, während ich an diesem Buch arbeitete. Er konnte es nicht mehr lesen. Doch er hat mich von Kindheit an ermutigt, hinter den Schein zu blicken und auf meine eigene Kraft zu vertrauen, und deshalb verdanke ich es ihm, dass ich diese wenig erforschten Wege erkunden konnte. Bei meiner morgendlichen Meditation spüre ich manchmal seine Gegenwart, besonders in schwierigen Augenblicken. Ich bin sicher, er wird da sein, wenn ich Stärke brauche, um diese Ideen weiter zu verfolgen.

Île de Ré, August 2007

Zitierte Literatur

Einleitung

1. Harach H. R., Franssila K. O., Wasenius V. M. (1985), »Occult papillary carcinoma of the thyroid. A ›normal‹ finding in Finland. A systematic autopsy study«. Cancer 56 (3): 531–538.
2. Black W. C., Welch H. G. (1993), »Advances in diagnostic imaging and overestimations of disease prevalence and the benefits of therapy«. New England Journal of Medicine 328 (17): 1237–1243.
3. Stewart B. W., Kleihues P. (Hg.) (2003), »World Cancer Report«. Lyon: WHO IARC Press.
4. Yatani R., Shiraishi T., Nakakuki K. et al. (1988), »Trends in frequency of latent prostate carcinoma in Japan from 1965–1979 to 1982–1986«. Journal of the National Cancer Institute 80 (9): 683–687.
5. Sorensen T. I. A, Nielsen G. G., Andersen P. K., Teasdale T. W. (1988), »Genetic and environmental influences on premature death in adult adoptees«. New England Journal of Medicine 318: 727–732.
6. Lichtenstein P., Holm N. V., Verkasalo P. K. et al. (2000), »Environmental and heritable factors in the causation of cancer – analyses of cohorts of twins from Sweden, Denmark, and Finland«. New England Journal of Medicine 343 (2): 78–85.

Kapitel 2: Wie entkommt man der Statistik?

1. Spiegel D. (1999), »A 43-year-old woman coping with cancer«. JAMA 282 (4): 371–378.
2. Van Baalen D. C., de Vries M. J., Gondrie M. T. (1987), Psycho-social correlates of »spontaneous« regression in cancer. Monografie, Abteilung für Allgemeine Pathologie, Medizinische Fakultät der Erasmus-Universität Rotterdam.
3. Ornish D., Weidner G., Fair W. R. et al. (2005), »Intensive lifestyle changes may affect the progression of prostate cancer«. Journal of Urology 174 (3): 1065–1069; Diskussion 9–70.

Kapitel 3: Gefahr und Chance

1. Tolstoi L. (2002), Der Tod des Iwan Iljitsch. Frankfurt am Main: Insel, 125 f.
2. Yalom I. (1989), Existentielle Psychotherapie. Köln: Edition Humanistische Psychologie, 50.

Kapitel 4: Die Schwächen des Krebses

1. Westcott R. (2002), »Can miracles happen?« British Medical Journal 325 (7363): 553.
2. Everson T. C. (1967), »Spontaneous regression of cancer«. Progress in Clinical Cancer 3: 79–95.
3. Cole W. H. (1981), »Efforts to explain spontaneous regression of cancer«. Journal of Surgical Oncology 17 (3): 201–209.
4. Challis G. B., Stam H. J. (1990), »The spontaneous regression of cancer. A review of cases from 1900 to 1987.« Acta Oncologica 29 (5): 545–550.
5. Bodey B., Bodey B. Jr., Siegel S. E. et al. (1998), »The spontaneous regression of neoplasms in mammals: possible mechanisms and their application in immunotherapy«. In Vivo 12 (1): 107–122.
6. Papac R. J. (1998), »Spontaneous regression of cancer: possible mechanisms«. In Vivo 12 (6): 571–578.
7. Van Baalen D. C., de Vries M. J., Gondrie M. T. (1987), Psycho-social correlates of »spontaneous« regression in cancer. Monografie, Abteilung für Allgemeine Pathologie, Medizinische Fakultät der Erasmus-Universität Rotterdam.
8. Cui Z., Willingham M. C., Alexander-Miller M. A. et al. (2003), »Spontaneous regression of advanced cancer: identification of a unique genetically determined, age-dependent trait in mice«. Proceedings of the National Academy of Sciences of the United States of America 100: 6682–6687.
9. Hicks A. M., Riedlinger G., Willingham M. C. et al. (2006), »Transferable anticancer innate immunity in spontaneous regression/complete resistance mice«. Proceedings of the National Academy of Sciences of the United States of America 103 (20): 7753–7758.
10. Trapani J. A., Smyth M. J. (2005), »Functional significance of the perforin/granzyme cell death pathway«. Nature Reviews Immunology 2: 735–747.
11. Voskoboinik I., Trapani J. A. (2006), »Addressing the mysteries of perforin function«. Immunology and Cell Biology 84: 66–71.
12. Whiteside T., Herberman R. B. (1990), »Characteristics of natural killer cells and lymphocyte-activated killer cells«. Immunol Allergy Clin North Am 10: 663–704.
13. Head J. F., Wang F., Elliott R. L., McCoy J. L. (1993), »Assessment of immunologic competence and host reactivity against tumor antigens in breast cancer patients. Prognostic value and rationale of immunotherapy development«. Annals of the New York Academy of Sciences 690: 340–342.
14. Levy S. M., Herberman R. B., Lippman M., D'Angelo T., Lee J. (1991), »Immunological and psychosocial predictors of disease recurrence in patients with early-stage breast cancer«. Behavioral Medicine 17 (2): 67–75.
15. Imai K., Matsuyama S., Miyake S., Suga K., Nakachi K. (2000), »Natural cyto-

toxic activity of peripheral-blood lymphocytes and cancer incidence: an 11-year follow-up study of a general population«. Lancet 356 (9244): 1795–1799.
16. Schantz S. P., Brown B. W., Lira E. et al. (1987), »Evidence for the role of natural immunity in the control of metastatic spread of head and neck cancer«. Cancer Immunology, Immunotherapy 25 (2): 141–148.
17. Herberman R. B. (2001), »Immunotherapy«. In: Lenhard R. J., Osteen R., Gansler T. (Hg.), Clinical Oncology. Atlanta: American Cancer Society: 215–223.
18. MacKie R. M., Reid R., Junor B. (2003), »Fatal melanoma transferred in a donated kidney 16 years after melanoma surgery«. New England Journal of Medicine 348 (6): 567 f.
19. Cui Z. (2003), »The winding road to the discovery of the SR/CR mice«. Cancer Immunity 3: 14.
20. Lutgendorf S. K., Sood A. K., Anderson B. et al. (2005), »Social support, psychological distress, and natural killer cell activity in ovarian cancer«. Journal of Clinical Oncology 23 (28): 7105–7113.
21. Levy S. M., Herberman R. B., Maluish A. M., Schlien B., Lippman M. (1985), »Prognostic risk assessment in primary breast cancer by behavioral and immunological parameters«. Health Psychology 4 (2): 99–113.
22. Dvorak H. F. (1986), »Tumors: wounds that do not heal. Similarities between tumor stroma generation and wound healing«. New England Journal of Medicine 315 (26): 1650–1659.
23. Balkwill F., Mantovani A. (2001), »Inflammation and cancer: back to Virchow?«. Lancet 357 (9255): 539–545.
24. Peek R. M. Jr., Mohla S., DuBois R. N. (2005), »Inflammation in the genesis and perpetuation of cancer: summary and recommendations from a national cancer institute-sponsored meeting«. Cancer Research 65 (19): 8583– 8586.
25. Huang M., Stolina M., Sharma S. et al. (1998), »Non-small cell lung cancer cyclooxygenase-2-dependent regulation of cytokine balance in lymphocytes and macrophages: up-regulation of interleukin 10 and down-regulation of interleukin 12 production«. Cancer Research 58 (6): 1208–1216.
26. Mantovani A., Bottazzi B., Colotta F., Sozzani S., Ruco L. (1992), »The origin and function of tumor-associated macrophages«. Immunology Today 13 (7): 265–270.
27. Baxevanis C. N., Reclos G. J., Gritzapis A. D., Dedousis G. V., Missitzis I., Papamichail M. (1993), »Elevated prostaglandin E2 production by monocytes is responsible for the depressed levels of natural killer and lymphokine-activated killer cell function in patients with breast cancer«. Cancer 72 (2): 491– 501.
28. Marx J. (2004), »Cancer research: Inflammation and cancer: the link grows stronger«. Science 306 (306): 5698–5966.
29. Wallace J. (2002), »Nutritional and Botanical Modulation of the Inflamma-

tory Cascade – Eicosanoids, Cyclooxygenases, and Lipoxygenases as an Adjunct in Cancer Therapy«. Integrative Cancer Therapies 1 (1): 7–37.
30. Crumley A. B. C., McMillan D. C., McKernan M., McDonald A. C., Stuart R. C. (2006), »Evaluation of an inflammation-based prognostic score in patients with inoperable gastro-oesophageal cancer«. British Journal of Cancer 94 (5): 637–641.
31. Al Murri A. M., Bartlett J. M. S., Canney P. A., Doughty J. C., Wilson C., McMillan D. C. (2006), »Evaluation of an inflammation-based prognostic score (GPS) in patients with metastatic breast cancer«. British Journal of Cancer 94 (2): 227–230.
32. Forrest L. M., McMillan D. C., McArdle C. S., Angerson W. J., Dunlop D. J. (2004), »Comparison of an inflammation-based prognostic score (GPS) with performance status (ECOG) in patients receiving platinum-based chemotherapy for inoperable non-small-cell lung cancer«. British Journal of Cancer 90 (9): 1704–1706.
33. Paillaud E., Bories P.-N., Aita S. L. et al. (2003), »Prognostic value of dietary intake and inflammation on survival in patients with advancet cancer: relationship with performance status, pain, and digestive disorders«. Nutr Cancer 45 (1): 30–35.
34. Harris R. E., Kasbari S., Farrar W. B. (1999), »Prospective study of nonsteroidal anti-inflammatory drugs and breast cancer«. Oncology Reports 6 (1): 71–73.
35. Nelson J. E., Harris R. E. (2000), »Inverse association of prostate cancer and non-steroidal anti-inflammatory drugs (NSAIDs): results of a case-control study«. Oncology Reports 7 (1): 169 f.
36. Thun M. J. (1996), »NSAID use and decreased risk of gastrointestinal cancers«. Gastroenterology Clinics of North America 25 (2): 333–348.
37. Karin M., Greten F. R. (2005), »NF-kappaB: linking inflammation and immunity to cancer development and progression«. Nature Reviews Immunology 5 (10): 749–759.
38. Calcagni E., Elenkov I. (2006), »Stress system activity, innate and T helper cytokines, and susceptibility to immune-related diseases«. Annals of the New York Academy of Sciences 1069: 62–76.
39. Glaser R. (2005), »Stress-associated immune dysregulation and its importance for human health: a personal history of psychoneuroimmunology«. Brain, Behavior, and Immunity 19 (1): 3–11.
40. Beevor A. (1999), Stalingrad. München: Bertelsmann.
41. Folkman J. (1996), »Fighting Cancer by Attacking Its Blood Supply«. Scientific American September: 150–154.
42. Folkman J. (1971), »Tumor angiogenesis: therapeutic implications«. New England Journal of Medicine 285 (21): 1182–1186.
43. Cancer Warrior. Nova Online, 2001 (Zugänglich unter http://www.pbs.org/wgbh/nova/cancer/program.html).

44. O'Reilly M. S., Holmgren L., Shing Y. et al. (1994), »Angiostatin: a novel angiogenesis inhibitor that mediates the suppression of metastases by a Lewis lung carcinoma«. Cell 79 (2): 315–328.
45. O'Reilly M. S., Holmgren L., Chen C., Folkman J. (1996), »Angiostatin induces and sustains dormancy of human primary tumors in mice«. Nature Medicine 2 (6): 689–692.
46. Rose D. P., Connolly J. M. (2000), »Regulation of tumor angiogenesis by dietary fatty acids and eicosanoids«. Nutr Cancer 37 (2): 119–127.
47. Béliveau R., Gingras D. (2007), Krebszellen mögen keine Himbeeren. Nahrungsmittel gegen Krebs. München: Kösel.
48. Béliveau R., Gingras D. (2004), »Green tea: prevention and treatment of cancer by nutraceuticals«. Lancet 364 (9439): 1021 f.
49. Ziche M., Jones J., Gullino P. M. (1982), »Role of prostaglandin E1 and copper in angiogenesis«. Journal of the National Cancer Institute 69 (2): 475–482.

Kapitel 6: Krebs und Umwelt

1. Dinse G. E., Umbach D. M., Sasco A. J., Hoel D. G., Davis D. L. (1999), »Unexplained increases in cancer incidence in the United States from 1975 to 1994: possible sentinel health indicators?«. Annual Review of Public Health 20: 173–209.
2. Institut National de Veille Sanitaire (2002), Estimations nationales: tendances de l'incidence et de la mortalité par cancer en France entre 1978 et 2000. Ministère de la Santé, de la famille et des personnes handicapées.
3. SEER (2006), Cancer incidence public use database.
4. McGrath K. G. (2003), »An earlier age of breast cancer diagnosis related to more frequent use of antiperspirants/deodorants and underarm shaving«. European Journal of Cancer Prevention 12 (6): 479–485.
5. Steliarova-Foucher E., Stiller C., Kaatsch P. et al. (2004), »Geographical patterns and time trends of cancer incidence and survival among children and adolescents in Europe since the 1970s (the ACCIS project): an epidemiological study«. Lancet 364 (9451): 2097–2105.
6. Post P. N., Stockton D., Davies T. W., Coebergh J. W. (1999), »Striking increase in incidence of prostate cancer in men aged < 60 years without improvement in prognosis«. British Journal of Cancer 79 (1): 13–17.
7. Ries L. A. G., Eisner M. P., Kosary C. L. et al. (2004), »SEER Cancer statistics review 1975–2001«. National Cancer Institute: Bethesda.
8. Ferlay J., Bray F., Piesci P., Parkin D. (Hg.) (2000), WHO International Agency for Research on Cancer (IARC), IARC Cancer Epidemiology Database. Globocan. Cancer Incidence, mortality and prevalence worldwide. Lyon: IARC Press.
9. King M.-C., Marks J. H., Mandell J. B., Gruppe NYBCS (2003), »Breast and

ovarian cancer risks due to inherited mutations in BRCA1 and BRCA2«. Science 302 (5645): 643–646.

10. Rosenberg C. E. (1962), The Cholera Years: The United States in 1832, 1849, and 1866. Chicago: University of Chicago Press.
11. Steingraber S. (1998), Living Downstream: A Scientist's personal investigation of cancer and the environment. New York: Vintage Books.
12. Davis D. L. (2007) The secret history of the war on cancer. New York: Basic Books.
13. Waterhouse J., Muir C., Shamnugaratnam K., Powell J. (Hg.) (1982), Cancer incidence in Five Continents. Bd. IV. Lyon: IARC-WHO.
14. Sasco A. J. (1989), »Migration et cancer«. Revue de Médecine Interne 10 (4): 341–348.
15. Stewart B. W., Kleihues P. (Hg.) (2003), World Cancer Report. Lyon: WHO IARC Press.
16. National Cancer Institute (2004). Executive Summary of Cancer Etiology. Think Tank Bethesda: National Cancer Institute.
17. Eaton S. B., Konner M. (1985), »Paleolithic nutrition. A consideration of its nature and current implications«. New England Journal of Medicine 312 (5): 283–289.
18. Cordain L., Eaton S., Sebastian A. et al. (2005), »Origins and evolution of the Western diet: health implications for the 21st century«. American Journal of Clinical Nutrition 81 (2): 341–354.
19. Grothey A., Voigt W., Schober C., Muller T., Dempke W., Schmoll H. J. (1999), »The role of insulin-like growth factor I and its receptor in cell growth, transformation, apoptosis, and chemoresistance in solid tumors«. Journal of Cancer Research and Clinical Oncology 125 (3–4): 166–173.
20. Long L., Navab R., Brodt P. (1998), »Regulation of the Mr 72,000 type IV collagenase by the type I insulin-like growth factor receptor«. Cancer Research 58 (15): 3243–3247.
21. Dunn S. E., Hardman R. A., Kari F. W., Barrett J. C. (1997), »Insulin-like growth factor 1 (IGF-1) alters drug sensitivity of HBL100 human breast cancer cells by inhibition of apoptosis induced by diverse anticancer drugs«. Cancer Research 57 (13): 2687–2693.
22. Cordain L., Lindeberg S., Hurtado M., Hill K., Eaton S. B., Brand-Miller J. (2002), »Acne vulgaris: a disease of Western civilization«. Archives of Dermatology 138 (12): 1584–1590.
23. Smith R., Mann N., Braue A., Varigos G. (2005), »The effect of a low glycemic load, high protein diet on hormonal markers of acne«. Asia Pacific Journal of Clinical Nutrition 14 (Suppl.): 43.
24. Smith R., Mann N., Braue A., Varigos G. (2005), »Low glycemic load, high protein diet lessens facial acne severity«. Asia Pacific Journal of Clinical Nutrition 14 (Suppl.): 97.

25. McMillan-Price J., Petocz P., Atkinson F. et al. (2006), »Comparison of 4 diets of varying glycemic load on weight loss and cardiovascular risk reduction in overweight and obese young adults: a randomized controlled trial«. Archives of Internal Medicine 166 (14): 1466–1475.
26. Santisteban G. A., Ely J. T., Hamel E. E. et al. (1985), »Glycemic modulation of tumor tolerance in a mouse model of breast cancer«. Biochemical and Biophysical Research Communications 132 (3): 1174–1179.
27. Weiderpass E., Gridley G., Persson I., Nyren O., Ekbom A., Adami H. O. (1997), »Risk of endometrial and breast cancer in patients with diabetes mellitus«. International Journal of Cancer 71 (3): 360–363.
28. Hankinson S. E., Willett W. C., Colditz G. A. et al. (1998), »Circulating concentrations of insulin-like growth factor-I and risk of breast cancer«. Lancet 351 (9113): 1393–1396.
29. Chan J. M., Stampfer M. J., Giovannucci E. et al. (1998), »Plasma insulin-like growth factor-I and prostate cancer risk: a prospective study«. Science 279 (5350): 563–566.
30. Chan J. M., Stampfer M. J., Ma J. et al. (2002), »Insulin-like growth factor-I (IGF-I) and IGF binding protein-3 as predictors of advanced-stage prostate cancer«. Journal of the National Cancer Institute 94 (14): 1099–1106.
31. Michaud D. S., Liu S., Giovannucci E., Willett W. C., Colditz G. A., Fuchs C. S. (2002), »Dietary sugar, glycemic load, and pancreatic cancer risk in a prospective study«. Journal of the National Cancer Institute 94 (17): 1293–1300.
32. Michaud D. S., Fuchs C. S., Liu S., Willett W. C., Colditz G. A., Giovannucci E. (2005), »Dietary glycemic load, carbohydrate, sugar, and colorectal cancer risk in men and women«. Cancer Epidemiology, Biomarkers and Prevention 14 (1): 138–147.
33. Franceschi S., Dal Maso L., Augustin L. et al. (2001), »Dietary glycemic load and colorectal cancer risk«. Annals of Oncology 12 (2): 173–178.
34. Augustin L. S. A., Polesel J., Bosetti C. et al. (2003), »Dietary glycemic index, glycemic load and ovarian cancer risk: a case-control study in Italy«. Annals of Oncology 14 (1): 78–84.
35. Collectif LaNutrition.fr. (2007), Le Régime IG minceur: comment perdre du poids en maîtrisant son sucre sanguin. Vergèze: Thierry Souccar Éditions.
36. Bouche C., Rizkalla S. W., Luo J. et al. (2002), »Five-week, low-glycemic index diet decreases total fat mass and improves plasma lipid profile in moderately overweigth nondiabetic men«. Diabetes Cares 25 (5): 822–828.
37. Heini A. F., Weinsier R. L. (1997), »Divergent trends in obesity and fat intake patterns: the American paradox«. American Journal of Medicine 102 (3): 259–264.
38. Willett W. C. (2002), »Dietary fat plays a major role in obesity: NO«. Obesity Reviews 3 (2): 59–68.
39. Weill P. (2007), Tous Gros Demain? Paris: Plon.

40. Ailhaud G., Guesnet P. (2004), »Fatty acid composition of fats is an early determinant of childhood obesity: a short review and an opinion«. Obesity Reviews 5 (1): 21–26.
41. Ailhaud G., Massiera F., Weill P., Legrand P., Alessandri J.-M., Guesnet P. (2006), »Temporal changes in dietary fats: role of n-6 polyunsaturated fatty acids in excessive adipose tissue development and relationship to obesity«. Progress in Lipid Research 45 (3): 203–236.
42. Weill P., Schmitt B., Chesneau G., Daniel N., Safraou F., Legrand P. (2002), »Effects of introducing linseed in livestock diet on blood fatty acid composition of consumers of animal products«. Annals of Nutrition and Metabolism 46 (5): 182–191.
43. Grass fed vs corn fed cattle and effects on milk and meat contents. 2006. (www.eatwild.com)
44. Simopoulos A. P. (2002), »The importance of the ratio of omega-6/omega-3 essential fatty acids«. Biomed Pharmacother 56 (8): 365–379.
45. Simopoulos A. P., Salem N. (1989), »Omega-3 fatty acids in eggs from range-fed Greek chickens«. New England Journal of Medicine 321 (20): 1412.
46. Ip C., Scimeca J. A., Thompson H. J. (1994), »Conjugated linoleic acid. A powerful anticarcinogen from animal fat sources«. Cancer 74 (3 Suppl.): 1050–1054.
47. Lavillonnière F., Chajes V., Martin J.-C., Sebedio J.-L., Lhuillery C., Bougnoux P. (2003), »Dietary purified cis-9,trans-11 conjugated linoleic acid isomer has anticarcinogenic properties in chemically induced mammary tumors in rats«. Nutr Cancer 45 (2): 190–194.
48. Bougnoux P., Barascu A., Jourdain M.-L. et al. (2005), »Acide linoléique conjugué et cancer du sein«. OCL 12 (1): 56–60.
49. Hauswirth C. B., Scheeder M. R. L., Beer J. H. (2004), »High omega-3 fatty acid content in alpine cheese: the basis for an alpine paradox«. Circulation 109 (1): 103–107.
50. Dubnov G., Berry E. M. (2003), »Omega-6/omega-3 fatty acid ratio: the Israeli paradox«. World Review of Nutrition and Dietetics 92: 81–91.
51. Hibbeln J., Lands W., Lamoreaux E. (2002), »Quantitative Changes in the Availability of Fats in the US Food Supply«. In: 5th Congress of the International Society for Study of Fatty Acids and Lipids 7.–11. Mai 2002, Montreal, S. 10.
52. Festa A., D'Agostino R., Jr., Howard G., Mykkanen L., Tracy R. P., Haffner S. M. (2000), »Chronic subclinical inflammation as part of the insulin resistance syndrome: the Insulin Resistance Atherosclerosis Study (IRAS)«. Circulation 102 (1): 42–47.
53. Fernandez-Real J. M., Broch M., Vendrell J., Ricart W. (2003), »Insulin resistance, inflammation, and serum Fatty Acid composition«. Diabetes Care 26 (5): 1362–1368.

54. Parkin D., Bay F., Ferlay J., Pisani P. (2005), »Global Cancer Statistics, 2002«. CA: A Cancer Journal for Clinicians 55: 74–108.
55. Maillard V., Bougnoux P., Ferrari P. et al. (2002), »N-3 and N-6 fatty acids in breast adipose tissue and relative risk of breast cancer in a case-control study in Tours, France«. International Journal of Cancer 98 (1): 78–83.
56. Pollan M. (2002), »Power Steer«. The New York Times Magazine, 31. März.
57. Pollan M. (2007), »Unhappy Meals«. New York Times Magazine, 28. Januar.
58. Pollan M. (2006), The Omnivore's Dilemma. New York: Penguin Press.
59. Cunnane S., Thomson L. U. (1995), Flaxseed in human nutrition. Champaign: AOCS.
60. Frassetto L. A., Todd K. M., Morris R. C. Jr., Sebastian A. (2000), »Worldwide incidence of hip fracture in elderly women: relation to consumption of animal and vegetable foods«. Journals of Gerontology Series A-Biological Sciences and Medical Sciences 55 (10): M585–592.
61. Plant J. (2006), Your life in your hands – Understanding, preventing and overcoming breast cancer. London: Virgin Books.
62. Ribeiro C. A. O., Vollaire Y., Sanchez-Chardi A., Roche H. (2005), »Bioaccumulation and the effects of organochlorine pesticides, PAH and heavy metals in the Eel (Anguilla anguilla) at the Camargue Nature Reserve, France«. Aquatic Toxicology 74 (1): 53–69.
63. Campagne Detox du WWF. World Wildlife Fund, 2005 (zugänglich unter www.panda.org/detox).
64. Centers for Disease Control (2005), Third National Report on Human Exposure to Environmental Chemicals. Atlanta: Centers for Disease Control and Prevention.
65. Davis D. L., Magee B. H. (1979), »Cancer and industrial chemical production«. Science 206 (4425): 1356.
66. Davis D. L. (2004), When smoke ran like water: Tales of environmental deception and the battle against pollution. New York: Basic Books.
67. Clapp R., Howe G., Lefevre J. (2005), Environmental and occupational causes of cancer: review of recent scientific literature. Lowell: University of Massachussets.
68. WWF-France (Hg.) (2006), Planète Attitude Santé. Paris: Seuil.
69. Belpomme D. (2005), »L'Appel de Paris«. In: Guérir du Cancer ou s'en Protéger. Paris: Fayard, 27–36.
70. Belpomme D., Irigaray P., Sasco A. et al. (2007), »The growing incidence of cancer: Role of lifestyle and screening detection«. International Journal of Oncology 30 (5): 1037–1049.
71. Irigaray P., Ogier V., Jacquenet S. et al. (2006), »Benzo[a]pyrene impairs beta-adrenergic stimulation of adipose tissue lipolysis and causes weight gain in mice. A novel molecular mechanism of toxicity for a common food pollutant«. FEBS Journal 273 (7): 1362–1372.

72. Davis D. L., Bradlow H. L., Wolff M. et al. (1993), »Medical hypothesis: xenooestrogens as preventable causes of breast cancer«. Environmental Health Perspectives 101 (5): 372–377.
73. Norat T., Bingham S., Ferrari P. et al. (2005), »Meat, fish, and colorectal cancer risk: the European Prospective Investigation into cancer and nutrition«. Journal of the National Cancer Institute 97 (12): 906–916.
74. Eikelenboom C. (1977), »Nachweis von polychlorierten Biphenylen in Milch«. Zeitschrift für Lebensmittel-Untersuchung und -Forschung 163 (4): 278.
75. Agence Française de Sécurité Sanitaire des Aliments (2005), Avis de l'Agence française de sécurité sanitaire des aliments relatif à l'évaluation de l'exposition de la population française aux dioxines, furanes et PCB de type dioxine. Agence Française de Sécurité Sanitaire des Aliments: Report Saisine Nr. 2005-SA-0372.
76. Kouba M. (2003), »Quality of organic animal products«. Lifestock Production Science 80: 33–40.
77. Observatoire des résidus et pesticides. 2006.
78. Hayes T., Haston K., Tsui M., Hoang A., Haeffele C., Vonk A. (2002), »Herbicides: feminization of male frogs in the wild«. Nature 419 (6910): 895 f.
79. Hayes T. B., Collins A., Lee M. et al. (2002), »Hermaphroditic, demasculinized frogs after exposure to the herbicide atrazine at low ecologically relevant doses«. Proceedings of the National Academy of Sciences of the United States of America 99 (8): 5476–5480.
80. Batistatou A., Stefanou D., Goussia A., Arkoumani E., Papavassiliou A. G., Agnantis N. J. (2004), »Estrogen receptor beta (ERbeta) is expressed in brain astrocytic tumors and declines with dedifferentiation of the neoplasm«. Journal of Cancer Research and Clinical Oncology 130 (7): 405–410.
81. Provost D., Gruber A., Lebailly P. et al. (2007), »Brain tumors and exposure to pesticides: a case-control study in southwestern France«. Occup Environ Med.
82. Curl C. L., Fenske R. A., Elgethun K. (2003), »Organophosphorus pesticide exposure of urban and suburban preschool children with organic and conventional diets«. Environmental Health Perspectives 111 (3): 377–382.
83. Pesticide Action Network North America (2004), Chemical Trespass Pesticides in Our Bodies and Corporate Accountability.
84. Aubert C. (1986), Présence de pesticides dans le lait maternel avec ou sans alimentation biologique. Paris.
85. Lu C., Toepel K., Irish R., Fenske R. A., Barr D. B., Bravo R. (2006), »Organic diets significantly lower children's dietary exposure to organophosphorus pesticides«. Environmental Health Perspectives 114 (2): 260–263.
86. Doll R., Peto R. (1981), »The causes of cancer: quantitative estimates of avoidable risks of cancer in the United States today«. Journal of the National Cancer Institute 66 (6): 1191–1308.

87. Wynder E. L., Graham E. A. (1950), »Tobacco smoking as a possible etiological factor in bronchogienic carcinoma«. JAMA 143: 329–336.
88. Sasco A. J., Secretan M. B., Straif K. (2004), »Tobacco smoking and cancer: a brief review of recent epidemiological evidence«. Lung Cancer 45, Suppl. 2: S3–9.
89. Pimentel D. (1997), Techniques for reducing pesticide use: economic and environmental benefits. Chichester: John Wiley and Sons.
90. Dupont G. (2006), »L'élevage contribue beaucoup au réchauffement climatique«. Le Monde 5. Dezember: Sect. 9.
91. Environmental Working Group (2006), The full list: 43 fruits and veggies (zugänglich unter www.ewg.org).

Kapitel 7: Lehren aus dem Rückfall

1. Baclesse F., Ennuyer A., Cheguillaume J. (1960), »May a simple tumorectomy followed by radiotherapy be performed in the case of mammary tumor?«. Journal de Radiologie, d'Electrologie et de Médecine Nucleaire 41: 137 ff.
2. Fisher B., Anderson S., Bryant J. et al. (2002), »Twenty-year follow-up of a randomized trial comparing total mastectomy, lumpectomy, and lumpectomy plus irradiation for the treatment of invasive breast cancer«. New England Journal of Medicine 347 (16): 1233–1241.

Kapitel 8: Die Antikrebs-Ernährung

1. Cao Y., Cao R. (1999), »Angiogenesis inhibited by drinking tea«. Nature 398 (6726): 381.
2. Béliveau R., Gingras D. (2007), Krebszellen mögen keine Himbeeren. Nahrungsmittel gegen Krebs. München: Kösel.
3. Campbell T. C. (2005), The China Study. Dallas: BenBella Books.
4. Fidler I. J. (2001), »Angiogenic heterogeneity: regulation of neoplastic angiogenesis by the organ microenvironment«. Journal of the National Cancer Institute 93 (14): 1040 f.
5. Fidler I. J. (1990), »Critical factors in the biology of human cancer metastasis: twenty-eighth G.H.A. Clowes memorial award lecture«. Cancer Research 50 (19): 6130–6138.
6. Paget S. (1889), »The distribution of secondary growths in cancer of the breast«. Lancet 1: 571–573.
7. Coussens L. M., Werb Z., Coussens L. M., Werb Z. (2002), »Inflammation and cancer«. Nature 420 (6917): 860–867.
8. Surh Y.-J. (2003), »Cancer chemoprevention with dietary phytochemicals«. Nature Reviews Cancer 3 (10): 768–780.
9. Jankun J., Selman S. H., Swiercz R., Skrzypczak-Jankun E. (1997), »Why drinking green tea could prevent cancer«. Nature 387 (6633): 561.

10. Demeule M., Annabi B., Michaud-Levesque J., Lamy S., Béliveau R. (2005), »Dietary prevention of cancer: Anticancer and antiangiogenic properties of green tea polyphenols«. Medicinal Chemistry Reviews-Online 2: 49–58.
11. McLaughlin N., Annabi B., Lachambre M.-P. et al. (2006), »Combined low dose ionizing radiation and green tea-derived epigallocatechin-3-gallate treatment induces human brain endothelial cells death«. Journal of Neuro-Oncology 80 (2): 111–121.
12. Zhou J.-R., Yu L., Zhong Y., Blackburn G. L. (2003), »Soy phytochemicals and tea bioactive components synergistically inhibit androgen-sensitive human prostate tumors in mice«. Journal of Nutrition 133 (2): 516–521.
13. Zhou J.-R., Yu L., Mai Z., Blackburn G. L. (2004), »Combined inhibition of estrogen-dependent human breast carcinoma by soy and tea bioactive components in mice«. International Journal of Cancer 108 (1): 8–14.
14. Wu A. H., Pike M. C., Stram D. O. (1999), »Meta-analysis: Dietary Fat Intake, Serum Estrogen Levels, and the Risk of Breast Cancer«. Journal of the National Cancer Institute 529–534.
15. Ravdin P. M., Cronin K. A., Howlader N. et al. (2007), »The decrease in breast-cancer incidence in 2003 in the United States«. New England Journal of Medicine 356 (16): 1670–1674.
16. Agence Française de Sécurité Sanitaire des Aliments (2005), Sécurité et bénéfices des phyto-estrogènes apportés par l'alimentation – Recommandations. Report Saisine Nr. 2002-SA-231.
17. Aggarwal B. B., Ichikawa H., Garodia P. et al. (2006), »From traditional Ayurvedic medicine to modern medicine: identification of therapeutic targets for suppression of inflammation and cancer«. Expert Opinion on Therapeutic Targets 10 (1): 87–118.
18. Ferlay J., Bray F., Piesci P., Parkin D., (Hg.) (2000), WHO International Agency for Research on Cancer (IARC), IARC Cancer Epidemiology Database. Globocan. Cancer Incidence, mortality and prevalence worldwide. Lyon: IARC Press.
19. Institute for Scientific Information (2005).
20. Shishodia S., Aggarwal B. B. (2002), »Nuclear factor-kappaB activation: a question of life or death«. Journal of Biochemistry and Molecular Biology 35 (1): 28–40.
21. Mehta K., Pantazis P., McQueen T., Aggarwal B. B. (1997), »Antiproliferative effect of curcumin (diferuloylmethane) against human breast tumor cell lines«. Anti-Cancer Drugs 8 (5): 470–481.
22. Aggarwal B. B., Shishodia S., Takada Y. et al. (2005), »Curcumin suppresses the paclitaxel-induced nuclear factor-kappaB pathway in breast cancer cells and inhibits lung metastasis of human breast cancer in nude mice«. Clinical Cancer Research 11 (20): 7490–7498.
23. Cheng A. L., Hsu C. H., Lin J. K. et al. (2001), »Phase I clinical trial of curcu-

min, a chemopreventive agent, in patients with high-risk or pre-malignant lesions«. Anticancer Research 21 (4B): 2895–2900.

24. Shoba G., Joy D., Joseph T., Majeed M., Rajendran R., Srinivas P. S. (1998), »Influence of piperine on the pharmacokinetics of curcumin in animals and human volunteers«. Planta Medica 64 (4): 353–356.
25. Gao X., Deeb D., Jiang H., Liu Y. B., Dulchavsky S. A., Gautam S. C. (2005), »Curcumin differentially sensitizes malignant glioma cells to TRAIL/Apo2L-mediated apoptosis through activation of procaspases and release of cytochrome c from mitochondria«. Journal of Experimental Therapeutics and Oncology 5 (1): 39–48.
26. Ooi V. E., Liu F. (2000), »Immunomodulation and anti-cancer activity of polysaccharide-protein complexes«. Current Medicinal Chemistry 7 (7): 715–729.
27. Kidd P. M. (2000), »The Use of Mushroom Glucans and Proteoglycans in Cancer Treatment«. Alternative Medicine Review 5 (1): 4–27.
28. Torisu M., Tayashi Y., Ishimitsu T. et al. (1999), »Significant Prolongation of disease-free period gained by oral polysaccharide K (PSK) administration after curative surgical operation of colorectal cancer«. Cancer Immunology Immunotherapy 31: 261–268.
29. Nakazato H., Koike A., Saji S., Ogawa N., Sakamoto J. (1994), »Efficacy of immunochemotherapy as adjuvant treatment after curative resection of gastric cancer«. Lancet 343: 1122–1126.
30. Hara M., Hanaoka T., Kobayashi M. et al. (2003), »Cruciferous vegetables, mushrooms, and gastrointestinal cancer risks in a multicenter, hospital-based case-control study in Japan«. Nutr Cancer 46 (2): 138–147.
31. Kikuchi Y., Kizawa I., Oomori K., Iwano,I., Kita T., Kato K. (1988), »Effects of PSK on interleukin-2 production by peripheral lymphocytes of patients with advanced ovarian carcinoma during chemotherapy«. Japanese Journal of Cancer Research 79 (1): 125–130.
32 Tsujitani S., Kakeji Y., Orita H. et al. (1992), »Postoperative adjuvant immunochemotherapy and infiltration of dendritic cells for patients with advanced gastric cancer«. Anticancer Research 12 (3): 645–648.
33. Kariya Y., Inoue N., Kihara T. et al. (1992), »Activation of human natural killer cells by the protein-bound polysaccharide PSK independently of interferon and interleukin 2«. Immunology Letters 31 (3): 241–245.
34. Mizutani Y., Yoshida O. (1991), »Activation by the protein-bound polysaccharide PSK (krestin) of cytotoxic lymphocytes that act on fresh autologous tumor cells and T24 human urinary bladder transitional carcinoma cell line in patients with urinary bladder cancer«. Journal of Urology 145 (5): 1082–1087.
35. Béliveau R., Gingras D. (2006), Cuisiner avec les aliments contre le cancer. Outremont: Éditions du Trécarré.

36. Labrecque L., Lamy S., Chapus A. et al. (2005), »Combined inhibition of PDGF and VEGF receptors by ellagic acid, a dietary-derived phenolic compound«. Carcinogenesis 26 (4): 821–826.
37. Hanausek M., Walaszek Z., Slaga T. J. (2003), »Detoxifying cancer causing agents to prevent cancer«. Integrative Cancer Therapies 2 (2): 139–144.
38. Seeram N., Adams L., Zhang Y. et al. (2006), »Blackberry, black raspberry, blueberry, cranberry, red raspberry, and strawberry extracts inhibit growth and stimulate apoptosis of human cancer cells in vitro«. Journal of Agriculture and Food Chemistry 2006; 54: 9329–9339.
39. Altman L. K. (2001), »New Drug Fights Second Kind of Cancer«. The New York Times, 14. Mai.
40. Folkman J., Kalluri R. (2004), »Cancer without disease«. Nature 427 (6977): 787.
41. Plouzek C. A., Ciolino H. P., Clarke R., Yeh G. C. (1999), »Inhibition of P-glycoprotein activity and reversal of multidrug resistance in vitro by rosemary extract«. European Journal of Cancer 35 (10): 1541–1545.
42. Yokoi K., Sasaki T., Bucana C. D. et al. (2005), »Simultaneous inhibition of EGFR, VEGFR, and platelet-derived growth factor receptor signaling combined with gemcitabine produces therapy of human pancreatic carcinoma and prolongs survival in an orthotopic nude mouse model«. Cancer Research 65 (22): 10371–10380.
43. Ramesha A., Rao N., Rao A. R., Jannu L. N., Hussain S. P. (1990), »Chemoprevention of 7,12-dimethylbenz[a]anthracene-induced mammary carcinogenesis in rat by the combined actions of selenium, magnesium, ascorbic acid and retinyl acetate«. Japanese Journal of Cancer Research 81 (12): 1239–1246.
44. Lamy S., Bédard V., Moghrabi A., Barrette S., Béliveau R. (eingereicht), »The dietary flavonols apigenin and luteolin inhibit PDGF-dependent vascular smooth muscle cell migration«. Cancer Research.
45. Smith R. (2004), »›Let food by thy medicine …‹«. British Medical Journal 328.
46. DeVita V. T., Rosenberg S. A., Hellman S. (Hg.) (2005), Cancer: Principles and Practice of Oncology. 7. Aufl. Philadelphia: Lippincott Williams and Wilkins.
47. American Cancer Society (2006), Nutrition for the Person with Cancer during Treatment – A guide for patients and families.
48. Cordain L., Eaton S., Sebastian A. et al. (2005), »Origins and evolution of the Western diet: health implications for the 21st century«. American Journal of Clinical Nutrition 81 (2): 341–354.
49. O'Keefe J. J., Cordain L. (2004), »Cardiovascular disease resulting from a diet and lifestyle at odds with our Paleolithic genome: how to become a 21st-century hunter-gatherer«. Mayo Clinic Proceedings 79 (1): 101–108.
50. Knoops K. T. B., de Groot L., Kromhout D. et al. (2004), »Mediterranean Diet, Lifestyle Factors, and 10-Year Mortality in Elderly European Men and Women – The HALE Project«. JAMA 292: 1433–1439.
51. de Lorgeril M., Salen P., Martin J. L., Monjaud I., Delaye J., Mamelle N. (1999),

»Mediterranean diet, traditional risk factors, and the rate of cardiovascular complications after myocardial infarction: final report of the Lyon Diet Heart Study«. Circulation 99 (6): 779–785.
52. Kris-Etherton P., Eckel R. H., Howard B. V., St Jeor S., Bazzarre T. L. (2001), »AHA Science Advisory: Lyon Diet Heart Study. Benefits of a Mediterranean-style, National Cholesterol Education Program/American Heart Association Step I Dietary Pattern on Cardiovascular Disease«. Circulation 103 (13): 1823 ff.
53. Renaud S., de Lorgeril M., Delaye J. et al. (1995), »Cretan Mediterranean diet for prevention of coronary heart disease«. American Journal of Clinical Nutrition 61 (6 Suppl.): 1360 S–1367 S.
54. Pollan M. (2007), »Unhappy Meals«. New York Times Magazine 28. Januar.
55. Kikuzaki H., Nakatani N. (1993), »Antioxidant effects of some ginger constituents«. Journal of food science 58 (6): 1407–1410.
56. Zhou H.-Y., Shen J.-K., Hou J.-S., Qiu Y.-M., Luo Q.-Z. (2003), [»Experimental study on apoptosis induced by elemene in glioma cells«]. Aizheng 22 (9): 959–963.
57. Jaga K., Duvvi H. (2001), »Risk reduction for DDT toxicity and carcinogenesis through dietary modification«. Journal of the Royal Society of Health 121 (2): 107–113.
58. Cover C. M., Hsieh S. J., Cram E. J. et al. (1999), »Indole-3-carbinol and tamoxifen cooperate to arrest the cell cycle of MCF-7 human breast cancer cells«. Cancer Research 59 (6): 1244–1251.
59. Gamet-Payrastre L., Li P., Lumeau S. et al. (2000), »Sulforaphane, a Naturally Occurring Isothiocyanate, Induces Cell Cycle Arrest and Apoptosis in HT29 Human Colon Cancer Cells«. Cancer Research 60 (5): 1426–1433.
60. Ingram D. (1994), »Diet and subsequent survival in women with breast cancer«. British Journal of Cancer 69 (3): 592–595.
61. Chan J. M., Holick C. N., Leitzmann M. F. et al. (2006), »Diet after diagnosis and the risk of prostate cancer progression, recurrence, and death (United States)«. Cancer Causes and Control 17 (2): 199–208.
62. Maruyama H., Tamauchi H., Hashimoto M., Nakano T. (2003), »Antitumor activity and immune response of Mekabu fucoidan extracted from Sporophyll of Undaria pinnatifida«. In Vivo 17 (3): 245–249.
63. Shimizu J. et al. (2005), »Proportion of murine cytotoxic T cells is increased by high moelcular-weight fucoidan extracted from Okinawa mozuku (Cladosiphon okamuranus)«. Journal of Health Sciences 51: 394–397.
64. Norat T., Bingham S., Ferrari P. et al. (2005), »Meat, fish, and colorectal cancer risk: the European Prospective Investigation into cancer and nutrition«. Journal of the National Cancer Institute 97 (12): 906–916.
65. Gago-Dominguez M., Yuan J., Sun C., Lee H., Yu M. (2003) »Opposing effects of dietary n-3- and n-6 fatty acids on mammary carcinogenesis: The Singapore Chinese Health Study«. British Journal of Cancer 89 (9): 1686–1692.

66. Goodstine S. L., Zheng T., Holford T. R. et al. (2003), »Dietary (n-3)/(n-6) fatty acid ratio: possible relationship to premenopausal but not postmenopausal breast cancer risk in U.S. women«. Journal of Nutrition 133 (5): 1409–1414.
67. Leitzmann M., Stampfer M., Michaud D. et al. (2004), »Dietary intake of n-3 and n-6 fatty acids and the risk of prostate cancer«. American Journal of Clinical Nutrition 80: 204–216.
68. Hedelin M. (2006), »Association of frequent consumption of fatty fish with prostate cancer risk is modified by COX-2 polymorphism«. International Journal of Cancer 120 (2): 398–405.
69. Terry P., Wolk A., Vainio H., Weiderpass E. (2002), »Fatty fish consumption lowers the risk of endometrial cancer: a nationwide case-control study in Sweden«. Cancer Epidemiology, Biomarkers and Prevention 11 (1): 143–145.
70. Terry P., Lichtenstein P., Feychting M., Ahlbom A., Wolk A. (2001), »Fatty fish consumption and risk of prostate cancer«. Lancet 357 (9270): 1764 ff.
71. Hooper L. Thompson R., Harrison R. et al. (2006), »Risks and benefits of omega 3 fats for mortality, cardiovascular disease, and cancer: systematic review«. British Medical Journal 332: 752–760.
72. MacLean C. H., Newberry S. J., Mojica W. A. et al. (2006), »Effects of omega-3 fatty acids on cancer risk: a systematic review«. JAMA 295 (4): 403–415.
73. Rayman M. P. (2000), »The importance of selenium to human health«. Lancet 356 (9225): 233–241.
74. Kiremidjian-Schumacher L., Roy M., Wishe H. I., Cohen M. W., Stotzky G. (1994), »Supplementation with selenium and human immune cell functions. II. Effect on cytotoxic lymphocytes and natural killer cells«. Biological Trace Element Research 41 (1–2): 115–127.
75. Lappe J. M., Travers-Gustafson K., Davies K. M., Recker R. R., Heaney R. P. (2007), »Vitamin D and calcium supplementation reduces cancer risk: results of a randomized trial«. American Journal of Clinical Nutrition 85: 1586–1591.
76. Canadian Cancer Society (2007), La Société canadienne du cancer annonce ses recommandation concernant la vitamine D. www.cancer.ca
77. Wollowski I., Rechkemmer G., Pool-Zobel B. L. (2001), »Protective role of probiotics and prebiotics in colon cancer«. American Journal of Clinical Nutrition 73 (2): 451 S–455 S.
78. Taraphdar A. K., Roy M., Bhattacharya R. K. (2001), »Natural products as inducers of apoptosis: Implication for cancer therapy and prevention«. Current Science 80: 1387–1396.
79. Rooprai H. K., Kandanearatchi A., Maidment S. L. et al. (2001), »Evaluation of the effects of swainsonine, captopril, tangeretin and nobiletin on the biological behaviour of brain tumour cells in vitro«. Neuropathology and Applied Neurobiology 27 (1): 29–39.
80. Pantuck A. J. (2005), »Phase-II Study of Pomegranate Juice for Men with

Prostate Cancer and Increasing PSA«. In: American Urological Association Annual Meeting. San Antonio.

81. Manna S. K., Mukhopadhyay A., Aggarwal B. B. (2000), »Resveratrol Suppresses TNF-Induced Activation of Nuclear Transcription Factors NF-{kappa}B, Activator Protein-1, and Apoptosis: Potential Role of Reactive Oxygen Intermediates and Lipid Peroxidation«. Journal of Immunology 164 (12): 6509–6519.
82. Kaeberlein M., McDonagh T., Heltweg B. et al. (2005), »Substrate-specific Activation of Sirtuins by Resveratrol«. Journal of Biological Chemistry 280 (17): 17038–17045.
83. Agricultural Research Service (2002), USDA National Nutrient Database for Standard Reference, Release 15. Nutrient Data Laboratory Home Page, http://www.nal.usda.gov/fnic/foodcomp.
84. Kris-Etherton P. M., Harris W. S., Appel L. J. (2002), »Fish consumption, fish oil, omega-3 fatty acids, and cardiovascular disease«. Circulation 106 (21): 2747–2757.

Kapitel 9: Die Antikrebs-Psyche

1. Baghurst K. I., Baghurst P. A., Record S. J. (1992), »Public perceptions of the role of dietary and other environmental factors in cancer causation or prevention«. Journal of Epidemiology and Community Health 46: 120–126.
2. Lerner M. (2000), Krebs – Wege zur Heilung. Alle wichtigen Therapien von der Naturheilkunde bis zur Schulmedizin. München, Zürich: Piper.
3. Antoni M. H., Lutgendorf S. K., Cole S. W. et al. (2006), »The influence of bio-behavioural factors on tumour biology: pathways and mechanisms«. Nature Reviews Cancer 6 (3): 240–248.
4. Temoshok L. (1985), »Biopsychosocial studies on cutaneous malignant melanoma: psychosocial factors associated with prognostic indicators, progression, psychophysiology and tumor-host response«. Social Science and Medicine 20 (8): 833–840.
5. Temoshok L. (1987), »Personality, coping style, emotion and cancer: towards an integrative model«. Cancer Surveys 6 (3): 545–567.
6. Simonton C. O., Matthews-Simonton S., Creighton J. (1990), Guérir envers et contre tout. Paris: Desclée de Brouwer.
7. LeShan L. (2006), Diagnose Krebs. Wendepunkt und Neubeginn. Stuttgart: Klett-Cotta.
8. Gawler I. (2001), You can conquer cancer – Prevention and Treatment. (Deutsche bearbeitete Ausgabe einer früheren Auflage: Krebs – ein Signal der Seele? Vorbeugen und Heilen ist möglich. München: Erd 1985.)
9. Laplanche J., Pontalis J. B. (2002), Das Vokabular der Psychoanalyse. 16. Aufl. Frankfurt am Main: Suhrkamp.

10. Pace T. T., Mletzko T., Alagbe O. et al. (2006), »Increased stress-induced inflammatory responses in male patients with major depression and increased early life stress«. American Journal of Psychiatry 163 (9): 1630–1633.
11. Visintainer M. A., Volpicelli J. R., Seligman M. E. P. (1982), »Tumor rejection in rats after inescepable or escapable shock«. Science 216: 437 ff.
12. Meares A. (1978), »Regression of osteogenic sarcoma metastases associated with intensive meditation«. Medical Journal of Australia 2 (9): 433.
13. Spiegel D., Bloom J. R. (1983), »Group therapy and hypnosis reduce metastatic breast carcinoma pain«. Psychosomatic Medicine 45 (4): 333–339.
14. Spiegel D., Bloom J. R., Yalom I. (1981), »Group support for patients with metastatic cancer. A randomized outcome study«. Archives of General Psychiatry 38 (5): 527–533.
15. Scott J. (1989), »Study Says Cancer Survival Rises with Group Therapy«. The Los Angeles Times, 11. Mai.
16. McCorkle R., Strumpf N. E., Nuamah I. F. et al. (2000), »A specialized home care intervention improves survival among older post-surgical cancer patients«. Journal of the American Geriatrics Society 48 (12): 1707–1713.
17. Kuchler T., Henne-Bruns D., Rappat S. et al. (1999), »Impact of psychotherapeutic support on gastrointestinal cancer patients undergoing surgery: survival results of a trial«. Hepato-Gastroenterology 46 (25): 322–335.
18. Richardson J. L., Shelton D. R., Krailo M., Levine A. M. (1990), »The effect of compliance with treatment on survival among patients with hematologic malignancies«. Journal of Clinical Oncology 8 (2): 356–364.
19. Fawzy F. I., Canada A. L., Fawzy N. W. (2003), »Malignant melanoma: effects of a brief, structured psychiatric intervention on survival and recurrence at 10-year follow-up«. Archives of General Psychiatry 60 (1): 100–103.
20. Linn M. W., Linn B. S., Harris R. (1982), »Effects of counseling for late stage cancer patients«. Cancer 49 (5): 1048–1055.
21. Goodwin P. J., Leszcz M., Ennis M. et al. (2001), »The effect of group psychosocial support on survival in metastatic breast cancer«. New England Journal of Medicine 345 (24): 1719–1726.
22. Edelman S., Lemon J., Bell D. R., Kidman A. D. (1999), »Effects of group CBT on the survival time of patients with metastatic breast cancer«. Psycho-Oncology 8 (6): 474–481.
23. Ilnyckyj A., Farber J., Chang M., Weinerman B. (1994), »A randomized controlled trial of psychotherapeutic intervention in cancer patients«. Ann R Coll Physicians Surg Can 27: 93–96.
24. Cunningham A. J., Edmonds C. V., Jenkins G. P., Pollack H., Lockwood G. A., Warr D. (1998), »A randomized controlled trial of the effects of group psychological therapy on survival in women with metastatic breast cancer«. Psycho-Oncology 7 (6): 508–517.
25. Kissane D. W., Love A., Hatton A. et al. (2004), »Effect of Cognitive-Existen-

tial Group Therapy on Survival in Early-Stage Breast Cancer«. Journal of Clinical Oncology 22 (21): 4255–4260.
26. Spiegel D., Butler L. D., Giese-Davis J. et al. (2007, im Druck), »Effects of Psychosocial Treatment on Breast Cancer Survival«. Cancer.
27. Moyers B. (1993), Healing and the Mind. Public Broadcasting System.
28. Black P. H. (2003), »The inflammatory response is an integral part of the stress response: Implications for atherosclerosis, insulin resistance., type II diabetes and metabolic syndrome X«. Brain, Behavior, and Immunity 17 (5): 350–364.
29. Pert C. B., Dreher H. E., Ruff M. R. (1998), »The psychosomatic network: foundations of mind-body medicine«. Alternative Therapies in Health and Medicine 4 (4): 30–41.
30. Pert C. B. (2001), Moleküle der Gefühle. Körper, Geist und Emotionen. Reinbek bei Hamburg: Rowohlt.
31. Levy S. M., Herberman R. B., Lippman M., D'Angelo T., Lee J. (1991), »Immunological and psychosocial predictors of disease recurrence in patients with early-stage breast cancer«. Behavioral Medicine 17 (2): 67–75.
32. Levy S. M., Herberman R. B., Maluish A. M., Schlien B., Lippman M. (1985), »Prognostic risk assessment in primary breast cancer by behavioral and immunological parameters«. Health Psychology 4 (2): 99–113.
33. Imai K., Matsuyama S., Miyake S., Suga K., Nakachi K. (2000), »Natural cytotoxic activity of peripheral-blood lymphocytes and cancer incidence: an 11-year follow-up study of a general population«. Lancet 356 (9244): 1795–1799.
34. Imai K., Nakachi K. (2001), »Personality types, lifestyle, and sensitivity to mental stress in association with NK activity«. International Journal of Hygiene and Environmental Health 204 (1): 67–73.
35. Levy S., Herberman R., Lippman M., d'Angelo T. (1987), »Correlation of stress factors with sustained depression of natural killer cell activity and predicted prognosis in patients with breast cancer«. Journal of Clinical Oncology 5 (3): 348–353.
36. Lutgendorf S. K., Sood A. K., Anderson B. et al. (2005), »Social support, psychological distress, and natural killer cell activity in ovarian cancer«. Journal of Clinical Oncology 23 (28): 7105–7113.
37. Lillberg K., Verkasalo P. K., Kaprio J., Teppo L., Helenius H., Koskenvuo M. (2003), »Stressful life events and risk of breast cancer in 10,808 women: a cohort study«. American Journal of Epidemiology 157: 415–423.
38. Price M. A., Tennant C. C., Butow P. N. et al. (2001), »The role of psychosocial factors in the development of breast carcinoma: Part II. Life event stressors, social support, defense style, and emotional control and their interactions«. Cancer 91 (4): 686–697.
39. Bartrop R. W., Luckhurst E., Lazarus L., Kiloh L. G., Penny R. (1977), »Depressed lymphocyte function after bereavement«. Lancet 1 (8016): 834–836.

40. Ironson G., Wynings C., Schneiderman N. et al. (1997), »Posttraumatic stress symptoms, intrusive thoughts, loss, and immune function after Hurricane Andrew«. Psychosomatic Medicine 59 (2): 128–141.
41. Irwin M., Daniels M., Risch S. C., Bloom E., Weiner H. (1988), »Plasma cortisol and natural killer cell activity during bereavement«. Biological Psychiatry 24 (2): 173–178.
42. Weisberg R. B., Bruce S. E., Machan J. T., Kessler R. C., Culpepper L., Keller M. B. (2002), »Nonpsychiatric illness among primary care patients with trauma histories and posttraumatic stress disorder«. Psychiatric Services 53 (7): 848–854.
43. Dong M., Giles W. H., Felitti V. J. et al. (2004), »Insights into causal pathways for ischemic heart disease: adverse childhood experiences study«. Circulation 110 (13): 1761–1766.
44. Dew M., Kormos R., Roth L., Murali S., DiMartini A., Griffith B. (1999), »Early post-transplant medical compliance and mental health predict physical morbidity and mortality 1–3 years after heart transplantation«. Journal of Heart and Lung Transplantation 18: 549–562.
45. Felitti V., Anda R. et al. (1998), »Relationship of Childhood Abuse and Household Dysfunction to Many of the Leading Causes of Dealth in Adults«. American Journal of Preventive Medecine 14: 245–258.
46. Expertise Collective INSERM, Canceil O., Cottraux J. et al. (2004), Psychothérapie: Trois approches évaluées. Synthèse. Paris: Institut National de la Santé et de la Recherche Médicale France, 28. Februar.
47. American Psychiatric Association (2004), Guidelines for the Psychiatric Treatment of Acute Stress Disorder and Posttraumatic Stress Disorder. Washington.
48. Bradley R., Greene J., Russ E., Dutra L., Westen D. (2005), »A multidimensional meta-analysis of psychotherapy for PTSD«. American Journal of Psychiatry 162: 214–227.
49. Bisson J. I., Ehlers A., Matthews R., Pilling S., Richards D., Turner S. (2007), »Psychological treatments for chronic post-traumatic stress disorder: Systematic review and meta-analysis«. British Journal of Psychiatry 190: 97–104.
50. Reiche E. M. V., Nunes S. O. V., Morimoto H. K. (2004), »Stress, depression, the immune system, and cancer«. Lancet Oncology 5 (10): 617–625.
51. Petrie K., Booth R., Pennebaker J., Davidson K., Thomas M. (1995), »Disclosure of trauma and immune response to hepatits B vaccination program«. Journal of Consulting and Clinical Psychology 63: 787–792.
52. Solomon S., Gerrity E. T., Muff A. M. (1992), »Efficacy of treatments for posttraumatic stress disorder«. JAMA 268: 633–638.
53. Brady K., Pearlstein T., Asnis G. et al. (2000), »Efficacy and safety of sertraline treatment of posttraumatic stress disorder«. JAMA 283: 1837–1844.
54. Davidson J. R. T., Rothbaum B. O., Van Der Kolk B., Sikes C. R., Farfel G. M.

(2001), »Multicenter, double-blind comparison of sertraline and placebo in the treatment of posttraumatic stress disorder«. Archives of General Psychiatry 58: 485–492.
55. Asnis G. M., Kohn S. R., Henderson M., Brown N. L. (2004), »SSRIs versus non-SSRIs in post-traumatic stress disorder: an update with recommendations«. Drugs 64 (4): 383–404.
56. Van Etten M. L., Taylor S. (1998), »Comparative Efficacy of Treatments for Post-Traumatic Stress Disorder: A Meta-Analysis«. Clinical Psychology and Psychotherapy 5: 126–144.
57. Maxfield L., Hyer L. A. (2002), »The relationship between efficacy and methodology in studies investigating EMDR treatment of PTSD«. Journal of Clinical Psychology 58: 23–41.
58. Sack M., Lempa W., Lamprecht F. (2001), »Study quality and effect-sizes – a meta-analysis of EMDR-treatment for posttraumatic stress disorder«. Psychotherapie, Psychosomatik, Medizinische Psychologie 51 (9–10): 350–355.
59. Davidson P. R., Parker K. C. H. (2001), »Eye movement desensitization and reprocessing (EMDR): A meta-analysis«. Journal of Consulting and Clinical Psychology 69: 305–316.
60. van der Kolk BA., Spinazzola J., Blaustein M. et al. (2007), »A randomized clinical trial of EMDR, Fluoxetine and Pill Placebo in the treatment of PTSD: treatment effects and long-term maintenance«. Journal of Clinical Psychiatry 68: 37–46.
61. Fine M., Stone R., Singer D. et al. (1999), »Processes and outcomes of care for patients with community-acquired pneumonia«. Archives of Internal Medicine 159: 970–980.
62. Kübler-Ross E. (1973), Interviews mit Sterbenden. Stuttgart: Kreuz-Verlag.
63. Shapiro F. (2007), Manuel d'EMDR (Intégration neuro-émotionnelle par les mouvements oculaires) – principes, protocoles, procédures. Paris: Dunod.
64. Stickgold R. (2002), »EMDR: A putative neurobiological mechanism«. Journal of Clinical Psychology 58: 61–75.
65. Armour J. A., Ardell J. (1994), Neurocardiology. New York: Oxford University Press.
66. Armour J. A., Kember G. C. (Hg.) (2004), Cardiac sensory neurons. New York: Oxford University Press.
67. Gershon M. D. (1999), »The enteric nervous system: a second brain«. Hospital Practice (Office Edition) 34 (7): 31–32, 5–8, 41–42 passim.
68. Damasio A. (2006), Ich fühle, also bin ich. Die Entschlüsselung des Bewusstseins. 6. Aufl. München: List.
69. Damasio A. (2007), Der Spinoza-Effekt. Wie Gefühle unser Leben bestimmen. 4. Aufl. Berlin: List.
70. Servan-Schreiber D. (2004), Die Neue Medizin der Emotionen. Stress, Angst, Depression: Gesund werden ohne Medikamente, München: Antje Kunstmann.

71. Kabat-Zinn J. (2006), Zur Besinnung kommen. Die Weisheit der Sinne und der Sinn der Achtsamkeit in einer aus den Fugen geratenen Welt. Freiamt: Arbor.
72. Rinpoche S. (2004), Das tibetische Buch vom Leben und vom Sterben. Frankfurt am Main: Fischer.
73. Dekker J., Schouten E., Klootwijk P., Pool J., Swenne C., Kromhout D. (1997), »Heart rate variability from short term electrocardiographic recordings predicts mortality from all causes in middle-aged and elderly men. The Zutphen Study«. American Journal of Epidemiology 145 (10): 899–908.
74. Tsuji H., Venditti F., Manders E. et al. (1994), »Reduced heart rate variability and mortality risk in an elderly cohort. The Framingham Heart Study«. Circulation 90 (2): 878–883.
75. Bernardi L., Sleight P., Bandinelli G. et al. (2001), »Effect of rosary prayer and yoga mantras on autonomic cardiovascular rhythms: comparative study«. British Medical Journal 323: 1446–1449.
76. Thayer J. F., Sternberg E. (2006), »Beyond heart rate variability: Vagal Regulation of Allostatic Systems«. Annals of the New York Academy of Sciences 1088: 361–372.
77. Umetani K., Singer D., McCraty R., Atkinson M. (1999), »Twenty-four hour time domain heart rate variability and heart rate: relations to age and gender over nine decades«. Journal of the American College of Cardiology 31 (3): 593–601.
78. Lutz A., Greischar L., Rawlings N., Ricard M., Davidson R. (2004), »Long-term meditators self-induce high-amplitude gamma synchrony during mental practice«. Proceedings of the National Academy of Sciences 101: 16369–16373.
79. Davidson R. J., Kabat-Zinn J., Schumacher J. et al. (2003), »Alterations in brain and immune function produced by mindfulness meditation«. Psychosomatic Medicine 65 (4): 564–570.
80. Rosenkranz M. A., Jackson D. C., Dalton K. M. et al. (2003), »Affective style and in vivo immune response: neurobehavioral mechanisms«. Proceedings of the National Academy of Sciences 100: 11148–11152.
81. Gruzelier J., Burgess A., Baldewig T. et al. (1996), »Prospective associations between lateralized brain function and immunte status in HIV infection: analysis of EEG, cognition and mood over 30 months«. International Journal of Psychophysiology 23: 215–224.
82. Kiecolt-Glaser J. K., Glaser R., Williger D. et al. (1985), »Psychosocial enhancement of immunocompetence in a geriatric population«. Health Psychology 4 (1): 25–41.

Kapitel 10: Der Angst die Spitze nehmen

1. Peck M. S. (2004), Further Along the Road Less Travelled: Going to Omaha – The Issue of Death and Meaning. New York: Simon and Schuster Audio.
2. Nuland S. B. (2007), Wie wir sterben, München: Knaur.
3. Johanson G. A. (1994), Physician's handbook of symptom relief in terminal care. Sonoma County: Home Hospice of Sonoma County.
4. Frankl V. E. (2005), Découvrir un sens à sa vie. Montréal: Editions de l'Homme.
5. Ring K. (1985), Heading toward omega: In search of the meaning of the near-death experience. New York: Morrow.
6. Van Lommel P., van Wees R., Meyers V., Elfferich I. (2001) »Near-death experience in survivors of cardiac arrest: a prospective study in the Netherlands«. Lancet 358 (9298): 2039–2045.
7. Rinpoche S. (2004), Das tibetische Buch vom Leben und vom Sterben. Frankfurt am Main: Fischer.
8. Spiegel D. (1999), »A 43-year-old woman coping with cancer«. JAMA 282 (4): 371–378.
9. House J. S., Landis K. R., Umberson D. (1988), »Social relationships and health«. Science 241: 540–545.
10. House J. S., Robbins C., Metzner H. L. (1982), »The association of social relationships and activities with mortality: prospective evidence from the Tecumseh Community Health Study«. American Journal of Epidemiology 116 (1): 123–140.
11. Berkman L. F., Syme S. L. (1979), »Social networks, host resistance, and mortality: a nine-year follow-up study of Alameda County residents«. American Journal of Epidemiology 109 (2): 186–204.
12. Berkman L. F., Leo-Summers L., Horwitz R. I. (1992), »Emotional support and survival after myocardial infarction. A prospective, population-based study of the elderly«. Annals of Internal Medicine 117 (12): 1003–1009.
13. Hoffman J. (2005), »Doctors' Delicate Balance in Keeping Hope Alive«. The New York Times, 24. Dezember.

Kapitel 11: Der Antikrebs-Körper

1. Field T., Schanberg S. M., Scafidi F. et al. (1986), »Tactile/kinesthetic stimulation effects on preterm neonates«. Pediatrics 77: 654–658.
2. Schanberg S. M. (1994), »Genetic basis for touch effects«. In: Field T. (Hg.), Touch in early development, Hillsdale: Erlbaum: 67–80.
3. Hernandez-Reif M., Field T., Ironson G. et al. (2005), »Natural killer cells and lymphocytes increase in women with breast cancer following massage therapy«. International Journal of Neuroscience 115 (4): 495–510.

4. Hernandez-Reif M., Ironson G., Field T. et al. (2004), »Breast cancer patients have improved immune and neuroendocrine functions following massage therapy«. Journal of Psychosomatic Research 57 (1): 45–52.
5. Field T. (1998), »Massage therapy effects«. American Psychologist 53: 1270–1281.
6. Tehard B., Friedenreich C.M., Oppert J.-M., Clavel-Chapelon F. (2006), »Effect of physical activity on women at increased risk of breast cancer: results from the E3N cohort study«. Cancer Epidemiology, Biomarkers and Prevention 15 (1): 57–64.
7. Meyerhardt J. A., Giovannucci E. L., Holmes M. D. et al. (2006), »Physical activity and survival after colorectal cancer diagnosis«. Journal of Clinical Oncology 24 (22): 3527–3534.
8. Meyerhardt J. A., Heseltine D., Niedzwiecki D. et al. (2006), »Impact of physical activity on cancer recurrence and survival in patients with stage III colon cancer: findings from CALGB 89803«. Journal of Clinical Oncology 24 (22): 3535–3541.
9. Holmes M. D., Chen W. Y., Feskanich D., Kroenke C. H., Colditz G. A. (2005), »Physical activity and survival after breast cancer diagnosis«. JAMA 293 (20): 2479–2486.
10. Giovannucci E., Liu Y. L., Leitzmann M. F., Stampfer M., Willett W. C. (2005), »A Prospective Study of Physical Activity and Incident and Fatal Prostate Cancer«. Archives of Internal Medicine 165: 1005–1010.
11. Ornish D., Weidner G., Fair W. R. et al. (2005), »Intensive lifestyle changes may affect the progression of prostate cancer«. Journal of Urology 174 (3): 1065–1069; Diskussion 9–70.
12. Patel A. V., Rodriguez C., Jacobs E. J., Solomon L., Thun M. J., Calle E. E. (2005), »Recreational physical activity and risk of prostate cancer in a large cohort of U.S. men«. Cancer Epidemiology, Biomarkers and Prevention 14 (1): 275–279.
13. Nilsen T. I. L. (2006), »Recreational physical activity and risk of prostate cancer: A prospective population-based study in Norway (the HUNT study)«. International Journal of Cancer.
14. Bardia A., Hartmann L. C. , Vachon C. M. et al. (2006), » Recreational physical activity and risk of postmenopausal breast cancer based on hormone receptor status«. Archives of Internal Medicine 166 (22): 2478–2483.
15. Barnard R. J., Gonzalez J. H., Liva M. E., Ngo T. H. (2006), »Effects of a low-fat, high-fiber diet and exercise program on breast cancer risk factors in vivo and tumor cell growth and apoptosis in vitro«. Nutr Cancer 55 (1): 28–34.
16. Irwin M. L. (2006), »Randomized controlled trials of physical activity and breast cancer prevention«. Exercise and Sport Sciences Reviews 34 (4): 182–193.
17. Abrahamson P. E., Gammon M. D., Lund M. J. et al. (2006), »Recreational physical activity and survival among young women with breast cancer«. Cancer 107 (8): 1777–1785.

18. Adams S. A., Matthews C. E., Hebert J. R. et al. (2006), »Association of physical activity with hormone receptor status: the Shanghai Breast Cancer Study«. Cancer Epidemiology, Biomarkers and Prevention 15 (6): 1170–1178.
19. Mutrie N., Campbell A. M., Whyte F. et al. (2007), »Benefits of supervised group exercise programs for women being treated for early stage breast cancer: pragmatic randomized controlled trial«. British Medical Journal 334 (7592): 517.
20. Friedenreich C. M. (2005), »Overview of the association between physical activity, obesity and cancer«. In: Eurocancer. Paris: John Libbey Eurotex.
21. Friedenreich C. M., Orenstein M. R. (2002), »Physical activity and cancer prevention: etiologic evidence and biological mechanisms«. Journal of Nutrition; 132 (11 Suppl.): 3456 S–3464 S.
22. Leung P.-S., Aronson W. J., Ngo T. H., Golding L. A., Barnard R. J. (2004), »Exercise alters the IGF axis in vivo and increases p53 protein in prostate tumor cells in vitro«. Journal of Applied Physiology 96 (2): 450–454.
23. Barnard R. J., Ngo T. H., Leung P.-S., Aronson W. J., Golding L. A. (2003), »A low-fat diet and/or strenuous exercise alters the IGF axis in vivo and reduces prostate tumor cell growth in vitro«. Prostate 56 (3): 201–206.
24. Colbert L. H., Visser M., Simonsick E. M. et al. (2004), »Physical activity, exercise, and inflammatory markers in older adults: findings from the Health, Aging and Body Composition Study«. Journal of the American Geriatrics Society; 52 (7): 1098–1104.
25. LaPerriere A., Antoni M. H., Schneiderman N. et al. (1990), »Exercise intervention attenuates emotional distress and natural killer cell decrements following notification of positive serologic status of HIV-1«. Biofeedback and Self-Regulation 15: 229–242.
26. LaPerriere A., Fletcher A., Antoni M., Kimas N., Ironson G., Schneiderman N. (1991), International Journal of Sports Medecine 12 Suppl. (1): S53–57.
27. Sood A., Moynihan T. J. (2005), »Cancer-related fatigue: an update«. Current Oncology Reports 7 (4): 277–282.
28. National Cancer Institute (2005): Herceptin combined with chemotherapy improves disease-free survival for patients with early-stage breast cancer. (Zugänglich unter http://www.cancer.gov/newscenter/pressreleases/Hercep tin Combination2005.)
29. Beck A. (1979), Wahrnehmung der Wirklichkeit und Neurose: Kognitive Psychotherapie emotionaler Störungen. München: Pfeiffer.
30. National Institute for Clinical Excellence (2003), Depression: the Management of Depression in Primary and Secondary care, NICE Guideline, Second draft consultation. London: NICE.
31. Csikszentmihalyi M. (2004), Vivre: La psychologie du bonheur. Paris: Robert Laffont. Dt. Das Geheimnis des Glücks. 13. Aufl. Stuttgart: Klett-Cotta 2007.

32. Kawano R. (2003), The effect of exercise on body awareness and mood. Dissertation.
33. Woolery A., Myers H., Sternlieb B., Zeltzer L. (2004), »A yoga intervention for young adults with elevated symptoms of depression«. Alternative Therapies in Health and Medicine 10 (2): 60–63.
34. Netz Y., Lidor R. (2003), »Mood alterations in mindful versus aerobic exercise modes«. Journal of Psychology 137 (5): 405–419.
35. Sandlund E., Norlander T. (2000), »The Effects of Tai Chi Chuan Relaxation and Exercise on Stress Responses and Well-Being: An Overview of Research«. International Journal of Stress Management 7: 139–149.
36. Li F., Harmer P., McAuley E. et al. (2001), »An evaluation of the effects of Tai Chi exercise on physical function among older persons: a randomized controlled trial«. Annals of Behavioral Medicine 23 (2): 139–146.
37. Jin P. (1989), »Changes in heart rate, noradrenaline, cortisol and mood during Tai Chi«. Journal of Psychosomatic Research 33 (2): 197–206.
38. Fletcher G. F., Balady G. J., Amsterdam E. A. et al. (2001), »Exercise standards for testing and training: a statement for healthcare professionals from the American Heart Association«. Circulation 104 (14): 1694–1740.

Kapitel 12: Lernen, sich zu verändern

1. Groopman J. (1998), »Dr. Fair's Tumor«. The New Yorker, 26. Oktober: 78.
2. The War on Cancer Townsend Letter for Doctors and Patients, April 2002. (Zugänglich unter http: //findarticles.com/p/articles/mi_moISW/is_2002_April/ai_84211149/pg_1.)
3. Cunningham A. J., Edmonds C. V., Phillips C., Soots K. I., Hedley D., Lockwood G. A. (2000), »A prospective, longitudinal study of the relationship of psychological work to duration of survival in patients with metastatic cancer«. Psycho-Oncology 9 (4): 323–339.
4. Cunningham A. J., Watson K. (2004), »How psychological therapy may prolong survival in cancer patients: new evidence and a simple theory«. Integrative Cancer Therapies 3 (3): 214–229.
5. Aristoteles, Die Nikomachische Ethik.
6. Jung C. G. (1972), Über die Entwicklung der Persönlichkeit. Gesammelte Werke, Bd. 17. Olten: Walter.
7. Maslow A. (1971), The farther reaches of human nature. New York: Viking.
8. Walsh R. (1999), Essential Spirituality: The Seven Central Practices to Awaken Heart and Mind. New York: John Wiley and Sons.

Kapitel 13: Schluss

1. Hambrecht R., Walther C., Mobius-Winkler S. et al. (2004), »Percutaneous coronary angioplasty compared with exercise training in patients with stable coronary artery disease: a randomized trial«. Circulation 109 (11): 1371–1378.
2. Folkman J., Kalluri R. (2004), »Cancer without disease«. Nature 427 (6977): 787.
3. Faggiano F., Partanen T., Kogevinas M., Boffetta P. (1997), »Socioeconomic differences in cancer incidence and mortality«. IARC Scientific Publications (138): 65–176.
4. Davis D. L. (2007), The secret history of the war on cancer. New York: Basic Books.
5. Campbell T. C. (2005), The China Study. Dallas: BenBella Books.
6. Ornish D., Weidner G., Fair W. R. et al. (2005), »Intensive lifestyle changes may affect the progression of prostate cancer«. Journal of Urology 174 (3): 1065–1069; Diskussion 9–70.
7. Spiegel D., Bloom J. R., Kraemer H. C., Gottheil E. (1989), »Effect of psychosocial treatment on survival of patients with metastatic breast cancer«. Lancet 2 (8673) (18. Nov.): 1209–1210.
8. Cunningham A. J., Edmonds C. V., Phillips C., Soots K. I., Hedley D., Lockwood G. A. (2000), »A prospective, longitudinal study of the relationship of psychological work to duration of survival in patients with metastatic cancer«. Psycho-Oncology 9 (4): 323–339.
9. Pierce J. P., Stefanick M. L., Flatt S. W. et al. (2007), »Greater Survival After Breast Cancer in Physically Active Women With High Vegetable-Fruit Intake Regardless of Obesity«. Journal of Clinical Oncology 25 (17): 2345–2351.
10. World Cancer Research Fund (2007), Food, Nutrition and the Prevention of Cancer: A Global Perspective. London: World Cancer Research Fund and American Institute for Research on Cancer, xxiii.